中华名医传世经典名著大系

莫枚士传世名著

〔清〕莫枚士　著

吴思沂　点校

天津出版传媒集团

天津科学技术出版社

图书在版编目（CIP）数据

莫枚士传世名著 / (清) 莫枚士著；吴思沂点校
. -- 天津：天津科学技术出版社，2023.1
（中华名医传世经典名著大系）

ISBN 978 - 7 - 5742 - 0127 - 9

Ⅰ.①莫… Ⅱ.①莫… ②吴… Ⅲ.①中医典籍—中
国—清代 Ⅳ.①R 2 - 52

中国版本图书馆 CIP 数据核字 (2022) 第 106144 号

莫枚士传世名著
MOMEISHI CHUANSHIMINGZHU

策划编辑：王　彤
责任编辑：梁　旭
责任印制：兰　毅

出　　版：天津出版传媒集团
　　　　　天津科学技术出版社

地　　址：天津市西康路35号
邮　　编：300051
电　　话：（022）23332392（发行科）23332377（编辑部）
网　　址：www.tjkjcbs.com.cn
发　　行：新华书店经销
印　　刷：河北环京美印刷有限公司

开本 710 × 1000　1/16　印张 35　字数 422 000
2023年1月第1版第1次印刷
定价：195.00元

中华名医传世经典名著大系专家组

读名家经典
悟中医之道

扫描本书二维码，获取以下**正版专属资源**

本书音频	畅享听书乐趣，让阅读更高效
走近名医	学习名家医案，提升中医思维
方剂歌诀	牢记常用歌诀，领悟方剂智慧

- **读书记录册**
  记录学习心得与体会

- **读者交流群**
  与书友探讨中医话题

- **中医参考书**
  一步步精进中医技能

扫码添加智能阅读向导
帮你找到学习中医的好方法！

操作步骤指南

① 微信扫描上方二维码，选取所需资源。

② 如需重复使用，可再次扫码或将其添加到微信"收藏"。

总目录

研经言

《研经言》提要

　　清·莫枚士撰，枚士字文泉，归安同光时人。儒者论学，必先穷经，治医亦然。医书之最古最难解者，厥为《内》《难》《伤寒》《金匮》，及诸经。归安莫枚士，素治小学，以研医经有年，乃辑众说，考文析义，校注《伤寒论》《金匮方论》二书，继以《金匮论》略，因集众症，释名状，立义例，作证原，及脉法，又以治病在处方，因阐经方作《释例》，继又以处方在辨药，因校注《神农本草经》。此外解经之作，随成随弃，录其存者，得百余首，厘为四卷，名曰《研经言》。凡所论述，不特不故示高深，且不标新立异，洵为启迪后学之作。陆公懋修尝言惟莫著能以经解经，以方求病，信然。是书袁焯首先选刊于医学扶轮报，再刊入裘氏医药丛书。炳章后得月河莫氏原刻本四卷，乃同裘氏刻本，互相校勘，知莫氏原刻本卷四，有校正，《灵枢》经脉篇文、读经脉书后、读仲景书书后、伤寒论跋、伤寒论例跋、伤寒痉湿暍篇跋、伤寒太阳篇跋、读金匮书后，计八篇十八页，为裘刻本所无。故本书从莫氏原刻足本，并录袁序，增以圈点而刊行之。

袁 序

　　莫枚士《研经言》一书，余从丹徒杨霁青先生抄得者也，全书四卷，凡一百五十余篇，多释经辨误之作，实有发前人所未发者。陆九芝、陆心源二家序中已详言之，余讽诵再四，觉此公之学养却优，不独其疏证经义，独具卓识，即其评论近世名医，如谓叶天士《临证指南》，于温热脾胃最精等处，皆极平允之论，以视黄坤载、陈修园辈之一味泥古，抹杀先贤者，其相去为何如耶。迹其生时，适当洪杨割据，天下大乱之时，故虽经镂版，而所传未广，余曩读《世补斋医书》即知有先生此书，而四方寻觅，竟未得见。后承霁青先生赐览，因得录一副本，私心欲广其传，以公同好，故于医学扶轮报、神州医药学报中，皆择优刊布。诚以维持绝学，非广为流布，不以收效。今年春绍兴医药学报社拟刊医学丛书，以存国粹，贻书相嘱，欲将此书刻入丛书中，因即将所录副本邮寄付刊。夫表彰前哲，刊刻遗书，耗为吾侪医家之责，不足深论，独是莫氏作此书时，即当洪杨割据，天下大乱之时，而今日贵社刻此书时，又值天下大乱，祸至无日之候，岂天心不仁，降此鞠凶，即涂炭其人民，复肆虐于医籍耶。抑劫运有常，洪杨距今已六十年，前造此因，今日应有此果耶，然而风雨如晦，鸡鸣不已，贵社诸君子之用心，亦良苦矣。

丙辰首夏江都袁焞记于京口

陆　序

　　余婿沈子彦模，初自吴兴来谒，即盛称其师莫枚士先生之医学，余即以拙著《世补斋》初稿，介沈子正于先生，而先生亦邮寄所撰《研经言》属校，并索为序。既卒读，乃叹先生之学之博，识之邃，深造自得，而左右逢源者，有如此也，夫《本经》《灵》《素》，刊之三坟，既非蓬心人所能领会，而如南阳一脉，以及《脉经》《病源》《千金》《外台》之所言，则皆随时随地习见之病，而亦视为鸟篆虫书，不可测识，曾不能用其一方一药，尚何医之足云哉。君举于乡，不乐仕进，潜心小学，出其余绪，以治医家言，为之审声音，详训诂，以经解经，复以方求病，遂乃病无遁状，方无虚设，如君之学，若漫誉以高出时辈，则是诬君而已。岂知君者，君所著尚有数种，应请先以此册付手民，俾今而后之病人，得遇识字之医，而免夭札也。里居戢影，韩陵片石外，无可语者，行将鼓棹游苕霅间，登君之堂，以所学相质证，然亦勿耳。沈子何幸，而得立雪君门也，是为序。

光绪五年己卯三月元和陆懋修拜撰

陆　序

　　予少与同里莫枚士同治训诂之学，既遭多故，余以军事驰驱南北，与枚士不相闻者数年。及余奉讳归，握手道故，则其气益穆，其学益邃，且有不为良相为良医之志。其言医也，本小学以读《灵》《素》，祧宋元而祢汉唐、与论学之旨同。余初惊诧其言，而卒无以易也，未几出所著《研经言》，属余为序，夫先秦古书，存于今寡矣，幸而仅存，又多诘屈奥衍，鲁鱼亥豕，非好学深思不能读，而医书为尤甚。盖近古多闻辍学之士，未必通医家言，医家者流，往往不识字，不读书，而以医为市，即有一二名家，或究心方剂，而昧于微言，或各执己见，而疏于考古。无惑乎医家之不明，而世人之多夭札也，枚士忧之，据《说文》以释疝瘕之殊，据《玉篇》以明癫痫之异，而前人之失正焉。邪哭则证之《巢氏》，症即风痴，酸削则证之《周礼》，定为酸消。而旧注之疏焉，蛟龙乃龙咬之讹，蛔咬有例。柔痓实恶寒之症，元本足徵。而传刻之讹祛焉。洵乎仲景之功臣，而俗医之针砭矣。他日推其所学以治天下，所造岂可量哉。独念予妄谈经济，无裨于世，及退而著书，亦无成就。读枚士书，不能无愧于心也。

同治十年七月愚弟陆心源拜撰

自 序

余于咸丰之季，避寇海上，时疫盛行，流民踵丧，尽无以救，始知医之急于人也，而学之既有年，乃辑众说，考文析义，校注《伤寒论》《金匮方论》二书，维以《金匮》论略，因集众症，释名状，立义例，作证原及脉法，继又以治病在处方，因阐经方作释例，继又以处方在辨药，因《校注神农本草经》。此外解经之作，随成随弃，录其存者，得百余首，厘为四卷，名曰《研经言》。质之通人，以为他日自镜之资。余不敏，凡所论述，不敢故为高深，独标新异，惟务切近平实，求当乎古人之书之义理而已。记不云乎，致知在格物，书亦物也，读而格之，以致其知，将为诊治地也。如曰有裨斯艺，以俟能者。

茗川迂叟自序

目 录

研经言　卷一

清　归安　莫文泉枚　士述
江都　袁　焯柱生重录
鄞县　曹赤电炳章校刊

原　因

百病之因有八：一邪气，二水湿，三鬼神，四虫兽，五器物，六饮食，七药石，八人事。前五者在身外，后三者在身内。而八纲之中，各有数目。邪气之属，有风日雾瘴，有寒暑。水湿之属，有露雨，有水。鬼神之属，有冲击，有丧尸，有精魅，有祸祟。虫兽之属，有咬螫，有影射，有遗毒，有触气。器物之属，有金镞，有打压，有触伤，有汤火。饮食之属，有禁忌，有过多，有五味所伤，有中毒。药石之属，有服药过剂，有药误石毒鸦片。人事之属，有喜忧欲恚恐，有行立坐卧，举重闪挫，堕坠跌仆。总计其目，二十有余。拟引古论，衍成一卷，而未遑也，略序于此。

原贼邪

贼邪者，太一冲方之气，因太一之气不能自旺而来也。自太一言之曰虚风，自冲方言曰之贼风，自受于人言之曰虚邪，亦曰贼邪。经云："邪气者，虚邪之贼伤人也"是也。《病源》云：冬至之日，有风从南方来曰贼风。以此推之，则春分西风、夏至北风、秋分东风、季春西北风、季夏东北风、季秋东南风、季冬西南风，皆贼风也。其法不取五行生克，而用八方对冲。一九相对，故子午冲而寒热可以互胜，凡热极反寒、寒极反热之病准此。三七相对，故卯酉冲而温凉可以互胜。二八、四六相对，二坤热土，八艮寒土，四巽温土，六乾凉土，坤、巽得温热之气则皆湿土，艮、乾得寒凉之气则皆燥土。湿土渐于辰、旺于未，燥土渐于戌、旺于丑，故辰戌丑未冲而燥湿可以互胜。《灵》九宫八风篇文及《素》委和之纪眚于三五段，及乙丑乙未岁灾七宫十五段，文义盖如此。其原出于九畴、八卦也。

原风湿

汉郑康成注《书·洪范》曰：风，中央土气。此言最的。土旺四时，故春温、夏热、长夏湿、秋燥、冬寒之气，皆于风见之。以五行言，曰五气；以六元言，曰六气；以四时言，曰四气；以五方言，曰五风；以八方言，曰八风；自其偏胜者言，曰五邪；自六气之偏胜者言，曰六淫。皆此一风，乃天地所以生万物、长万物、茂万物、收万物、藏万物者也。此气失和，则病万物，而又彻乎四时，故经曰：风者百病之长也。以其气散发，故经又以风为木气，而属之春，犹湿亦为土气，而经或属之秋也。夫湿有数种，第古人于水土之蒸气，正谓之湿，而五行之湿统于风，水谷之湿直云水若饮，分别綦严。近世概以湿目之。然古人治湿之方，不可以治今之所谓湿也。

原荣卫

人有三气。卫气出于上焦据《素问》注，荣气出于中焦，二者皆气也；二气合行于心肺之间，则积而为宗气，本无形质，必有所附丽以行，故荣行脉中，附丽于血；卫行脉外，附丽于津。惟血随荣气而行，故荣气伤则血瘀；津随卫气而行，故卫气衰则津停。治血以运化荣气为主；治津以温通卫气为主。知乎此，而荣血、卫气之说可以息矣。且也，血所以濡脉，津所以濡筋。伤寒汗后，四肢拘急，此津不濡筋之故，而荣之行，自手太阴始，故《灵》经脉篇序十二经以手太阴为端；卫之行，自足太阳始，故《灵》经筋篇序十二经以足太阳为端。知乎此，而心荣、肺卫之说可以息矣。卫出上焦，据王《素问》注。今《灵枢》"上"作"下"，误。

原 易

病之得于岁气者，一自正气来，一自时气来。正气为病，以伤寒、伤暑为最著；时气为病，以冬温、寒疫为最著：皆以其极偏也。正气，太一方之王气，本不病人，而人自触之，谓之以人干天；时气，对冲方之戾气，本能病人，而人适中之，谓之以天令人。以人干天，则触之者病，而不触者无与焉；以天令人，则中之者固病，而不中者即染之。人气处于独，天气统于同，所以正气病无易，时气病有易也。正气虽过中而非厉，时气即稍弱而已毒。所以正气病，纵如伤寒、伤暑之重而不易；时气病，纵非冬温、寒疫之重而亦易也。今伤风咳嗽有相易者，以此咳嗽亦自时气来。

伤寒温热诊治论

　　所以谓伤寒、热病有别者，别于诊不别于症，别于法不别于药。气盛身寒，得之伤寒；气虚身热，得之伤暑。诊之别也。然而伤寒传变，则亦身热；伤暑发狂，则亦气盛。非症之无别者乎？浅人误认，职是故耳！伤寒皆先汗后下；温热或先下后汗：法之别也。然而汗则麻、葛，下则硝、黄；伤寒之汗、下以是，温热之汗、下亦以是。非药之无别者乎？由是推之，伤寒虽因于寒，一经化热，舍黄连、石膏，更用何药以凉之？温热虽已为热，倘或过治，舍干姜、附子，更用何药以温之？人生之患，纵有万端，本草之数，止此一定，药可通用，方何独不可通用？近之解《伤寒论》者，执其中之白虎、黄芩等汤，以证此书之兼出温热治法。彼将谓伤寒病始终不宜寒药，温热病始终不宜温药乎？噫！医可若是之固哉？

论河间说伤寒之误

　　寒之为气，虽截然与热对峙，而其伤人也，则随人虚实而为病。其人实，则寒不能深入，但著于皮肤，而闭其腠理，即不得不热；其人虚，则寒无所隔碍，遂过乎肌表而达于脏腑，即不得不寒。苟取《素》风论之旨绎之，即知仲景方论寒热杂见之故矣。若《素》热论人伤于寒，则为病热云云，乃专主寒邪在经之常法，以答篇首六七日之问，不兼直中言，与仲景为寒字尽致者义别。河间泥此，遂谓伤寒有热无寒，概指通脉、理中等症，为得之寒药误下，非惟厚诬仲景，并误会《内经》也。寒之乘也，猛于他气，故例曰：其伤于四时之气，皆能为病，以伤寒为毒者，以其最成杀厉之气也。河

20

间乃谓温热凉寒，皆取伤寒而分其微甚，是以伤寒为四气病统称，岂其然乎？寒之藏也，历春至夏，则阳气大泄，而不能复留，故例止云寒毒藏于肌骨，至春变为温病，至夏变为暑病。河间乃续之曰：秋变为湿病，冬变为正伤寒。如此任意增改，其不足与语伤寒也明矣。

原　瘴

古者于隔蔽之义，字止作障。《说文》云：障，隔也。是也。其作墇、作鄣者，系通借字。由是山之隔蔽者，即易阝以山而作嶂。其因山之隔蔽，致少风多湿，蒸而为气，足致民病者，又易山以疒而作瘴。观于字孳之义，而瘴之属湿可知已。瘴取隔义，则与地气发，天不应之雾相似；而与天气发，地不应之雾为对。但患雾气者，《千金》自有症治，与治瘴之度障散不同，足征近世混瘴于雾之非。《病源》通瘴于疫。余见东洋足本，于"青草黄芒瘴候"，较中国本多四百余字，所列瘴病，证治独详。第其称岭南之瘴，犹如岭北伤寒，似戾乎他论，当是指其盛行之势相例耳！故其病不隶于伤寒诸候，而隶于疫，要之湿疫乃疫中之一端，未可以概疫也。《外台》又呼瘴为疟，要之湿疟亦疟中之一端，未可以概疟也。《圣济总录》论瘴与巢、王异，而诊治加详，亦足补前人所未备。大抵瘴之发也，自有挟寒、挟热二者。寒者白芷、桂枝、防风、槟榔等，已在度障散方中；热者犀、羚，见《本经》及《纲目》集简方。江南山多之地，其瘴虽不比岭南之甚，然涂泥卑湿，水气适为瘴助，往往于温及暑病发时，错出其间，故尤于犀、羚宜也。三吴老医，善使犀、羚，盖自此始，相治既久，遂有混施之而失当者。

原 痧

《诗》疏谓江南有射工，一名短弧，含沙射人。《病源》卷二十四分其种类为射工、沙虱、溪毒三者。其中人状，皆如伤寒，有恶寒、体热、四肢拘急、头痛、骨悁屈伸、张口欠㰦（同呿字）等候。《本草纲目》四十二溪毒、射工毒、沙虱毒三者相近，俱似伤寒，故有挑沙、刮沙之法。其腹痛闷乱，须臾杀人者，谓之搅肠沙。据引诸说，则痧本作沙，即指射工所含者言也。其沙着人肉，则或挑或刮以出之，证治相符，的有明征。后人踵用其法，不能灼知是否为射工病，但见恶寒发热，状如伤寒者即用之，于是治痧之法，遂混入治暑中。所以误者，以射工毒亦盛行于夏故尔！夏月人气自虚，倘非沙毒而用刮挑，则邪气被却不得出，有因而增病者矣，诊者审之！至沙加疒旁作痧，而近医遂云感触痧秽，乃天地间另一种气。此所谓不得其说，从而为之辞也。

原 胎

胞宫血气之生，源有灵机，故有化机，不可有一物入留其中，有之则血气随物而裹，即令经闭腹大，谓之胎也，第其入留之物，有内外之别，由内入留者，本气所结，故无所成；由外入留者，他气所感，故有所成，二者皆于经行初净得之，有所成者，必如其所感。当经行后，感男子之精，即成为人；感虫蛇异物之精，即成为虫蛇异物。至其生时，皆有可验。此自外入留者二也。其自内入留者四：一为气。多怒之妇，当其经行胞净，气乘虚入，则血与气结，令人经闭腹大，方书谓之气胎，治之下其气而消；一为液。多痰之妇，当其经行胞净，痰乘虚入，则血与痰结，令人经闭腹大，方书谓之痰胎，治之下其痰而消；一为水。《灵枢》谓之石瘕，与气、液二胎同法，治之下其水而消；一为血。当经行时，或因举重，或因犯房，致经事不卒，血瘀胞宫，亦令人经闭腹大，绝似真胎，治之下其血而消。以上四者，系妇人本气所结，法与感异，而与积聚同。细考《病源》八瘕及魏之琇《续案》，自知其故。《病源》又有鬼胎，云是精魅入藏所致。然鬼交多在梦寐，非真有施泄，焉得似胎？若精物意在吸取人精，令人瘵死，亦非有所施泄，焉得似胎？以今俗称痰胎为鬼胎推之，疑《病源》所云鬼者，亦对人言之耳！但须分别此五者，方能各尽其法，如概予以统同之号，即概施以安镇之药，多不效也。嗟乎！医学不明，难免闺门不白之冤，仁者可不究诸！

成注《伤寒论》论

王叔和之次仲景论也，有义有例，各以类从，无可议者。成氏即用其本，故与《玉函经》次同。其六经六篇，又与《千金翼》次同，由晋而唐而宋，即此本、即此次也。何自明以来，诸家竟以颠倒移易为能哉？夫成氏至八十岁始注此书，则见闻广、阅历深，宜其辨别之精若此。然于脉证方药则当，而于章节义例则疏。如六经篇首，不注明太阳、阳明等之谓何？与太阳诸症独举头项强痛、恶寒以为端，阳明诸症独举胃家实以为端之义云何？若《平脉法》寸口趺阳两脉迭举，经意自有所指，成则各分段随文以注之，使读者茫然不知其何谓。凡此皆成氏之疏。欲穷经者，尚须参考《病源》《千金》等书以自得之，勿墨守一家也。

五志论

人应乎天，天有元阳。元阳者升于春，春时阳半在下，阴半在上，阳气欲升而不能遽越，当旺而不能自如，则有雷霆以彰之。人应之，为事未遂，其志拂拂然，怒之象也。春应肝，故肝为怒。怒生于恨，成于愤。恨而不已，为怨，为愠，为恚；愤而不已，为奋，为发，为自强。

元阳者泄于夏，夏时盛阳在上，微阴在下，阳气盛满于己而若自得，轻易乎阴而不措意，则有炎暑以彰之。人应之，为事已遂，其志怡怡然，喜之象也。夏应心，故心为喜。喜生于盛，成于玩。盛而不已，为舒缓，为情，为安；玩而不已，为狎侮，为傆，为自足。

元阳者平于中央，此时阴阳和匀，既筹及于阳之胜，又预计夫阳之败，则反覆以存其变焉。人应之，为思患而预防。又土为万物所归，和者偏者皆归之。春气温而极于季春，夏气热而极于季夏，秋气凉而极于季秋，冬气寒而极于季冬，静观以持其常焉。人应之，为阅历多而是非熟，二者思之象也。中央应脾，故脾为思。思生于先，成于后。先事而思，为慎，为戒，为畏，为自虚；后事而思，为乐，为慕，为智，为自矜。二者皆思之所为，如是则劳矣，故脾主劳。

元阳者收于秋，秋时阳半在上，阴半在下，阳气就衰而日受阴之剥，已退而日视阴之长，则有凄切之气以彰之。人应之，为事将败，其志殷殷然，忧之象也。秋应肺，故肺为忧。忧生于虑，成于悔。虑而不已，为拘，为愁，为不安；悔而不已，为悲哀，为哭，为自咎。

元阳者藏于冬，冬时微阳在下，盛阴在上，阳气避阴之方张而不出，防阴之灭己而自惧，于是乎水冰地坼，寒风冽凛，而阳气惟不树声色以避之。人应之，为事已败，其志惕惕然，恐之象也。冬应肾，故肾为恐。恐生于暇，成于怯。暇而不已，为退，为优游，为呻吟；怯而不已，为愧，为伏，为自馁。

阴阳交并论

阴阳交并，二者乃热病表里俱实者之诊法也。其表里俱实，而复相连互曰交，续自分清曰并。阴交者，里实较盛，故已得汗，而脉尚躁盛；并阳则初似阴交，而复得汗，脉渐静，以里散表解也。阳交者，表实较盛，故脉常躁盛而不得汗；并阴则初似阳交，而一得汗散热即泄，以表解里微也。故交者皆死，并者皆生。《脉经》曰：热病已得汗而脉尚躁盛，此阴脉之极也，死；其得汗而脉静者，生也。"得"上当有"复"字。《脉经》热病烦已而汗，脉当静。太阳病脉反躁盛者，是阴阳交，死；复得汗，脉静者、生。又曰：热病已得汗，脉尚躁盛，大热，汗之虽不汗出，若衄，是谓并阳，故活，皆言复汗也。此合阴交与并阳言之。又曰：热病脉常各本"常"作"尚"涉上而误躁盛，而不得汗者，此阳脉之极也，死；脉躁盛，得汗出者，生也。此合阳交与并阴言之。阴极阳极，即里实盛表实盛之谓。大抵表里俱实之症，不交则并，不并则交，死生之关，捷于反掌。《史记·仓公传》脉法曰：热病阴阳交者死。切之不交，并阴。并阴者，脉顺清而愈。其热虽未尽，犹活也。绎仓公"不交""并阴"四字，则知其转易间难逆料矣。诊交之法，又有进退，诸证在《脉经》中。此皆诊决死生之要，切宜究之。复得汗以症言，非以治言，故有下之而始得汗者。

《素问》所言，实止是阴交，于阳交无涉。统称阴阳交者，犹男子阴易、女之阳易，统称阴阳易也。

虫　论

　　三尸九虫，与人俱生，无所假也。外此必有所假而生，如症瘕门之鳖症、蛇瘕、鸡雏，及诸瘘门之蜣螂、蚍蜉、蝼蚁等名，皆因饮食而假外之虫气以生。其结于肠胃之募原为症瘕，散于经络为瘘也。至若五脏之劳，有五脏之虫，五色之风，有五色之虫，则并不假于外之虫气以生。若曰人身血肉可化异类，毋乃诞乎！此必假内之虫气以生也。内之虫气，三尸九虫是也。大抵邪入而与三尸九虫相感，则孕而生虫，犹之六淫之感人，本以人五脏禀所五行气应之也，夫何足怪！《病源》卷二十三去：尸虫常接引外邪，为人患害。又阴尸者，初著之状，起于皮肤，内卒有物，状如蛤蟆，经宿与身内尸虫相搏，如杯大，动摇掣痛不可忍者，多因天雨得之。此外邪与尸虫相感之证，风劳生虫，亦犹是也。知此，始可与论尸注、疳蒸诸大症。若仅执热极风生之说，犹知其当然，不知其所以然也。又况以隋唐言虫诸论，为不经而弃之哉！

温疫总论

　　寒与热为定名，温与疫为虚位。伤寒例虽以温兼正气，疫贴时气，其实温者蕴也，疫者役也。苟有蕴蓄在内，而其病如相役使者，不论寒热，皆得称为温疫例，据时称以示别，不必泥看。能知此义，而后百家之言温疫者，可一一以意逆之也。夫温与疫既为虚位，则其为病不一。但因于寒暑，而又有四时不正之气挟之，则为天行温疫，属伤寒；若因于寒暑，而又有山川林谷及天地雾雾之气抑之，则为瘴疫温瘴，亦通称为温疫；因于寒暑，而又有鬼神之气乘之，则为疠疫，亦称温疫，属杂病；若因于寒暑，而又有饮食之气间之，则发为杂病，如霍乱、疟、疸之类，皆不称为温疫，属杂病。条分缕析，而后温疫诸杂出之论，不至目炫。此温疫数者中，惟鬼神一因与因于寒暑者，言多相混，近世不能分别，须细参《病源》卷十疠疫、瘴气两候及《千金》卷九辟温篇自明。《病源》疠瘴不与温病同篇，而另列为一卷，《千金》以两温分居二篇首尾，岂无意哉？而鬼神之不兼温疫者，自属中恶，与伤寒法无涉。犹瘴不兼温疫，但为之瘴；饮食不兼温疫，但谓之伤饮食而已。

疟　论

叶案治疟，不用柴胡，徐评非之。解之者曰：治伤寒少阳正疟用柴胡，治秋间寒热类疟不用柴胡。泉应之曰：否，不然。《素·疟论》以夏伤于暑为端，而余疟附焉，是秋间寒热之为正疟，经有明文。《病源》《千金》皆本经说。《外台》既列《病源》之论，而所集方不下千首，鲜用柴胡者。可见谓秋间之寒热，不用柴胡则是，而指为类疟则非。仲景于少阳篇明言往来寒热，形如疟状。"如疟"二字，正类疟之谓。少阳证之为类疟，出于仲景亲口，今反指为正疟何耶？但诸医犹止误于论症，徐氏则并论治亦误。何以言之？伤寒邪从表入，其里无根，以柴胡提之则出；夏秋之病，新凉在外，而蕴暑在中，其里有根，若以柴胡提之，则外邪虽解，而内热即升，横流冲决，不可复制，往往有耳聋、目赤、谵语神昏、汗漏体枯，延成不治者，不得不以徐说为淫辞之助也。噫！亦究古训而已矣。

尸疰痀蒸四大症论

　　五尸、五疰、五痀、五蒸，杂病中之四大症也。仲景《伤寒》始言蒸蒸，《金匮》狐惑实开痀症，而走马汤治飞尸，癫肝散治冷疰，已略具大纲矣。至《巢源》《肘后》《千金》《外台》诸书，始畅厥论，以为内科专家最重之任也。近世书中鲜有之，非近世无此四症也。医者遇尸疰，诡以肝气目之；遇痀蒸，诡以劳病目之。相沿既久，遂不措意，因不列名耳！然"尸疰"二字，涉于不祥，"痀蒸"二字，仅见儿科。今若称此以告诸病家，及加诸年壮，不几骇人听闻乎！古名诚难复也，但须于肝气一门，知有尸、疰二症混其中；于劳病一门，知有痀、蒸二症混其中。隐其名而存其实，则临症了然矣。至古人治此四症之效方，亦欲为大医者，所不可不备也。

虚劳论

　　今之所谓虚劳，古之所谓蒸也；古之所谓虚劳，今之所谓脱力也。《金匮》必列虚劳者，以见伤寒自有因脱力得者也，俗称脱力伤寒本此，知此而《金匮》虚劳诸方能用之矣。俗称脱力，不专指疲劳言，凡五劳皆在其中，脱力有成痼疾者，有在一时者，有着一处者，苟因劳伤气血不复，皆得称为虚劳。人但泥于弱症、损症之不起者为虚劳，而不知彼特其一端也。若一时一处之虚劳，则或待治而后愈，或不治而自愈，无甚足异。第既有虚劳之因，风寒随而入之，

《金匮》本为风寒尽其变，故浑言之曰虚劳，不复分别其为何劳。推而准之，伤寒劳复，乃虚劳之在一时者，亦不分别其若者为操作之劳，若者为房室之劳也。依义本当列此篇末，编《伤寒论》者，欲其便览，移置如此耳！他如《脉经》云：病人一臂不随，时复转移在一臂者，此为微劳，营卫气不周故也，久久自愈。乃虚劳之着一处者，亦不分别有为何劳，亦以有本病可列故也。此经又有劳疟，《千金》《外台》有劳嗽、劳聋，凡在一时及着一处者皆仿此。读古人书，须辨其名，以究其指，医亦如之。诚能知此，何至以建中汤等方，误投之蒸病也哉？

传尸劳论

《外台》始有传尸劳之名，历宋至今，皆著于录。尝欲问其为何病，则诸老医无能言之者。及泉习之有年，乃知传尸劳者，合尸、疰、疳、蒸四大症以名之也。初以体虚受邪，入感尸虫，于是沉沉默默，无处不恶，而不能的言所苦，此时名之为尸可也；甚而发热、喘促、颧赤，名之为蒸可也；及其项间生块、唇口喉舌皆疮，名之为疳可也；至差而复剧，死而传人，则为疰矣。备此四症，故方法不一，各据见在为言也。古人殗殜、无辜、伏连、尸注等称，亦各据一端为言也。余幼时，胞姑有病此死者，及长，而嫡妹又病此死，然皆不传染，殆相似而未的者欤！要之，已备尸、疳、蒸三大症矣。遇是症者，倘能分别论治，其于古方清热、调胃、杀虫诸法，庶不贻误，特未必其果愈耳！

肺萎论

肺萎，肺之大叶不举也。其外症以咳而唾白沫者为真。《病源》或兼欲咳不能咳及呕逆、小便言之，成无己注《伤寒论》，则以咽喉不利、唾脓血为肺萎，皆非的候。惟《外台》引许仁则云肺萎之状，"唾白如雪，细沫稠粘。"此八字深得仲景言外之意，最为的当。若巢、成所说，乃其兼症，或有或无，未可必也。肺萎病当属六极，气极之一也，多在久嗽之后，骨蒸之余，其甚者白沫中带血，且或带脓焉。故《金匮》云咳唾脓血，脉数虚者为肺萎，数实者为肺痈。仲景以脉之异，辨其症之同，亦可知脓血不独肺痈有之。详余所撰《证原》中。

正水风水诊法论

目裹肿、颈脉动、时咳诸症，正水与风水同。但有此诸症，而按其肿上随手起者正水，不起者风水，以此为别。且必股冷腹大，乃为正水已成，则正水重于风水也。《灵·水胀》水始起也，目裹上微肿，如新卧起之状，其颈脉动，时咳，阴股间寒，足胫肿，腹乃大，其水已成矣。以手按其肿俗本"肿"作"腹"，今从《病源》引随手而起，如裹水之状。《金匮·水气》视人之目裹上微肿，如新卧起状，其颈脉动，时咳，按其手足上陷而不起者风水。文义甚明。《病源》于水肿，全据《灵枢》，于风水，全据《金匮》，分别当已。惟风水久久变成水病，则亦按之随起。故《肘后方》曰：水病之初，先两目上肿起，如老蚕色，侠颈脉动，股里冷，胫中满，按之没指，腹内转侧有声，此其候也；不即疗，须臾身体稍肿，腹尽胀，按之随手起，则病已成。非与经违也。葛意以风水为正水之初起，而浑言之曰水者，亦以有股里冷一症耳！实与诸经相成也。

女劳疸黑疸同治论

《千金》及《外台》引《金匮》黄疸篇文，皆以硝矾散症为女劳疸。而《近效》云女劳疸疗与黑疸同。《病源》则曰女劳疸之状，身目皆黄，发热恶寒，小腹满急，小便难，因大劳大热而交接竟即入水所致也。黑疸之状，小腹满，身体尽黄，额上反黑，足下热，大便黑是也。夫黄疸、酒疸、女劳疸，久久变成黑疸。据疸说，则《金匮》硝矾散症，经文当断，自膀胱急以下十六字，属黑疸，独日晡发热恶寒，为女劳疸的候，余则女劳疸久久变为黑疸之候也。如此疏解，则于经文"得之"二字及"因作"二字语气极合。巢氏真善会仲景意者。其硝矾散本是治黑疸之方，以黑疸与女劳疸同治，故《金匮》不别言之，《近效》之说，信而有征。详余所撰《金匮方论注》中。

吐血衄血便血溺血呕吐汗出下利消利八症异形同诊论

亡血之大症四：吐、衄、便、溺是也。亡津之大症四：呕、利、消、汗是也。吐血出于贲门，与呕吐同；衄血名为红汗，与汗出同；便血出于魄门，与下利同；溺血出于胞，与消利同。八症以四属之，殊途而同归，为亡津、亡血最大者也。《灵枢经》云："夺血者无汗，夺汗者无血。"是津血同类。又手阳明主津，足阳明主血，是津血又同经。津血之为物既同，故八症之为诊从同。八症之由热得之者，并以见阴脉及阴证为欲已，见阳脉及阳证为未解；其由寒得之者，并以见阳脉及阳证为向愈，见阴脉及阴证为将脱。俱详《灵》《素》《脉经》等书，不赘引。凡辨证有当分而观之者，如痰饮篇是也；有当合而观之者，如此篇是也。

思虑致遗论

心藏神，脾藏智与意，肾藏精与志。人之思虑，智意主之；智意之运用，神主之。故或曰思虑伤心，或曰思虑伤脾者，举一言之也。究之，思虑之始构也，则因心以令脾，及思虑之既竭也，则因脾以累心，是伤脾重于伤心矣。大抵五志所伤，每以过极而气并。思虑之过，气并于脾，故经曰思则气结。并，乃结也。五行土克水，水主冬，为闭藏。脾实则有火，火性发泄，以过极之实，乘受克之虚，以发泄之性，变闭藏之常，而复以脾病累心之故，处以无主之神，于是乎恍惚离散，而精以泄。经云有余则梦予。脾以气并，而见为有余，故梦以精予人也。论是症者，自当以脾火上蒙心神，下克肾水为正。或概执诸热属心之说以相列，见其与五行生克之理不合，遂据《易》水火既济、未济二卦，证成心肾不交之论。岂知《易》象止取贞悔为义，并非实事，若移此以论病，则大畜天在山中，大壮雷行天上，亦将信为事之所有，而以肺入脾中，心行肺上者，拟其病象何如乎？夫立论当取其推而皆准者。

病无纯虚论

以人之虚，因天之虚，为贼邪病，自春分至秋分之寒，自秋分至春分之热是也；以人之虚，因天之实，为正邪病，自春分至秋分之热，自秋分至春分之寒是也。总言之，则寒、热二者以应二气；析言之，则寒、热、凉、温四者以应四时，而皆生于风。故《内经》曰："风者百病之长也"。风之温者必挟湿，其凉者但为风，与寒热分主四时，《灵》九宫所谓春湿、夏热、秋风、冬寒是也。然湿与寒热，惟当其旺时则有之，而风乃四时皆有，故风之病人独多。人以劳役解脱、喜怒阴阳、饮食醉饱、人鬼惊恐、跌打堕压、虫兽咬伤而致虚，有一于此，则风即凑之；其在湿与寒热之令，及有贼邪时者，亦各凑之。故曰："邪之所凑，其气必虚。"第既凑之后，反见为实。其为状也，有相半者，有相过者，无纯虚也。惟大病被汗、吐、下后，邪去而气血不能遽复，及妇人新产后而液去，而形气不足以充，则纯虚。然一在病后，一则非病，不可以治病之法治之。夫病无纯虚，则方无蛮补，无足怪者。或难之曰：老年聋盲，非纯虚乎？答曰：此亦风也。老年血气当衰，药不能托，且托之而后者乘虚续至，故永不愈耳！其不愈者在虚，其为病者仍属风。

用药论一

药性有刚柔：刚为阳，柔为阴，故刚药动，柔药静。刚而动者其行急，急则迅发而无余，其起疾也速，其杀人也亦暴；柔而静者其行缓，缓则潜滋而相续，其起疾也迟，其杀人也亦舒。无识者，好为一偏，其害不可胜言。而中立者，因有牵掣之说焉。岂知柔者自迟，不能强之使速；刚者自速，不能强之使迟，迟速并使，迟者必让速者以先行，下咽之后，但见阳药之行阳，不见阴药之行阴。若病宜于阳，则阴药初不见功，而反酿祸于阳药已过之后；若病宜于阴，则阴药未及奏效，而已显受夫阳药反掌之灾。是以始立者亦谬也。总之，对病发药，斯为行所无事。

用药论二

凡药能逐邪者，皆能伤正；能补虚者，皆能留邪；能提邪出某经者，皆能引邪入于某经。故麻、桂发表，亦能亡阳；苓、泻利水，亦能烁津。于此知无药之不偏矣。惟性各有偏，故能去一偏之病。若造物生药，概予以和平之性，何以去病乎？夫亦在驭之而已，驭之能否，全在医者识症有定见。俾逐邪者，辨其正之虚不虚，而邪去正自复；补虚者，知其邪之尽不尽，而正胜邪难干。斟酌轻重之间，分别后先之次，神明于"随症用药"四字，方法之能事毕矣。何必朋参、芪而仇硝、黄哉！

汤液论

汤液，亦饮也。《素》经脉别饮入于胃，游溢精气，上输于脾；脾气散精，上归于肺；肺朝百脉，行精于皮毛，毛脉合精；通调水道，下输膀胱；水精四布，五精并行。其言饮入胃后，上下先后分布之序，即药入胃后，与病相当之理。以其先布于上，故遇轻清之药则先发，而与上病相当。但先发者先罢，至水精四布，而后轻清者已无力矣。其不能治下，而亦不足碍下者势也。重浊之药，其发既迟，当其输脾归肺之时，尚未尽发，必至水精四布，而后药力始毕达，而与下病相当，此轻清治上、重浊治下所由分也。经曰：近而奇偶，制小其服也；远而奇偶，制大其服也。皆取药发迟速、部位高下为义。其入脏者，亦止云五味入胃，各归其所喜攻，如酸先入肝云云，不必不入他脏也。后人不知古人制方之意，遂谓某药入某经，某药兼入某经。则试问胃气被药气使乎？抑药气被胃气使乎？夫固不辨而明也。乃或误宗其说，如桂枝汤方，见其主治太阳病多，因以桂枝为足太阳经药，殊不思太阴病亦用桂枝，而真武、理中、四逆，皆有加桂之例，吁！可怪也。总之，汤液治病，分气味不分经络，与针法大异。

制药论

自雷敩著炮制之论，而后世之以药制药者，愈出而愈奇，但因此而失其本性者亦不少。药之有利必有弊，势也；病之资利不资弊，情也；用之去弊勿去利，理也。古方能使各遂其性，如仲景小半夏汤类，凡生姜、半夏并用者，皆一时同入之，非先时专制之，正欲生半夏之得尽其长，而复借生姜以随救其短。譬诸用人，自有使贪、使诈之权衡，不必胥天下之菲材而尽桎梏之，使不得动也。各遂之妙如此。若后世专制之法，在临时修合丸散而即服者犹可，倘预制备售，则被制者之力已微，甚而至再、至三、至十余制，则取其质而汩其性，其能去病也几何？近见人治痰疟，于肆中求半贝丸服之无效，取生半夏、贝母为末，和姜汁，服之即效，但微有烦状耳！于此可类推已。或薄古法为疏，盍思之！

药验论

凡中病之药，服后半日许，可验其当否者，大法有三：一则药到病除。如《灵枢》不得卧，用半夏秫米，覆杯即卧，及他方所云一剂知、二剂已者是也。一则服药后别生他病，非药之祟，正是病被药攻，拒之使然。如《伤寒论》太阴病服桂枝汤反烦，风湿相搏服术附汤，其人如冒状者是也。一则服药后所病反剧，非药之误，正是以药攻病，托之使然。如《证类本草》成讷进豨莶丸方表云：臣弟诉患中风五年，服此丸至二千丸，所患愈加，不得忧虑，服至四千丸必得复，至五千丸当复丁壮是也。第一验人所易知。其第二验恒易令人疑惑，自非识病辨脉确有把握，必将改易方法，以致转辗贻误者有之。若第三验则必訾之议之，因而弃之矣。然数十年目见耳闻，第三验最多，如伤寒初起及疟、痢方盛之时，投以中病之药，往往增剧。第二验次之，第一验最少。世人狃于第一验之快，而欲以概其余。噫！此事真难言哉。

古方用法论

古者，每方各有主药，用其主而进退其余，可云从古某方加减；如用其余而去其主，即不得称某方矣。仲景理中汤，一名治中汤，盖取《别录》人参"调中"两字，是人参乃其主药也。桃花汤取赤石脂一名桃花石为义，是赤石脂乃其主药也。若去人参、赤石脂，用其术、干等，而称理中、桃花，则失其义而袭其名，陋乎不陋？非独经方为然也，虽后世亦有之。丹溪治六郁越鞠丸方，以川芎、山栀为主，缘川芎即《左传》鞠穷，山栀《本草》一名越桃，故各摘取一字以名之，以见能治郁者之全在乎此。若不用芎、栀，用余四味，尚能再称越鞠乎？《本草》经用之药，仅四、五百种，而自汉至明，方以亿万计，随举数味以成方，皆当有合于古，举其相似者，反遗其相同者矣。昔徐灵胎诮叶天士，用《局方》逍遥散而去柴胡，非以此哉？学者可以类推。

泻心汤类诸方总论

诸泻心皆从小柴胡来。小柴胡以柴、姜治半表；芩、参、甘、半治半里。兹则去其治半表者，参用陷胸法，而随建主药，故当分数类观之。

半夏泻心汤，即小柴胡去柴、姜之治表，加干姜、黄连以和胃也。其生姜泻心汤与甘草泻心汤，皆即半夏泻心汤原方，而主药略增从《金匮》有人参。三方不外干姜、黄连者，以此祛心下痞，乃胃虚上逆所致，与表陷之痞不同，故重在和胃也。其主药皆在小柴胡中，自为一类。

其干姜黄连黄芩人参汤，则截半夏泻心之半而为之。其黄连汤，又即半夏泻心去黄芩加桂枝者。但二方皆重用黄连，使与干姜并视半夏泻心为小变也。

黄芩汤，即截小柴胡之半而加芍药，以治腹痛。其黄芩加半夏生姜汤，即小柴胡去柴、参加芍药也。二方皆主小柴胡中之黄芩，自为一类。

旋覆代赭汤，即小柴胡去柴、芩，加旋、代，增姜，减参者，故以旋代命名。厚朴生姜甘草半夏人参汤，即小柴胡去柴、芩，加朴，增姜，减参者。二方皆主小柴胡中之生姜，自为一类。

其橘皮竹茹汤，即厚朴生姜甘草半夏人参汤去朴、半，加橘皮、竹茹、大枣，增甘草，故以橘皮竹茹命名。其橘皮汤，即取其方中二味为之。二方自为一类。

小半夏汤乃抽小柴胡方中治呕之品，而倍其分者。其生姜半夏汤，即半夏之法，而小半夏加茯苓汤属焉。其半夏干姜散，即生姜半夏汤去生姜加干姜者，意固重在温胃，与生姜温经略殊。而大半夏汤，即半夏干姜散之变焉者也。其干姜人参半夏丸，即半夏干姜散加人参，倍半夏者。六方皆从小半夏汤来，主小柴胡中之半夏，自为一类。

泻心汤，自大、小陷胸来。大黄黄连泻心汤，即泻心汤原方去黄芩。附子泻心汤，即泻心汤原方加附子。三方不外大黄、黄连者，以此处心下痞，乃表邪内陷所致，与结胸之义相同，而与半夏等三方痞症不同，故重在下实，乃由泻心而将入承气也。

承气汤类诸方总论

胃实则不调，承气意在调胃，故或以"调胃"二字冠之。大黄下一切积，芒硝软一切坚，考之本草，皆属荡涤肠胃之品，故仲景合二味以治胃实，而一切病胃实者准此。其用甘草，不过和硝、黄之味而已，不必泥和中益气，谓为："调胃"二字命名之所在也。此本笼统之方，用之者随症加减，往往师其意而易其名。故见腹满，则加朴、枳，去甘草，为大承气；见腹满不结者，则加朴、枳，去甘草，为小承气；有瘀血则加桃、桂，为桃核承气；见水结，则加甘遂，去草，为大陷胸；见吐食，则去硝，为大黄甘草汤。一方生五方，有条不紊。

若夫从大承气来者，则去硝为厚朴三物汤；三物合桂枝、去芍药，则为厚朴七物汤。皆主厚朴也。

其从小承气来者，则差其分，为厚朴大黄汤；差其分而加芍药、二仁，为麻仁丸。皆主大黄也。

其从桃核承气来者，则大黄䗪虫丸、桂枝茯苓丸、抵当汤及丸，皆主桃核也。

其从大陷胸来者，则大陷胸丸、十枣汤、甘遂半夏汤，皆主甘遂也。而已椒苈黄丸，又从大陷胸丸来，以同用葶苈也。

其大黄硝石汤、备急丸、大黄附子汤，即承气之随症加减法也。而小陷胸汤、白散，则又因所治之部位略高，而师承气之意以变焉者也。小陷胸主心下结痛，与心下痞相近，故又生出泻心一派来。小陷胸主胸有黄涎，与胸痹之顽唾相近，故又生出栝蒌薤白一派来。要之，白散之下以巴豆，小陷胸之下以栝蒌。其栝蒌薤白汤、栝蒌薤白加半夏汤、枳实薤白桂枝汤三方，皆从小陷胸来。

古方权量有定论论

从来考古方权量者，人各言殊，大半误以汉制当之耳！岂知经方传于仲景，而不自仲景始。《外台》卷一谓桂枝汤为歧伯授黄帝之方，而分两与《伤寒论》悉同。可见经方传自上古，所用权量，亦上古制，非汉制也。《千金》备详神农秤及古药升之制。盖古医权用神农、量用药升，于一代常用权量外，自成一例。仲景而下，讫于《外台》，所集汉晋宋齐诸方皆然。迨隋唐人兼用大两大升，而后世制方遂有随代为轻重者，此古权量所由湮也。国朝吴王绳林所考，宗法《千金》，参以考订，定为古一两，当今七分六厘；古一升，当今六勺七抄。洵不刊之论，无间然矣。其书载在《吴医汇讲》中。

研经言　卷二

清　归安　莫文泉枚　士述
　　　　江都　袁焯柱生重录
　　　　鄞县　曹赤电炳章校刊

学医说

　　夫欲学医，必先读无方之书，则莫善于巢氏《病源》焉。《病源》引申经意，别类分门，比《灵》《素》为易知，亦较《灵》《素》而易入。习之既久，遂乃上探《灵》《素》，兼读《难经》《甲乙经》二书以疏之，明乎经络脏腑之源，达于望闻问切之故，而于向者之所得，益觉融会贯通，而明体者渐渐达用矣。然后读有方之书，《玉函》《伤寒》《金匮》是也。读三书尤必兼资《脉经》，以稽其异同，披本草须用《证类本草》以观其方法，盖临病之舟楫在焉。然《伤寒》之理，未许其遽通也，又必浸淫乎《肘后》《千金》《翼》《外台》四书，斟酌乎《本事方》《百证歌》《九十论》《明理论》等说，参互考订，以徐俟其悟，殆另有一境矣。大抵医者之于伤寒，其致力每在杂病未究之先，其得心转在杂病悉通之后，不亲历者不知也。溯流穷源，其事止此；神而明之，存乎其人。至于《圣济》《局方》以下，则学成后读之，亦足扩聪明而炼识力，不必概屏之以自隘也。

诊诀说

诊病之诀，在知表、里、虚、实、逆、从六字。第欲临诊时知之明，必于读书时知之豫。

夫仲景之辨表、里二字亟矣，而喜言统治者或不信，谓《灵》《素》论症，概以六经脏腑为别，何尝有所谓表、里者？不知两经为针法设，不为药法设。针法在取穴，但审其何经、何脏、何腑，而巨刺、缪刺诸法已可施，不以表、里为汲汲也。若药法则清轻宜表，重浊宜里，如此而已。且其为气，化于胃、运于脾、布于肺，如饮食然，断无专走一经之理。故必分表、里，而后汗、吐、下、补诸法，各如其轻清、重浊之性以为用。仲景之词，所以异于《灵》《素》者此尔！

至于虚、实，则有二义：邪在为实，邪不在为虚一也；邪结为实，邪不结为虚二也。皆为泻邪地，非为用补地。试取诸经论读之，当不以余言为谬。

至于逆、从二字，则色、脉、证、治皆有之。须先审定其病，而后可言也。神而明之，死生可决已。

《内经》热病说

两经于一切身热之诊，皆称热病。是以《素》则劳风、肾风同评于温后；《灵》则如虫、如疸并列于热中。至其散见他篇，尤不可胜数。盖以可诊者言，不以所因者言，其可专以伤寒之成温者言乎？夫为身热一证，举其尤而穷其类，尤者详之，类者附之，固当如是，与仲景论伤寒而及似伤寒之痉湿暍同意。浅人每论温热，举

两经热论，或采之或剩之，果有当于病源否也。其言暑者，只作
"热"字解，《素·通天》因于暑及骨空立而暑解等，并不指夏令之
热。如后世所云，或采通天论之言，列于夏病，真不得经旨也。其
言温者只作"蕴"字解，《素·热病》先夏至者为病温云者，意以夏
至后天气热，人易于感则言热，夏至前天气未热，人无所感，故止
就所蕴者名之。而言温则仍取乎本义，非如近世训为小热也。不观
今之病春温者乎，赫赫炎炎，岂是小热？读书不明义例，古法于是
尽湮矣。

七传辨误说

《难经》七传传其所胜，间传传其所生，皆止言五传。注家不得
其说，以心复传肺数之，其实止得六传，无七传，且间传之如环无
端，何尝不如是。而经独以传其所胜为七传也，揆之于理，殊觉牵
强。窃谓"七"字，当为"次"字声之误也。古音去声、入声不甚分
别。如《书》康诰勿庸以次汝封。"次"字《荀子》引作即之比。何
以言之？《素》玉机真脏及标本病传两篇，于传其所胜者，皆谓之
次传，无言七传者。且标本病传篇末，明云诸病以次是相传，如是
者皆有死期，不可刺，间一脏止及至三、四脏者，乃可刺也。其义
与真脏"风者百病之长也"以下至"此病之次也"数段甚合。然则传
其所胜者之为次传，经有明文，乃病传之定例，《难经》原文必不
误，后人传写误耳！《千金方》卷七，经云次传、间传是也，亦其一
证。又《难经》于间传言如环无端者，乃就一脏之传其所生而卒言
之，与《素问》本无不合。而徐氏泥《素问》《难经》之文，以相驳
诘，真多事也。

伤寒伤暑说

古者于冬月触冒正邪之寒及夏月中时行之寒，皆称伤寒，故仲景存或已发热，或未发热两者于伤寒条。已发热者，时行之寒；未发热者，正邪之寒。意在统一，使人易识耳！至《巢源》始别伤寒、时气为二门，而于小儿伤寒候并列两寒，特以一语示别，曰时行伤寒，亦简且审。唐人乃曰天行热病，天行即时行。但"时气"二字之义，本兼四时为主，而"时气"二字之名，若惟热病独擅，其为语似混。然历考志乘，凡疫皆在春、夏、秋三时，而夏尤多。仲景自春分至秋分有非时暴寒，皆为时行寒疫之言。益信古者于夏月触冒正邪之暑及冬月中时行之暑，皆称伤暑。《素》形气虚实气虚身热之伤暑，不必专以夏言也。仲景始别之以中暍、冬温两名，然温病《难经》不指定何脉，仲景止略陈其症状，则是所发无定，不必其尽发热恶寒也。凡咳嗽、肿痛皆得有之，仲景虽不明言，其散见于《千金》《外台》者，可举一二以推。盖"伤暑"二字之义，虽得兼通夫四时，而"伤暑"二字之名，不得概施之冬月。此古今称谓之所由异也。

疹斑互讹说

《外台》引《素问》逸文，赤疹者，搔之重沓陇起，及《病源》赤疹、白疹两候，即今所谓风斑也。《金匮》阳毒面赤斑斑如锦文，及《病源》《千金》《外台》斑疮，即今所谓疹子也。凡宋以前医书，皆如此分别，于字义甚协。疹者诊也，必皮肤有所变疹浮起，方合疹称，观《病源》屡言轸轸起，合之《素问》陇起之词自见。斑者点也，必有点子方合斑称，观《病源》斑烂云云自见。近世不正其名，遂至互讹，今则竞以疹为斑，以斑为疹，相沿既久，苟或正之，则反遭哗笑，以为大谬。然兹二病，虽皆有毒，而疹由于风，不由于温；斑由于温，而前受之邪，未必皆风。病因久暂既殊，治法轻重亦异，古人各有主方，不可混施。不审乎此，无惑乎谓古方不可治今病矣。《论语》曰必也正名乎，凡事皆然。

古方症虫混称说

古方于症瘕及虫病往往混称。然动者为虫，不动者为症瘕，分别亦不难。良由虫所居处，其阻碍气血，实与积同，故混称之耳！如《病源》十九酒瘕，云有虫使之然。夫能饮人所饮酒，则动矣。而巢氏入之症瘕门，后世直称之为酒虫。其食症，能食人之所食饭，以酒瘕例之，是亦有虫使然也，而巢氏则但称为症而已，此混称二病之证也。推之《纲目》所载茶瘕，吐出后犹能饮茶，亦其类矣。崔元亮《海上方》，以地黄博治心痛，吐出虫长尺许，头如壁宫。刘禹锡《传信方》崔抗女患心痛，食地黄冷淘吐出物可方寸许，状如蛤蟆，无足目，似有口。此二物皆不云动，明是瘀血所为症病也，而以虫状之。诸如此类，不可枚举，读者当以意逆旨，勿泥其词。况医书之传自文人者，又多形容过情者乎！余作《证原》，以能动及饮食者人之虫，不能者人之积，非违古也，古略今详，有势不得不如此者。

扁鹊见垣一方人说

《史记》五百扁鹊传载扁鹊饮长桑君药，三十日见垣一方人，由是诊病洞见五脏症结，特以诊脉为名。注：方，边也。言见墙垣彼边之人也。案如注说，是谓能隔墙见人矣。长桑何药，而乃变易形质若此耶？窃谓此当与纪昌贯虱同义。大抵久竭目力，则所见必异。虱大如轮，以径言也；垣一方人，以深言也。迹虽不同，理则一致。想扁鹊学望诊时，必日视其垣以炼目力，而以意合之人面，久之则垣中浅者深者，一一分明，便似其中有人在。云一方者，正就其日所注视者言，非彼边之谓，且"彼"字尤属添释，《史》文无此义也。余尝师其意而为之，虽未能见人，亦似有眉目可别，虽未能洞见脏结，临症时看人面及舌色浮沉、大、小、浓淡，一目了然，不待多时而细察。故谬揣史迁此言，系形容之词，非果隔墙见人。且扁鹊脉法，具载《脉经》，果以诊脉为名，岂其言皆虚饰耶？史迁于此及仓公两传，皆未能实疏所以，但据人间形容之词，不复顾其过当，良由其于医事未能了了耳！班书不录，岂无故欤？范书不为仲景作传，亦当以其妙难言喻，恐转滋人惑也。陈志华陀传，多据实质言之。

诊虚须知劳极说

古有五劳、七伤、六极之目，皆言虚也，核之则劳、极二端而已。劳是过用其气，极则几于无气，其浅深不同。以《病源》所记言之，五劳中之志劳、心劳、忧劳，是过用其神；其疲劳，是过用其形。七伤则房劳之病，亦劳属也，以其病多，故别出之。然精为七神之一，是亦过用其神也。约之，特形、神二者尽之矣。若风寒暑湿及一切病之久而不去，甚虚其气者，皆极也。极有气、血、筋、骨、肌、精六症者，谓病于气，其极也不欲言；病于血，其极也无颜色，眉发堕落，喜忘。余极仿此。然约之亦不外形、神也。大抵劳言其始，极言其终，分别截然。近世不知有极，概目为劳，则将以治极者治劳，而劳永无愈期矣。嘻！

温疫说

温也，疫也，温疫也，三病之称，第称温疫者为定名，而称温、称疫者为虚位。温者，蕴也。儒书谓夫子温良，言容之蕴；诗教温柔，言辞之蕴；良玉温润，言彩之蕴。医书谓春气温和，言阳之蕴；则病之称温，必以其邪之蕴也。蕴寒曰温，蕴热亦曰温。《伤寒例》冬伤于寒，至春变为温病，是蕴寒者；冬有非节之暖，名曰冬温，及《巢源》冬感非时之暖，至春亦为温病，是蕴热者。所蕴不同，而其为温则同也。言乎其治，则一于寒，何也？其初则异，其终则同也。然而论治可通者，临文必不可通，著书之指，固与临症别也。疫者役也，传染之时，病状相若，如役使也。役于寒曰疫，役于热亦曰疫。《伤寒例》之疫可谓是疫于寒者，《巢源》《千金》以下诸书之疫，半是疫于热者，所役不同，而其为疫则同也。然此所谓寒若热者，非正邪之寒热也，必感夫反时者始相役也。故温有正邪之温，而疫无不由于贼邪。古谓贼病为时气，一曰时行，故后世称疫为时疫。然时气乃贼邪之混称，不暇详其传染与否也。其传染者，若仅目之为时气，则无以示别也。且传染之气，恶于不传染者，不得不别也。疫气恶，故疫亦曰疠疫，疠之为言恶也，此疫之别于时气也。或曰：如此则役于热者，不几与温相混乎？曰：否。冬温亦以传染者为疫，其未经传染，或止就一人言之也，直称温，不得称疫。温者先乎病以言之，疫者后乎病以言之，以其各有寒若热，故曰虚位。若合温、疫两字以名之之病，则惟《伤寒例》阳脉濡弱，阴脉弦紧，遇温气变为温疫者，可以当之。以其先有温邪，又传染时气中之寒之役使者，例不得另立一名，故叠此两字以呼之，所谓定名也。至于温热云者，其指多本《内经》先夏至为温，后夏至为热之文，而括其轻重之谓，倘知温之为蕴，则温、热两病之仅皆属温可决已。周扬俊以《温热暑疫》名其书，而王孟英著《温热经纬》，复杂取《伤寒论》文，皆由不能识别，则不敢正称，而姑以含糊囫囵，可以附古可以欺今之温、热两字，为藏身之固，使人不便显言其非耳！近世医说之不足恃类此。

温疟说

古者于冬伤于寒不即发，至春遇温而病者，及冬中于非时之暖不即发，至春遇温而病者，皆谓之温。故仲景既存《素问》《伤寒》成温之论，复于冬有非节之暖称为冬温。以温之言蕴，所蕴不同，而为蕴则同，故通为温。《巢源》温病候、温毒候，皆两存之，固深于仲景者也。准此以推，夏之暑亦当如是。夏伤于暑不即发，至秋遇风而病者，及夏伤于非时之寒不即发，至秋遇风而病者，皆谓之疟。故《素问》疟论有夏伤于暑之痎疟，而生气通天及金匮真言夏暑汗不出秋风之疟，以疟之言疟，为虐不同，而所虐则同，故通为疟。惟仲景专为"寒"字立论，故不及夏暑即发、不即发之病，而《巢源》以下亦仍之，而不复分晰也。春主温，故温性缓，缓则性长，故为病壮热，而其脉为缓弱；秋主风，故疟性暴，暴则性短，故为病休作，而其脉紧弦。温宜于下，则疟宜于吐。治疟之常、蜀，犹治温之硝、黄也。惟温在冬月，故发有先后重沓，则治有汗、下兼施，与疟之吐、下兼施，微有不同者此耳！

温疟有三说

古称温疟有三。《素》疟论两温疟，《巢源》总叙之，意谓冬中于风，寒气藏于骨髓，至春遇大暑，或有所用力，邪气与汗偕出之。温疟止有先热后寒者，而无先寒后热者，何以言之？经以先风后寒为先热后寒之因，先寒后风为先寒后热之因，大暑为时令，不必数，故止数风寒之先后，所以止有先热后寒者也。若夏伤于大暑，腠理发泄，遇夏气非时小寒，藏于腠理皮肤，至秋伤于风，则病成之温疟，则有先热后寒者，又有先寒后热者，何以言之？以此暑也，小寒也，秋风也，为三感，则当置其一轻而论其两重。若伤暑重而秋风轻，则置风而论暑、寒，而为先热后寒之疟；若暑轻而秋风重，而置暑而论寒、风，而为先寒后热之疟也。复总而别之曰：夫病温疟六七日，但见热者是矣。此谓壮热不兼寒者，故加"夫"字，示与经文别出也；不析言冬夏者，明冬夏皆有此壮热者也。此与先热后寒、先寒后热为三矣。大法由冬来者，即今春温；由夏来者，即今伏暑。古既统称温疟，则本草诸治温疟之药，皆是治春温、伏暑明甚，《金匮》白虎加桂枝汤症正此也。此外，尚有《伤寒论》脉阴阳俱紧者，重感于寒，变为温疟。则冬伤于寒，至春分以后，复感时行之寒者，先后皆寒，与寒多之牝疟同理，故《金匮》蜀漆散方下云温疟加蜀漆，当即指此。越其外受之蒙，即以截其递入之路，而俗称蜀漆截疟，亦以辞害旨哉！若白虎加桂枝汤方，自是治春温、伏暑之温疟，与重感于寒之温疟无涉，故其方同伤寒法，不同疟法也。

黄疸黑疸说

《金匮》云：理者，皮肤脏腑之文理也。以此推之，肠胃之膜，其有罅缝可知。人若脾虚不为胃消水谷，则水谷之停于胃者久，久则瘀而为热，其气从腠理中溢出，食气溢则皮色黄，水气溢则皮色黑。其有脾本不虚，但因饥暴多食、渴暴多饮，所受倍常，则脾不及消，亦久留于胃而为热，即亦从腠理溢出，此症瘕、系气、溢饮等证所由来也。夫腠既有理，则寻常饮食，其气何尝不溢？不溢则何以生卫以肥肌熏肤、充身泽毛，生营以成脉、华色乎？特所溢者是精气非滞气；精气益人，滞气病人耳！人若肺虚，为风湿寒热怕袭，则皮肤之理实而闭，腠理中之应溢者，不得通于外，则水谷之气亦久留于胃而为热，滞则溢迟，故色变也。伤寒、温病所致之疸及风疸、湿疸，皆取诸此，虽不自饮食致之，而其为溢之滞，在理则同矣。独是水色虽黑，然留胃之水，亦黄中带黑，不能全黑，以胃为土，土色但黄故也。惟涉及于肾，则黑黄相半。所以然者，肾为胃关，关门不利，则水之流于肾部者，留久其责在膀胱，膀胱亦腠也，亦有理也。不挟热者，水溢为饮，《巢源》云痰在胸膈，饮在膀胱者此也。其挟热者，则气与水蒸而为疸。《金匮》诊疸，于谷疸、酒疸但言黄，而于女劳疸必言额上黑。以女劳则肾虚而利水迟，水即久留而气溢，且胃中之水，乘肾虚而流疾，肾故不及利也。推之风水、正水、石水为病之义，亦当如是。黄疸久之皆亦为黑疸者，胃实滞多则乘肾，肾以得水谷之精气少，则益易乘也。知腠理之为病，而推之奇病中有饭粒出疮孔、蛔虫在皮中者，皆不足为奇矣。

又《金匮》之例，于风湿搏于水谷而成疸者，称黄疸，与谷疸、酒疸、女劳疸、黑疸为五。其与伤寒同法，不必搏于水谷者，则但称黄。论中诸黄疸云云，以此别之。疸为劳热，食劳、女劳之有疸，犹食劳，女劳之有复也。

劳疸女劳疸二症说

五疸中惟劳疸、女劳疸多相混，故或去劳疸，入黑疸，以足五疸之数。但劳疸之名旧矣，《病源》名劳疸为劳黄，与十种黄并列。其女劳疸则次黄疸、谷疸、酒疸、黑疸之中，是劳疸属黄，女劳疸属疸，所属不同。《外台》引《集验》《删繁》皆有疗劳疸之方，用苦参、龙胆草、栀子三味，以牛胆或猪胆和丸，而与谷疸并列，是劳疸疗与谷疸同，而《近效》云女劳疸疗与黑疸同，是治法亦不同。二疸为证相似，所异者，劳疸微汗出，手足间热，小便利，而女劳疸无之；女劳疸发热恶寒，足下热，而劳疸无之。且诊其少腹，但急不满者劳疸，急而满者女劳疸，此其要诀。自《金匮》劳疸条衍"女"字，而后世遂不知此义矣。详余所撰《金匮方论注》中。

三消说

古今诸家言消渴者不一，要当以《金匮》为正。《金匮》首列厥阴病一条，是渴而不消；次列脾约症一条，是消而不渴；次列肾气

51

症一条，是消渴并作。其旨以饮、溲相较，而分为三，最为简当，犹霍乱之分但吐、但泻、吐泻并作为三也。其言饮一溲一者，乃较其出入之多寡以出诊法也。推详其意，似有可以饮多溲少、饮少溲多、饮溲相当为三者，亦即就前三者而引申之也。其兼及能食、便难者，乃旁参他症以为出治地也，并非三消必定如是。后人误会其旨，所以说歧而义转未备。泉尝即《金匮》以推诸家之言知所谓能饮不能饮，及溲如麸片、如油，及溲数不数者，皆当作诊法观，不必致辨。总之，但渴者，有燥、湿两种，五苓、白虎是也；但消者，有虚、实两种，脾约、肾沥是也。消渴并作者，有寒、热两种，黄连、肾气是也。其方备见唐人书中，但不以兼证测之，不确也，故诸家云云。

痱与喑俳不同说

凡辨证须于同中求异，如痱与喑俳是也。《灵》热病痱之为病，身无痛者，四肢不收，智乱不甚，其言微知可治，甚则不能言，不可治也。是痱之名，名于四肢不收，不收则废也。《素》脉解内夺而厥，则为喑俳，此肾虚也。少阴不至者厥也。注：俳，废也。肾之络与冲脉并出于气街，循阴股内廉，斜入腘中，循胻骨内廉及内踝之后，入足下，故肾气内夺而不顺则足废。是痱与俳之名，并名于废也。但痱为肿，喑俳则不肿，痱至喑不可治，喑俳则以喑为正，以此为异。故治痱用续命汤，而喑俳宜地黄饮子，补泻天渊已。乃《宣明方》反云地黄饮子治中风舌喑不能言，足废不能行，此少阴气厥不足，名曰风痱。则混痱与俳，自河间始；以地黄饮子概治中风之误，自河间之混痱于俳始。

少阴不至，谓太溪脉绝，仲景原尸厥云，少阴脉不至，本此经以太溪绝为诊厥之法，故云少阴不至者厥也。河间"少阴气厥不至"六字殊误，气厥正是至，何云不至也？

癫　说

古之所谓癫者二：一晌仆之癫，《灵》《素》所谓巅疾，王注谓上巅之疾是也。与狂对举，其病自足太阳经来，其名以"巅疾"二字称，其义取颠顶为说，此其可治者也；惟由胎惊得之则难治。一昏乱之癫，《难经》所谓重阴者癫，《金匮》所谓阴气衰为癫是也。虽亦与狂对举，要之即狂之甚者，其病自心、肝两脏来，其名以一"癫"字称，其义以颠越为说，此则必不可治，后人概加广旁，而二癫乃不能别，而诸书之论，亦不可尽晓，必如此分别，斯各各相通矣。《灵·本神》喜乐无极则伤魄，魄伤则狂，狂者意不存人；悲哀动中则伤魂，魂伤则狂妄不精明，不敢正当人。彼二狂不同，故经文自为之注。其魂伤者则癫也，正《金匮》之所本。《素》调经血并于阴，气并于阳，乃为惊狂。此一狂乃是浑称。其血并于阴者则癫也，正《难经》之所本。泉尝遍考而核之曰：古之巅疾，今之痫也；古之癫，今之痴也。执是说也，庶不至谓古方不可治今病乎！

脏色单见说一

人之脏色单见，犹天之运星独明也。太过之运其星明，不及之运其星减。明则自旺，减则所胜兼之，人之于色也亦然。《金匮》云肝旺色青，四时各随其色。由斯以推，何脏色见，即是何脏气胜，观其所胜，而源委可见已。何以言之？五行相乘，如夫妇然，夫为妇纲，以能乘者为正，不能乘者为变，阴阳之义也。故病在此者，知其因必在彼也。此负者，因彼之乘而太过，病也；此胜者，因彼之弱不能乘，亦病也。乘而太过，则彼强而当见彼脏之色；弱不能乘，则此强而当见此脏之色。故凡其色独见者，皆胜也，非负也。值不及之运，而曰运星独明者，未之闻也。顾见注家，辄云脾虚而色外见。嘻！果系脾虚，即使色不纯青，亦当于淡黄中见青。如不及之年，运星必兼胜星之比，岂得独见黄色哉？且也色与脉应，脏和则脉和，而不名一象；偏胜则弦钩毛石，随所胜而为象。脉弦不得谓之肝负，则色黄反得谓之脾负乎？倘因此而用益脾之法，则差若毫厘，谬以千里矣。

脏色单见说二

或难之曰：子言何脏色见，即是何脏气胜，而《灵枢》黄色薄皮弱肉者，不胜春时之虚风云云，非明明以见何脏之色，为何脏之虚乎？曰：是大不然。经意非春风病脾之谓，谓脏色单见者脏胜也，而薄皮弱肉者禀虚也。禀虚而脏胜，则非脏之真实也，其为胜我之脏弱不能乘显然也。如春肝旺时也，肝既弱矣，焉得不畏虚风乎？春之虚风，西风也，其气乘于肝，肝受之非脾受之，故知非春风病脾之谓也。《灵枢》之文，看似直易，而其义层累奥衍，极耐寻绎。余说正与之相发明，不得据以为难。其真脏虚色见者，惟肝气先绝而吻青、心气内索而面赤之类可以当之，要非寻常之症所可同日语也。

脾脉说

《脉经》脾脉长长而弱，来疏去数，再至曰平。案长长谓来长，较去短者为疏，故以来疏申之。弱言其和柔，与《素·脉要精微》义合。彼文曰：平脾脉来和柔句，相离如鸡践地曰平。鸡之践地，举足舒而下足略促，故取以形容来长去短之脉，且如鸡践地之象，去来略差，不似夏脉之钩来盛去衰、秋脉之毛来急去散也。如鸡践地之象，去来略断，不似春脉之弦长而相引、冬脉之石绝不相续也。此所以为脾脉也。鸟喙之兑兑古锐字，鸟距之坚，正和柔之友，屋漏之止而时行，水流之行而不止，正相离如鸡践地之反。又再至非数，而云去数者，非一息六至之谓，但谓其密耳，对疏言之也《病源》作来疏去概，概正训密，较《脉经》易知。数之为密，亦有确证。《孟子》数罟不入洿池。罟数，即密纲。

是动所生病说

《灵·经脉》十二经皆有是动所生病，《难经》以气、血二字释之，后人不得其解，反以为非。泉谓荣行脉中，卫行脉外，此经以脉为主，自当兼荣卫言。是动者卫也，卫主气，故以"气"字释是动；所生病者荣也，荣主血，故以"血"字释所生病：于义甚合。且经于是动在手太阴云臂厥，足阳明云骭厥，足太阳云踝厥，足少阴云肾厥，足少阳云阳厥，诸厥皆以卫言；于所生病则各就其脉所过者，不似是动之或循脉，或不循脉，正以荣有定位故也。其荣卫俱有之症，则两出之，如手太阴之咳喘是也。凡脉病当以此篇为正，余篇及《素问》，则或合脏腑言，或互众经言，言各有当。穷经者当即此篇以究他篇，则病之所属自明，勿执他篇以疑此篇也。

古汤液丸散同方异法说

《伤寒论》辨可汗云，凡云可发汗而无汤者，丸散亦可用，要以汗出为解，然不如汤随症良；辨可下云，凡服下药，用汤胜丸散。考仲景书，汗方除桂枝、麻黄等汤外，别无发汗之丸散。今此云云，可见古方汤液丸散，随宜酌之，不似后世异法者必异方也。仲景于此起，例如理中丸及汤、半夏散及汤、抵当丸及汤、蜘蛛散及丸，其最著者也。而于病后喜唾，用理中丸；胸痹，用人参汤；于小腹硬满，小便利如狂者，用抵当汤；于但小腹满，小便利者，用抵当丸；非随症异法之证乎？他如太阳篇云：伤寒十三日不解，过经谵语者，以有热也，当以汤下之；若小便利者，大便当硬，而反下利，脉调和者，知医以丸药下之，非其治也；若自下利者，脉当微厥，今反和者，此为内实也，调胃承气汤主之。丸谓调胃承气丸也。此症宜汤下不宜丸，故辨之尤明。且也仲景有麻黄汤，而《深师》直作麻黄散；仲景有干姜附子汤，而《肘后》变为姜附丸；仲景有枳术汤，而张洁古变为枳术丸。吾湖郡志所载，有以小柴胡散治病不效，且作汤即效者，皆足证余说也。

杂病治法折中说

仲景之《伤寒论》《金匮要略》二书，古总为《伤寒杂病论》杂或为卒，卒即杂之剃文，勿作伤寒为仓卒之病解，《外台》总称为《伤寒论》详泉《金匮方论注·序注》是所谓《伤寒杂病论》者，为伤寒中之杂病说，非为一切杂病说下另有论，徒恃此书不足与治杂病，则《千金》尚焉。孙氏亦推本仲景，而其论症之精详，用药之变化，杂法之明备，数倍于仲景书。非仲景之贤不及孙氏也，仲景既以寒字目其书，自专于寒科尽其变，其他病因，例不羼入。若《千金》统论百病，凡风雨寒暑、饮食居处、阴阳喜怒，诸因随病聚。则二家命意不同，故其书详略亦异。读者能各得所宗，则伤寒、杂病两擅其长。自墨守者以《金匮》为治一切杂病之宗，而《千金》遂斥为僻书，无惑乎学术隘而治法阙矣！

释证名

有所苦之谓病。病无定所曰流，亦曰游。其有定所而移者曰转。由此转彼，而此已罢者曰并病。其依次者曰传经。其彼病而此不罢者曰合病。其相为表里之经俱病，亦以次传者曰两感。至邪已入里，而有所着曰结。结而有定形，余症悉罢者始曰积。积而可移曰聚。偏僻在侧曰癖，亦曰痞。假物而成曰症瘕：症言其可征验；瘕言其为虚假本《病源》，结而无定形，久不愈，愈而复发曰注，亦作疰，亦曰系气。其新病甫愈，有因复发者直曰复，亦作瘦。误于医曰坏病。染于人曰易病。病而至于气竭曰极：极有六，言究竟也；气去曰死，言渐散也。大抵散者泄之，结者排之，误者救之，染者绝之，症宜用此数法。而正气有不支者，即于其中加补味以扶之。历代医法，约略如此。

释　露

　　《本草》《灵》《素》屡言淋露寒热，《灵枢》又以"岁露"名篇。"露"字人皆不晓。泉案：淋露即羸露，古者以为疲困之称。《左·昭元年传》勿使有所壅闭湫底，以露其体（注：露，羸也）。《韩非子·亡征》好罢露百姓。《风俗通义》怪神大用羸露。皆此义也。字亦肯作路，《诗·皇矣》患夷载路，笺路瘅也，侵伐混夷以瘴之。《管子·四时》不知四时之故，天下乃路是也。岁露者，谓岁气不及，虚风困之，民受虚风之邪，即被困成病，与《管子》之言正合。杨上善注《太素》，概以雾露当之，陋矣。伤寒例凡有触冒，露体中寒，正本《左传》。浅人增霜字于冒下，岂寒之为气，止霜露乎？经文必不若是挂漏也。《病源》有小儿伤食而瘦之哺露，妇人产后瘀血之恶露，皆其引申义也。淋，古多作癃，杨注《太素》癃，淋也。而《汉书》有癃疲之病，是淋亦通疲。

释痓痉

　　《玉篇》痓，充至切，恶也；痉，渠并切，风强病。二字义别。《素问》气厥、五常政等篇，及《伤寒》旧本痉皆作痓。许叔微《百证歌》以为名异实同，而字仍作痓，不改。成无己注伤寒，则直云痓字误，亦不改。今本作痉，传写者之故。近代但知痉，无有能知痓者。泉案作痓为是。古人列病，恒重乎证。痓乃痉之总号，痉乃痓之一端。观仲景云：病身热足寒，头项强急，恶寒，时头热面赤，目脉赤，独头摇，卒口噤，背反张者，痓病也。明此数者，皆为恶候，故知当作痓。若痉字则因劲而起，专指口噤、背反张言，不足以赅余恶。是痉者证名，瘈者病名。人体强直，有似劲象，故谓之劲；去力加疒即为痉，可逆溯而得也。《巢源》亦作痓，故得与痫冒混称。痫固小儿之恶候，冒亦产家之恶候，病不同而恶则同，此其所以混称之欤！《说文》疒部无痉字，厂部有厔字，云碍止也。然则邪气碍止不去，乃见恶候，痉即厔之讹。

释　喘

古之所谓喘，即今之所谓气促。《说文》喘，疾息也。疾息，谓息之疾者。两经多以喘息对说，正以喘为疾息，息为平息故也，勿作串说。疾息正今之气促，而又非气短之谓。短气者，息不必促，而其气不足以息，故不曰短息，而曰短气。气促者，气不必短，而其息不利于气，故《脉经》或谓之息促，而后世浑言之，则遂曰气促也。今之所谓喘，即古之所谓上气。郑注《周礼》上气，逆气也。逆气谓其逆在气，则不仅责在息。人之将死，有张口抬肩而逆气者此也。浅者不识上气，谬目为喘。由是，今之喘，重于古之喘数倍矣。岂知此喘，乃是气逆，苟非不治，多有下之而愈者，如咳逆葶苈泻肺汤症，及《外台》备急丸症是也。若疾息之喘，是肺实所致，宜用宣利，如太阳麻黄汤症是也。古人分别之严，原为治法设，非可苟焉而已。自二症混，而治法乖矣。

释　癫

癫之言巅，巅仆也。凡物上重下轻则仆，故人病气聚于头顶则患蹎。《素·脉解》太阳所谓癫疾者，阳尽在上，而阴气从下，下虚上实，故癫疾也。与厥论巨阳之厥，发为蹎仆同义。是明以癫为仆也。癫，经文作巅，故注云顶上曰巅。古字无巅，止作颠，后人加疒旁遂作癫。抑或省作瘨，《玉篇》瘨，小儿瘨病也，是也。且据《玉篇》，知癫痫实一病。《病源》亦云十岁以上为癫，十岁以下为痫，然则二字之分，分于年之长少也。《金匮》风引汤下云，治大人癫、小儿痫，即此意。近世不晓此义，专指古之风邪为癫，而以别于子痫。执今之名，检古之书，无怪乎其谓古方不可治今病矣！

释　淋

《灵》《素》《本草》有五癃、癃闭之名，而仲景以下诸书并无之。考杨上善《太素》注：癃，淋也。因知淋、癃乃一声之转。《毛诗·皇矣》与尔临冲，《韩诗》作与尔隆冲，是其的证。所以通淋于癃者，以癃训罢。《汉书》云：臣有疲癃之病。注：癃，罢病也。而《素问》说癃者，一日数十溲，则膀胱之胞罢疲矣，故得假借取义。近世不知此义，歧而二之。徐灵胎《轨范》以癃、闭、利、淋四字为目，又自注云：绝不便为癃。于此叹识字之难！依字当作痳，《说文》痳，疝类。则是痳之名，取义于腹痛，故仲景亦以少腹弦急，痛引脐中为正。后世以其病状淋沥不宣，遂借淋字为之。详泉所撰《证原》中。

释疝

《说文》疝，腹中痛也。《释名》疝，犹诜也，气诜诜上也。然则腹气逆上作痛者疝也，许略而刘详耳！《金匮》寒疝正指此，故次于腹满下，不与弧疝同篇，其各条经文，不涉及前阴一字。隋巢元方知此义，故《病源》载诸疝候，亦无涉及前阴，惟疝非前阴茎卵之病，故女子亦得有之。如《素问》厥疝，《外台》血疝、石疝之属是也。疝以寒疝为正，若狐疝、癫疝诸关前阴者，特以其兼腹痛，故以之疝名名之，其不兼腹痛，则直云阴缩、阴癫而已，诸经中自有条理可寻也。近世以狐疝为正疝，遂不识《金匮》寒疝为何病，而乌头等方乃废。至张石顽《医通》、徐灵胎《轨范》，皆合狐疝、寒疝为一门矣，而浅者又目为肝气矣。

释膈

《素问》有隔，《伤寒论》有格，《病源》《千金》《外台》有鬲，音义皆相近，而要非今之所谓膈也。何以言之？隔为不便经曰隔阳不便，王注亦屡曰隔，隔塞而不便写也，即仲景书之关，元方书之内关外格也。格为吐逆见《伤寒平脉法》，王注《素问》亦用之，义取格拒。鬲为鬲气，其别有五，其症不一，不过寒食气结所为，皆与膈轻重悬殊。治隔可利其二便，治格可平其胃气据仲景干姜黄芩黄连人参汤证言，治鬲可运其阳气。若今之所谓膈，乃吴江徐氏所谓胃口枯槁，不能受食者，实噎与反胃之极境，属六极，故多死，无药可治。不得以鬲、膈字同，隔、格、膈音同而牵合之。

释　痰

仲景书有浊唾，有涎唾。涎唾，后人或称淡唾。淡言其薄，以别于浊唾也。淡字去"氵"加"疒"即为痰。《巢源》而下，唾皆称痰，即于唾之不薄者，亦称痰不称唾。如凝唾谓之胶痰，粘唾谓之腻痰，皆与古书相戾也。第古人名病，必名其所可见，薄唾称淡，有淡可见，若无淡可见，焉得冒淡之名？因知《金匮》四饮中之痰饮，虽本一作痰，而走于肠间之水，淡不淡尚未可卜，仲景亦必不凭空名之。淡饮之淡，当为流字之误。走于肠间，正谓其流，与溢字、悬字、支字，皆是状其水行以为别。水之行象，必得此四者方备。《巢源》论饮，悉本《金匮》，于四饮独无淡饮，有流饮，所列流饮症状，正即《金匮》之淡饮，隋时《金匮》不误，巢所据足为的证。《千金翼》配入留饮为五饮，改悬饮为澼饮，支饮为淡饮，而于肠间动作有声之饮，亦作流饮，与巢氏合。缘"流"字似淡，传写误之，寻又改为痰，其迹显然。近有粗知训诂者，谓痰字从炎，病必属火。依彼论治，岂不大谬信乎？辨之不可不审也！

释　散

脉有左右如相低昂者，谓之散，如树叶之动、榆荚之落，《玉涵》聂聂如落榆荚者，名曰散也，《八十一难》作厌厌聂聂，依义当作柉柉薰薰，《广韵》柉叶动貌；薰，树叶动貌。物轻而泛于水，《素问》秋脉来急去散，故曰浮，又如物之浮，曰肺死，车行而望其盖，《伤寒论》脉蔼蔼如车盖者，名曰阳结也。《八十一难》以为肺平脉，其象莫不如是，故历拟之也。左右如相低昂，与数脉相似。其实数之促急，以径言，散之低昂，以横言；数之促急起线，散之低昂不起线：大不相同，故言如数。《素问》冬脉其去如数，正谓散也。示从容肝急沉散似肾。又如物之浮，是散之粘着而兼实者；如车之盖，是散之有力而兼大者。《素问》如物之浮，如风吹毛。成注《伤寒论》蔼蔼如车盖者，大而厌厌聂聂也。故一为肺死脉，一为阳结脉，皆非散之正。故仲景以如落榆荚为正。又惟散之低昂以横言，故紧脉亦兼散象。王注《素·示从容》急紧而散曰肝。惟散之低昂不起线，故洪脉亦沿散名。《八十一难》浮而大散者心也，引而申之，触类而长之，天下之能事毕矣。

释　毛

古以毛为轻之譬。《诗》大雅德辖如毛，辖，轻也；《孟子》以一羽对百钧，又曰：金重于羽；《汉书》或重于泰山，或轻于鸿毛：皆言轻也。脉以毛名者，为其重按即无，轻取则得也。《素》玉机真脏秋脉者肺也，故其气来轻虚以浮，来急去散，故曰：浮，《脉经》肺脉来泛泛《说文》浮，泛也。则泛泛，浮也。而轻，如微风吹鸟背上毛。然则浮之轻，而重按即无者，乃为正毛脉矣。其轻而不甚浮起，或浮之轻而沉候又兼他象者，只可谓之轻，不得谓之毛。《脉经》于吐衄曰：脉来轻轻在肌肉。此轻在中候，故不云毛也。于妇人妊娠曰：按之则滑，浮之则轻。此以沉候有他象，故亦不云毛也。言轻不足以该浮，言浮不足以该轻，故《伤寒论》叠称之曰：毛浮。

释代一

古说脉代有数种。《素》宣明五气脾脉代，注：软而弱也。案软弱则气未尽畅，有乍数乍疏之意，此与《灵》邪气脏腑病形黄者，其脉代，皆谓脾之平脉。以《脉经》脾平脉长长而弱，来疏去数参之，则此所云代，实即乍数乍疏之义。盖有数有疏，则气不调匀，如相更代，故曰代，而古因谓不调之脉为代。《史记》仓公传：和即经主病，代则络脉有过。以代对和，则代为不调可知。《素·三部九候》中部乍数乍疏者死，其脉代而钩者，病在络脉，亦谓不调者为代。承上句乍疏乍数而言，意谓经代死，终代病。夏气在络，长夏同法，故脾以代为正，此与仓公说皆取脾平脉之代，而于非时妄见者，射其主病也。所以谓之代者，取其变更不常，如四时代更，日月代明，父子代嬗，盛衰代迁之比。《说文》：代，更也，是也。代之本义，并不取乎止，第以纯软弱则或不能行，有疏数则似可得间，间者，止也，不能行亦止也。故古因又谓脉之有止者为代，如经所云数动一代，五十动一代，乃"代"字之引申义。所以引代于止者，即动以观止则见为数，即止以观动则见为数，仍是乍疏乍数之意也。然犹通指一止者为代也。至仲景而下，别代于结，始以动而中止，不能自还，为代之专称矣。至李时珍而下，别代于促、结，始以止有常数，为代之专称矣。于此见古今号之沿革。

释代二

《脉经》代脉来数中止，不能自还，因而复动，此论最明。来数，数也；中止，疏也；不能自还，弱之甚也；因而复动，但弱无胃也。与两经之言，若合符节。于此知中止去软弱止一间，有胃气为软弱，无胃气即中止。有胃气则虽无力而其动犹觉不匀而匀，故但谓之乍数乍疏；无胃气则虽有动而极无力以久持，故谓之弱而乍数乍疏。《素》玉机真脏真脾脉至，弱而乍数乍疏，其即《脉经》之所本乎！《素》平人气象长夏胃微软弱曰：平，但代无胃曰：死。亦明以软弱为有胃，代为无胃。且不云代而无胃，必云但代无胃者，以其但见软弱中之疏数，而无软弱中之和气，故曰：但代。王注以软而弱释《宣明篇》之代，而于但代直云动而中止，不能自还，义各允协。又《素》脉要精微两言代，王注于数动一代云：代，止也；于代则气衰云：动而中止，不能自还，亦切当。其释三部九候之代则过，观《仓公传》自知。总之，释脉必先明其字之本义及引申义，而后前人之得失异同，可考而知也。

释钩毛弦石溜五脉

《素》五脏别鼓一阳曰钩，鼓一阴曰毛，鼓阳胜急曰弦，鼓阳至而绝曰石，阴阳相过曰溜。案一阳一阴，谓一于阳一于阴也。一与壹通。壹，专也。夏阳大旺，阴不能与之争，故曰一阳，而钩脉当之。秋阳剥丧，不能与阴争，则阴专，故曰一阴，而毛脉当之。此二者言阴阳胜负之极也。阳胜谓与阴争而能胜阴也。春时阳虽渐旺，而尚为阴蒙，故其象为急，而弦脉当之。阳至谓不能与阴争，故止曰至也。冬时阴多阳少，则阳沉潜，故去来断绝，而石脉当之。此二者言阴阳胜负之多少也。溜脉不言鼓者，以其弱甚也，此阴阳之无胜负者也，中气也。此经发明四时脏脉之义最精核，曰一、曰胜、曰至、曰过，字字可求。胜、至二字，义犹未了，故足以曰急、曰绝。读者所当缘文以求义也。王注误以一阳一阴牵合上文三焦与肝，由此穿凿附会，顿失经旨，致言脏脉者，但知其当然，不知其所以然矣。

释 攒

《千金》卷十三心脏篇云：夏三月主心、小肠病，曰赤脉攒。"攒"字经传少见，医书仅见于此。考《礼·中庸》君子之道费而隐。注：费犹诡也，道不费则仕。《释文》云：本又作拂。费字无诡训，原本必作拂。拂之别体作攒，故又省作费。若攒省贝为拂，则有扌为费，理固然也。若经本作费，郑当破读云费当为拂矣。《诗·大雅·皇矣》四方以无拂礼。《大学》是谓拂人之性。笺注皆云拂犹攒也，与《中庸》注同，可证也。《千金》赤脉攒云者，谓邪气攒其脉气也。后人不知此义，宋许叔微伤寒九十论引庞安常《伤寒总病论》赤脉攒，攒即攒之误，攒语正本之《千金》，而字误作攒，则不可通矣。

释解㑊

"㑊"字《说文》所无，以食亦推之，当为"亦"，亦通于射。古今人表曹严公亦姑，师古曰：即射姑也。《诗》抑斁可射思、射厌也。然则解㑊云者，谓懈怠而厌事也。射又通于夜，《荀子·劝学》：西方有木焉。名曰夜干，亦作射干。《左·昭廿五传》：狐夜姑。《释文》本作射，夜从亦省声。《说文》：夜舍也，天下休舍也。然则解佽云者，谓懈怠而休舍也。夜又通于液。周有叔液鼎，即八士之叔夜，而《周官·考工》弓人春液角，近朱骏声谓液解也。然则解佽云者，即解字之重言也。此王太仆寒不甚、热不甚、弱不甚、强不甚之训，所以不可易也。又案食亦云者，即临食不甚喜好之称，故曰：瘦人以其未食时若欲食，及临食则不甚欲食，故曰：善食而瘦人。善读如彼为善之之善，两症名义并同。

释　服

一方之药料，古曰服，今曰贴。"贴"字古无，止作帖。《说文》：帖，帛书署也。以木曰检，以帛曰帖。案，检即签也。以检类帖，是帖即如今招贴之谓。明帖即贴也。《文选·陆机文赋》或安帖而易。施注《公羊传》曰：帖，服也。今《公羊·僖四年传》曰卒帖。荆注：怗，服也，字从立心，疑即帖之讹。然则帖与服义同尔。贴占声，《史·平准书》各以其物，自古索隐，自隐度也。《汉书》注：各隐度其财物多少，而为名簿，送之于官也。由是推之，则医者隐度其药物多少，而为书署以予人者，宜其称帖矣。《说文》服，用也。《吕览》论威敌已服矣，注：降也。方药称服者，言其用以降服病气也。降服之服同于伏，而医方有云一伏时、三伏时者，犹言尽此一时、三时之候也。药物畏火煮烁，故谓之伏，犹秋之于夏，以金续火名，是时为三伏也。学者果能随处顾名思义，则知古人牖我者至矣。

研经言　卷三

清　归安　莫文泉枚　士述
江都　袁焯柱生重录
鄞县　曹赤电炳章校刊

伏冲解

《说文》冲，通道也。《玉篇》冲，交道也。脉以冲名者，取经隧四达，表里交通之义。此脉并阳明之经行身前者，应孔穴，其不应孔穴者，并足少阴之经，伏行背膂之下，始称伏冲，亦曰伏膂，名异实同。惟其伏行，故得交通前后，为四达之路。经叙虚邪中人之次，不直言冲脉，必别言伏冲者，以传邪未到伏冲之先，由孙而络而经而输，其入浅，其途一；一到伏冲，则入较深，而途不一，或由肠胃之膜而传二腑，或由肠胃之外而传膜原，路路可走，防御綦难，为泄为积，未可预卜。经意当以两歧言，不以递进言，否则既入肠胃，岂有复出而传膜原之理哉？肠胃之外，膜原之间，所部甚广，自鬲肓至脐映，跨有脐之四旁，于古尺约尺许，其止者为积，其行者为绕脐痛；其不内逼于膜而传者，尚有肠胃之后膂筋一次；其内逼膜原而传者，亦尚有小肠膜原之间一次；其由支络而传者，尚有冲脉之正经，为脐上喘动应手之症。益信此一脉之四达交通矣。冲脉之外行者但称冲，则其伏行者称伏冲，理固宜然。杨注《太素》不误，王注《疟论》以为肾络之伏行膂筋者，盖谓冲脉本肾络之一也。核之上文入脊内，下文出缺盆之路，甚合。

中风伤寒解

《伤寒论》于伤寒外称中风，各详其脉证于六经篇。《病源》谓之中风、伤寒，其论即取论中六经脉证。《千金》《外台》相承皆如此。泉案《金匮》有中风篇，仲景不以此病同列于彼者，以此与伤寒相似，与痹、历节等不相似故也。巢氏以伤寒称之，最得其旨。盖冬时疾风及非时寒风，其来无渐，非关触冒，故云中。又以其彼来而我始冒之，故云中，又可云伤。又以此风起毫毛发腠理，入袭于卫而自汗，不能循经而传，故论文特起传经例于伤寒条后，而中风条不之及。欲知传经与否之义，但取《伤寒论》营行脉中、卫行脉外，及风则伤卫、寒则伤营数语绎之自明，勿为近世所惑也。

秋伤于湿解

凡论四气，当分二例。自春分至秋分皆为暑，自秋分至立春皆为寒。二气极偏，皆从风伤于人。经以暑配夏、寒配冬者，据其极偏之气，配以极偏之时也。春之温和，秋之凉和，本无所偏，介乎寒暑往来之间，而不可以寒暑言，故于春言风，以温非邪，风则为邪。又以此风不偏胜，故但言伤于风，不别言寒暑，非谓风止于春伤人也。于秋言湿者，秋承中土之后，本气既无可言，即以中土之湿配之。秋谓秋分以前，若秋分后天气已寒，此时伤之，则从伤寒法。经意以四气分配四时，言自难齐，当以意逆实，当如伤寒例从秋分后皆为伤寒也。秋以土气为气者，正如草木黄落，以土色为色之比。近喻嘉言欲改"湿"字为燥，非是，不观《灵·九宫八风》又以湿配东乎，喻又将何以改之？

《伤寒论》六经解一

《伤寒》所列六经，与《素·热病论》不同。热病论依气行之脉络言，故所著症，与《灵·经脉篇》义合。《伤寒论》依邪入之次序言，故所著症，与《灵·经脉篇》义不合。经脉三阳经皆有头痛，阳明始有恶寒，而仲景乃皆入之太阳，更以胃实为正阳明；经脉嗜卧属足太阴，而仲景乃谓少阴病欲寐；经脉渴而欲饮，饥不能食，属足少阴，而仲景乃谓厥阴病消渴，饮不欲食，种种皆殊。惟少阳、太阴为近之，而亦有殊者：经脉目䀮䀮属足少阴，而仲景少阳目眩；经脉飧泄属足厥阴，而仲景三阴俱列。所以然者，经但以阴阳分表里两层，而以身之前后两侧分为三阴三阳，仲景不但分表里两层，且分表之表为太阳，表之里为少阳，里之表为太阴，里之里为少阴，里之至里为厥阴，其腑为阳明，义取递进，不取平按。故仅列热病论六经症于伤寒例，而不即引之以冠六经篇首，别自为说以著，其名同实异也。所以实异而名仍同者，以太阳等六者，乃古今纪阴阳者之大名，六元以纪天之六气，《难经》以纪岁之六节，《脉经》卷五扁鹊法以纪一日之六候、卷十手捡图以纪诊法之六部，经筋以纪筋，皮部以纪络，若经脉则以纪荣卫，而仲景因以纪表里，其义一也。欲穷《伤寒》六经症者，勿缠合《灵》《素》以乱之。

《伤寒论》六经解二

《伤寒》一书，专明表里，以寒邪之入也，表里以次，故分六经以列其次之后先。寒病之呈也，表里恒兼，故又分六经六篇，以辨其兼之多少，于是属词比事，不得不起一例。其例纯表者入表部，兼里者亦入表部，必纯里者乃在里部。假如六经症具，必在太阳篇，以太阳为表之表也。太阳症罢，乃入阳明，阳明罢乃入少阳，少阳罢乃入太阴、入少阴、入厥阴，各取最外一层隶之，故于太阳著论最多，而厥阴独少。非略也，他经之兼太阳者，例不得入于他经，而厥阴之兼他经而已分入各部者，例不得入于厥阴，则第纪其经症及解时愈候而已，其自诸四逆以下，古另为一篇，《玉函》题曰平呕哕厥利脉症并治，成本误并之。或据成本而犹以为少，不得其故，乃曰此仲景未成之书也，否则曰此王叔和之所乱也。

《伤寒论》六经解三

余论《伤寒》六经为纪表里，屡矣。究何所证？曰：证诸华佗。《千金》引其说云：凡伤寒一日在皮，二日在肤，三日在肌，四日在胸，五日在腹，六日入胃，是分六层以纪表里之次者由佗始。所云入胃，即阳明病胃家实也；在皮、在肤、在肌，即太阳及阳明经病也；在胸，即少阳及太阴病吐食不下也；在腹，即太阴腹满痛及少阴、厥阴病也。特措词有文质，分次有赢缩，以此不同耳！其纪表里之义则同，仲景既存《素问》六日六经之文于例，而又取华氏六日六层之义润饰之，而易其目以著篇，乃主药法而略针法之意。巢元方能知之，故《病源》存华说于总论，复次《素问》六日六经依脉生病之文于后，与仲景若合符节，是又得一证矣。夫又奚疑？

《伤寒论》六经解四

前论分次有赢缩，又有一证，盖六经虽六，核之止四。华佗一日、二日、三日在肤皮肌，仲景以太阳统之；四日在胸，以少阳统之；六日在胃，以阳明统之；五日在腹，仲景分为太阴、少阴、厥阴三经。是华佗、仲景虽各分为六，恰各合为四耳！故仲景著各经欲解是，太阳巳午未，阳明申酉戌，少阳寅卯辰，三阴则以亥子丑三时前后，兼一时而错互之，其实于十二时中，止得三时焉。与《灵·卫气行》水下一刻，人气在太阳，二刻少阳，三刻阳明，四刻阴分大同。阴分即三阴之分也。阴阳赢缩之义，殆本此乎。又仲景书中三阳中风，皆各有证，独至三阴，则太阴有四肢烦疼一证，而少阴、厥阴皆止言脉不言证，明太阴篇一言可赅二经，故二经篇从省也。由中风推伤寒，则太阴篇首所谓腹满吐食者，恐亦赅二经言。第兼欲寐为少阴，兼渴热疼饥为厥阴，皆当以满吐为本，不然仅仅欲寐，岂足定为伤寒少阴病乎？且少阴篇详言吐利腹痛，若以阳明、少阳篇不详太阳证例之，不大相径庭乎？且三阳篇详言传经，又言并病合病之证，独于三阴则从略，而无太阴与少阴并病合病、太阴与厥阴并病合病之证，更无三阴合病、二阴并病之证，岂不昭然乎哉！

阳明病胃家实解

邪之中人，各有法度。在躯则风中皮腠，湿流关节，寒伤筋骨，热伤血脉；在脏则风伤肝，湿伤肾，寒伤肺，热伤心。二者皆以类从。若邪之不以类从者，则必其表里相传者也。大法在躯者以六经传，至七日愈；在脏者以五脏传，至六日愈。六经为阳，五脏为阴也。其表里互传，不在此例。故仲景书于恶寒则以发热无热起，例于太阳篇，而于通书中，则本华佗六日六层之说，而文之以六经之名，殆混经脏而横斜截之，自成一家言。故至阳明篇，独以胃家实为正，而姑存阳明外证以备义，其篇中冠以"阳明病"三字者，皆指胃家实，与《素》《灵》所称阳明为行身前之脉者不同。所以然者，药法与针法异也。读仲景书，勿执他经以疑此论，亦勿执此论以疑他经可已。经于他篇之首，各举病名，独"胃家实"三字浑含之者，以见胃象万物所归，无所复传，其部既广，不可单称一二故也，细读之自知。《千金》作胃家寒者，"寒"即"塞"字之误，与"实"同义。《金匮》黄疸阴被其寒，《千金》亦作塞，可证。奈何有见一"寒"字之异，从而为之辞者！

肠覃解

《灵·水胀篇》肠覃者，寒气客于肠外，与卫气相搏，气不得荣，因有所系，癖而内着，恶气乃起，息肉内生。其始生也，大如鸡子，稍以益大，至其成，如怀子之状，久者离岁，按之则坚，推之则移，月事以时下，此其候也。泉案：肠既生息肉，则有形矣。但覃乃延长之义，于病状何取？当为蕈之省文。《韵》《篇》并云：蕈，之荏反，地上菌也。病之蕈名者，盖取肠外息肉生如蕈状，后世咽菌、阴菌等名准此。读当寻上声，不当如字读。古覃、蕈二字多相通，故五经文字云诗葛，覃字亦作蕈。但彼蕈仍当训延，而此蕈则当训菌。二字之诂虽异，二字之通则同。此类甚多，不可不正。

蛊恒解

《灵·热病》男子如蛊，女子如恒，身体腰脊如解，不欲饮食。杨注《太素》以为男女相悦之病。女惑男为蛊，男惑女为恒。泉案：杨说盖据《左传》而对参得之，于名义最合。今为引申之。蛊者，坏也。《素·生气通天》注谓煎厥由房劳来，而至耳目溃溃乎若坏都，正以女惑男而坏也。恒者，阻也。《史记·仓公传》韩女欲男子不可得，病寒热，月不下，正以男惑女而阻也。曰煎厥，曰寒热，则身必发热，故经列于热病。此热必发于肾，肾热则侮脾，故身体腰脊如解，不欲饮食。肾中之热既淫于脾，则必脾肾同治，故下文云刺涌泉及跗上。经文莫著于此，由刺法推药法，其方可知。《千金》无比山药丸可以治蛊，《本事方》抑阴煎可以治恒，若更中于虚邪，必皆致羸瘦、咳嗽、沉默、殚殚，为风虚劳、传尸劳等症，当各随宜治之矣。或据《玉篇》恒，骄也。《广韵》恒，恔也。而通恒于狙，释为诈病亦得。盖此症变幻，不的知所苦，朝凉即如平人，暮热辄至大剧，有似诈也。然以狙虚拟其神，不若以阻实征诸病。《千金》直作"阻"字，阻者，经阻。

邪　解

杨注《太素》，概释"邪"字为虚邪，最合经旨。经谓风雨寒暑，不能独伤人，必因于天之虚邪，与其人虚，两虚相得，乃客其形。于此知外来之病，无不挟有虚邪，故两经动辄言邪，此"邪"字对太一之正风言也。《难经》始目一切病人之气为邪，如心邪、肝邪等脏腑之邪，及饮食之邪云云，不必皆是虚邪，殆以"邪"字对人身之正气言也。仲景因之有大邪、小邪、清邪、浊邪、谷饪之邪诸称，皆用《难经》而引申。其云邪哭者，又将虚邪之气，名虚邪之病，是以"邪"字对他病之正状言也。《巢源》因之而有五邪之名，《千金》《外台》又皆衍为惊邪之名，皆由《金匮》而引申。《千金》又有邪思泻痢症，则又以"邪"字对心术之正用言也。大抵名称随时而改，读者通其意勿泥其文，否则必执今疑古，而谓古方不可治今病矣。

邪哭解

《金匮》五脏风寒篇有"邪哭"二字，自来注家皆谓非哭之正状，如有声无泪，或哭而不悲之比。是以邪为反正泛称也，然于本文血气少之原不协。惟巢氏《病源》中风门，有惊、邪、狂、癫四症相类，而皆冠之以风。是古固有以一"邪"字为病名者，巢氏必本经说。邪哭云者，谓得邪病而哭，《病源》所谓邪之为状，悲喜无度是也。义本直截，无俟深求。且其病原于风，则于"血气少"三字允协。风胜则燥，理固然矣。考古之邪，即今之痴。凡《外台》《千金》治风邪诸方，皆可治痴。昧者以癫为痴，而别于痫。癫、痴强合，癫、痫强分，皆于古训相背。详泉所撰《金匮方论注》及《证原》中。

酸削解

《金匮》劳篇，男子劳之为病，其脉浮大，手足烦热，春夏剧，秋冬差，阴寒精自出，酸削不能行。泉案：酸削当为酸消，谓酸嘶消沮也。髓藏于头，而会绝骨。绝骨穴在胫外廉，故脑髓少者，则头痛而胫不能行。其至春夏剧者，以春气病在头故也。《周礼·疾医》春时有痟首疾。郑注：痟酸削也；首疾，头疾也。彼削亦当作消，所以叠痟也。《说文》痟，酸痟，头痛也。《周礼》曰：春时有痟首疾。此与郑同义。郑注是分释"痟首疾"三字之义，非分三字为二症名。《说文》"酸痟头痛也"五字句，是浑括其状。贾疏头痛之外，别有酸削之疾云云，盖误会郑意。《蜀都赋》味蠲疠痟。注：痟，头痛也。是误会许意。余目验春温症及春月伤风而病头痛者，无不胫酸。《周礼》"痟首疾"三字，真善状病态者。许、郑由头言之，仲景由胫言之，各以其次为异耳！

下利解

古书多言下利。下即泄字；利言其快，加广旁即为痢字。下利与吐利文同，吐利为快吐，则下利即为快泄已。两经或称其甚者为洞泄，又为肠澼。王注谓肠门开辟，知本作辟，读为辟，其病即下利也。所云肠澼下白沫，即今之白积；肠游下脓血，即今之红白积；肠游下血，即今之赤痢、肠红等。近世分下为泄泻，利为痢疾，于是今之痢，异于古之利矣。岂知今之痢，即《难经》五泄中之大瘕泄。《难经》与余四泄同称泄，是古之下，赅今之痢。仲景书亦止加"下重"二字以别之，不另立一名。隋唐时或称滞下，或称重下，皆不脱"下"字，存古义也。徐氏《轨范》泛指肠澼为肠红，而以《难经》五泄概入泄，仲景下利概入痢。于此叹论古之难！

病遇节发解

古书言病之遇节即发也，仅见于《巢源·尸注候》，而目见甚多。有发于交节日者，有发于交节前后数日者，不必尽是尸注。总之，病根不拔，则愈而复发。其必遇节何也？考万物应节而来者，莫如八风，以风为中央土气本《尚书·洪花》郑注，详前《原风湿》，土于五常主信，故至期而不爽，而经谓风者百病之长，是知遇节即发之病必风也。风留经脉，则随感而作，且五日为候，三候为气，一气者月郭盈亏之大法。人身惟经脉随月郭之盈亏以为盛衰，故必久风之在经脉中者，方为遇节即发；若病不在经脉中，虽属久风，亦不至遇节即发也。故遇节即发之状，于风虚劳独多。

阴脉阳脉解

前论阳脉候先受，阴脉候后受者，其义本之叔微。叔微于湿温之脉，阳濡而弱，阴小而急，则云先受温，后受湿，以彼准此，义当如是，并以知温脉濡弱也。经意谓邪中于人，其兼及表里者，当阴阳如一，如温疟是。若先受某邪，后又受某邪，则先之兼见于阴者，必退而并于阳，斯后之独见于阴者，乃得而乘于阳，风温、温毒、温疫脉法皆如是。后者之不得陷于阳也，以阳有宿邪也；先者之不得越于阴也，以阴有新邪也。新者欲下不得下，宿者欲上不得上。不得下而因汗之，则宿者随新者以俱升而病剧；不得上而因下之，则新者随宿者以深入而病变。此二变者皆难治，必明于温热之脉法，而后温病可诊也；亦必明于温病之诊法，而后温病可治也。所以温病大法禁汗下偏行之治，而宜汗下并行之治，萎蕤汤汗下并行之方也。由萎蕤而推之他方，思过半矣。

晚发解

平脉法脉阴阳俱紧，至于吐利，其脉独不解；若脉迟，至六七日不欲食，此为晚发，水停故也，为未解。成注晚发者，后来之疾也。泉案：《外台》卷一张文仲疗晚发伤寒，三月至年末为晚发，方生地、栀子、升麻、柴胡、石膏、五味。若头面赤，去石膏用干葛，无地用豉。然则晚发云者，乃伤寒最晚所发，以意逆之，感寒热而至半年发者曰晚发。三月晚发者，其感在冬至前，不论时气、正气也；年末晚发者，其感在夏至后，不论时气、正气也。以寒热在身，蓄至半年必发也。何以言之？自秋分至春分，正气之寒，当以冬至为界，冬至前伤寒者，其晚发至三月末而极，以距秋约半年也；若冬至后伤寒，至五月后发，则为病热，不称晚发，为其兼新感也。凡寒热至二至后而木偏，最易有新感；有新感则病两歧，故不得称晚发。自春分至秋分时气之寒，当以夏至为界，夏至前伤寒至九月发，则为温疟，不称晚发，为其兼新感也；若夏至后伤寒至年末发者，则为晚发，以相距半年也。自秋分至春分时气之热，以冬至为界，冬至前感热者，其晚发在三月末，法与正气同；若冬至后感热者，至夏末发则为温热，不称晚发，法与正气同。自春分至秋分正气之热，亦以夏至为界，夏至前感热者，至九月发则为温疟，不称晚发，法与正气同；若夏至后感热至年末发，则为晚发，法与正气同。然则晚发云者，是从温热两病中别出言之，亦对时气、正气之即发者言之，盖冬至后感之年末发，与夏至前感之六月发，皆即发也。"即"字与"晚"字正相对。若专以冬月正气言之，恐未能迟至次年末始发也。《活人书》因此改为三月至夏，殆未达其旨，所以如是晚者，以积受寒邪，寒搏于液，液停为水，邪不得发故也。凡邪伏不发者，多由水停。《外台》卷四温病，冬温未即发，至春被积寒所折不得发，至夏得热，其春寒解，冬温毒始发出肌中，斑烂隐轸如锦文，壮热咳闷，呕吐清水。据此知冬温被春寒折时，先有水停，故至夏发时，必呕吐出水而后疹见。此冬至后感时气发于夏末者，不称晚发之证。彼方用麻、杏、葛、橘，与此方皆是提出寒水之意。又《录验》载温毒此条下，又云已自得下利，宜服黄连橘皮汤。然则停水之毒，吐利皆有，与晚发同法。即谓《外台》《录验》两温毒为晚发之温也，亦无不可。

鼠瘘解

《灵》《素》《本草》皆屡言鼠瘘，说者皆以食鼠残成瘘者当之。《病源》列九瘘中有鼠瘘，引《灵·寒热》赤脉贯瞳于其下。但《病源》鼠瘘既为九瘘之一，则不得以概诸瘘可知。三经鼠瘘，鼠当为窜，鼠性善窜，故窜字从鼠，鼠字即通窜。《诗》正月鼠忧以痒，小旻鼠思泣血。两字皆为窜义，盖遭乱之人，多方求脱而卒不可得，故既言鼠，而复缀以忧、思二字。瘘之称鼠，亦取窜通经络为义。窜俗作串，瘘与病为双声，故近世疡科书皆呼病串。病患即窜瘘之倒言也。鼠如字读，则与注为声转，瘘与流为声同，故近世疡科书或呼流注。流注即鼠瘘之倒言也。凡取两字相切成义者，可顺可倒，如丁东东丁、历六陆离之类甚多。鼠瘘之为病串、流注，断无疑已。又此病初起曰瘰疬，从其外命之；已成曰鼠瘘，从其内命之。经称寒热瘰疬及寒热鼠瘘，别之以此。因知赤脉贯瞳，当是已成之病串诊法，非初起之瘰疬诊法。何以言之？经以赤脉多则死期远，少则近，则见赤脉非凶兆明矣。大抵血虚之人，目皮里面必白，血主脉，故以脉见之多少，验血虚之微甚。瘰疬初起，当不至是，必已成病串，脓水淋漓已久，合用此诊法耳！《玉篇》瘰，病也；疬，疮也。

衄有太阳阳明证解

《金匮》衄云，从春至夏衄者太阳，从秋至冬衄者阳明，独不言少阳。或据《灵枢·经脉》谓少阳脉不至鼻，似也，而实非也。盖仲景所云太阳、阳明者，非谓太阳、阳明之经，乃其自分之部也。太阳统三阳之表，阳明为胃腑之里。衄有由阳络之阳伤而得者，外感风热所致，春夏从开，邪必著于表，故云从春至夏衄者太阳；衄有由阳络之阴伤而得者，内伤饮食之热，复被风铄所致，秋冬主阖，邪必着于里，故云从秋至冬衄者阳明。此文正与泉前三阴三阳诸篇相证，虽似本之《灵枢》，而要各自成论，偶与之合也。

女劳疸日晡恶寒解

凡黄家日晡多发热者，以阳明旺时也。晡，《说文》作餔，云日加申时食也。仲景云阳明旺申酉戌时，疸热随之而发，故以此为黄疸之常。以其病在中上而下无病，则散而不至逆也。凡气在中则可上可下，在上必陷，在下必逆。若女劳疸热固结于下，不得下泄，则时时上逆，特与脾近，与肺远，止得逆乘于中，不能逆乘于上。至日晡则中实脾旺，疸热之逆乘于中者，得以乘势逆乘于上，上至肺而极，故以肺虚恶寒之例而为此病。恶寒仍肺病，非肾病，辨症之诀如此。其额上黑之义同。盖女劳疸之热之逆行于脏者，借迳于脾胃而及肺；其逆行于经者，借迳于大腹而及额上。额上为心之部。肾病者，颧与颜黑，此之谓也。此义卅年来，屡思不得，至癸巳夏偶得之。

隐指解

《脉经》第一篇释脉名，两言隐指。尝以问之老医，举无应者。及历症有年，始知其的。盖隐者，扬之反。经文皆于按之下言隐指者，谓脉气之鼓，被指按住，则不能发扬，似乎隐匿，故曰隐指。其独系之虚实二脉何也？实脉初持时，止见长大，不得谓之实；及按之而长象不减，又不得发扬，则其气横充指下而见满象，始成实脉矣。故曰隐指幅幅然。《广雅》："幅，满也"是也。虚脉初持时，止见软大，不得谓之虚；及按之而大象不减，又不得发扬，则其气旁流指下而见芤象，始成为虚脉矣。故曰隐指豁豁然空。《玉篇》："豁，空也"是也。虚实二脉之真际，皆待按之而见，故惟此二脉言隐指。古人立言之妙，非浅学所能领会矣。

阴阳附解

《脉经》所谓阳附阴、阴附阳者，阴阳谓表里，附谓薄也。阳附阴，即表邪内陷之谓；阴附阳，即里邪外乘之谓。病发于太阳则内薄，发于少阴则外薄，薄而不已必争。其与交、并之别：交者表里不分清，附者表多即里少，里多即表少也；并者表并于里即无表，里并于表即无里，附者里犹带表，表犹带里也。至于争，则薄者将胜矣；将胜者，尽入其境也。表尽入里则陷，故死；里尽入表则出，故生。阴主阖，阳加之则不能容，故胀满；阳主开，阴加之则虚者泄，故汗出。而其与并有别者，并者已汗出，附而争者未汗出也。可见诊热病总以汗出为佳也。又案；此时胀满，必不大便，下之则其死尤速；此时汗之必昏运；补之则其愈迟，补甚亦死。一先一后之间，必列此数名，其丁宁示人之意切矣。

《脉经》历集古今众论，其名称或随时代而异，故多有词异旨同者。此谓薄为附，亦其一端也。

温病脉法解

凡脉来盛去微，如人喘状者，是邪气由表薄里之象；若又动数不均，则薄里尤急，即初大渐小之厥脉也。伤寒得之为恶寒甚而热多者以此。今病过数日，不见此二脉，知其邪将衰，不能薄里，不薄里必还表，将汗之兆也。然亦有不薄里又不还表，逗留半表里间而脉如是者，则象其肺脏之有所载也。肺在躯壳内四脏上，正在半表里之次，邪著于此则脉缓，故去来平，初终匀，其人当喑。喑者肺载邪而气实无声也。欲邪之散，仍须从汗出。设汗之不汗，则邪著固而肺将烂若萎矣，法在不治。《脉经》卷七热病肺不喘三条，义实如此。凡云不者，皆昨然今否之词，府谓胸中，藏谓胃部，阴阳谓表里，凡云期者，皆施治冀望之词，三日四日者，自七日后数之也。七加四为十一日，邪气还表，行其经竟之时，至是不汗，则其终不还表而著肺之固可知，治法乃穷矣。

软弱有石解

《素·平人气象》长夏软弱有石曰冬病，石甚曰今病。从《脉经》及《甲乙》。案石之义，似当为坚，而经与软弱并举，则石脉之象，从此可推已。盖坚为长属，去来相引；石为短属，去来皆断：两者固别。《素·玉机真脏》真肾脉至搏而绝，如以指弹石辟辟然。绝谓去来绝也。一曰如夺索。"夺"古"挩"字，见《说文》，夺索即绝也。是石脉取义于绝，不取于坚，故得与软弱并举。第辟辟之石无胃气，软弱之石有胃气，故在彼为死脉，在此为病脉耳！所以长夏忌石者，脾平脉相离，如鸡践地，则离而不甚觉其离也；石则离之显焉者矣。夫离之为言，犹断也。以不甚觉离者，而忽显见为离，脾气弱而肾气强矣，故病。

玉屏风散方义解

玉屏风之止汗，非如圬者之于墙然也。其谓汗之因风得之者，恒至虚其卫气而久恋，卫则不收，风恋则不纯，以不纯乘不收，则汗出自易。故必以防风从外发之，白术从中守之，而黄芪则居其间而托之。芪之为言致也，《诗·皇矣》上帝耆之，耆致也。推致卫气使风不得留，则卫自收而汗自止。方义如此。人见其汗止也，而以为黄芪固表，亦盖观其方下有治风邪久留不散，自汗不止两语乎？《本草经》曰：黄芪治大风。此方本之，故其义与金匮血痹黄汗黄疸诸用黄芪方不同而同，以彼症亦由卫虚挟风故也，其防术并用，取诸金匮桂芍知母汤方中，亦以彼症由风汗之故，以彼证此，断可知已，必其人之症，如方下所云，始可用之，倘其汗不由于风，或微有风而属在表虚里实之体，即不可服，服之则卫以被托而益虚，表虚而里益形其实，诸气不和，虽本无汗，且可使有汗，奈何忌汗而藉此止汗耶，且屏风之名，兼有屏绝屏挡之义，若专以屏藩屏蔽为言，则艳其名而没其实矣，大抵古今名方，苟得仲景之一端，即非望文而可晓，读者当以意逆志焉。

磁石治周痹解

人皆知磁石之益肾气也，而本经独主周痹，痹为风寒湿三气杂至之病，未必皆由肾虚，经意何所指乎，盖尝历考方书，乃知磁石能吸通一切拥塞之气，涂于外则从外吸内，如入升药提毒，纳喉中引针是也，以彼例此，治痹之义灼然矣，经隧中为风寒湿所阻而成痹，亦系拥塞为病，故须此以吸通之，第古方中依经直用者绝少，而绎周义为流之理，则凡拥塞之处，无非痹气所流之处，故用之者，不必规规于经文，而自合经旨，且因此益知益肾气之故焉，心肺主呼，肝肾主吸，能吸之物，与喜吸之症，其气相协，虚者得吸以实之，谓为益肾也固宜，特不比泛泛益肾如山药地黄辈耳，临证者审诸，每见上下俱虚之人，咳喘吐血，医用磁石，渐至肺萎，延成死症，实由吸伤上焦之误，而医者无一悟及，可慨也夫，案、仲景书不及此药者，仲景为伤寒设法，原书不别出金匮，金匮亦论伤寒之杂病也，寒邪从外入内，不可再服磁石，使之从内吸外，故不及也。

人参解

人参性效，近陈修园砭新方八阵，辨之而未尽也，泉谓仲景于亡脉亡血并用人参者，非以人参为能生血脉也，特培其血脉所由生者耳，脾主为胃行其津液，津血同类，津液不行，则血亦减少，而津血又皆元气所生，元气实藏于脾，人参专能补脾，脾王而气液充，则亡血亡脉皆愈，故人参之补脾，实人参之培元气也，惟人参培元气，故阳虚者得之能益气，如四君子汤是也，阴虚者得之能蓄津，如人参白虎汤是也，且人参反大黄，大黄功专泻胃，而胃为万物所归，能泻胃者必能泻胃之所及，人参功专补脾，而脾为诸经之母，故补脾者必能补脾之所统，推而暨之，大黄无所不泻，人参无所不补，凡通治之药准此。

桑根白皮解

据《本经》主伤中、五劳、六极、羸瘦、崩中、绝脉、补虚、益气云云，则桑白皮补肺也。《别录》则主肺中水气、唾血、热渴、水肿、腹满、胪胀、利水道、去寸白、缝金疮，似桑白皮又泻肺也。岂相背哉？盖《本经》"中"字皆指胃言，胃主肌肉，百脉秉谷气而成，则羸瘦、绝脉，亦系胃病。补虚者补胃之虚，益气者益胃之气。胃以下行为顺，上逆则肺不平，而肺病作。《本经》著治胃之效，而肺之平，不言可喻也。《别录》以经义隐约，故推衍之，其主治皆胃逆凌肺之症，一本一标，词相反，义相成。《肘后方》以之治消渴尿多及产后下血，是宗《本经》为用。钱仲阳泻白散治小儿肺经实热，是宗《别录》为用。

百合病用百合解

　　仲景以百合治百合病专方也，诸家注从未有能道其故者，案《本草经》百合除邪气，利大小便。百合病症状虽变幻不一，要之，小便赤黄一症则有定。仲景于至无定中求其有定者，以立诊治之准，此百合病所以必用百合也。百合病重在小便，故于头痛、头渐渐、头眩诸足以卜愈期者，皆于小便时诊之。凡辨疑难症，皆当准此。夫古人至奇之法，实有至常之理。浅人泥于百合补肺之说，因以肺朝百脉为之解，浅也。又百合病者，由于余邪逗留，血气不润所致。如意欲食而或美及欲卧欲行云云，状其无大邪之抑，正气有时得伸也；复不能食至不用闻臭、不能卧、不能行云云，状其气血少润也。如寒如热，肌中不润而滞涩也；无寒无热，余邪不能作势也；口苦，胃液被余邪所吸，不能消净食物也；得药剧吐利，胃液不充，反为药所胜也；脉微数，微为血气少，数为邪气止也；溺时痛见于头者，溺为去液之事，故病液少者，卜之于此，下虚则上实也。此证之于症而合者也。其治法，专以滋润为主，故本方于百合外，加生地汁，津血并润也。汗下吐皆伤液，故随上下之所伤而救之。知母、鸡黄皆滋润之品。滑石为润下之品。惟赭能逐邪，欲乘其方下而逐之也。变渴，则栝蒌、牡蛎；变发热，则滑石。无非取乎其润。此证之于方而合者也。然后知《本经》百合除邪气、利大小便云云，皆润之之效也。大抵病至邪留正虚之时，攻则害正，补则碍邪，惟有润之，使正纾邪浮，始可设法逐邪。其逐邪之法，总不出伤寒差已后更发热者，小柴胡汤主之，脉浮者以汗解之，脉沉实者以下解之数语，决不以百合数方了事也。惟至此时，则病之局势已移，不得仍以百合称，故百合病止此耳！读仲景书，如读《春秋左传》，当取他传，续此传后，而后纪事之本末始全。

仲景用桂枝例解

仲景之用桂枝，不独太阳病为然，即已见里证而表犹未罢者亦用之。故建中、复脉，虽于滋腻中，尚借一味桂枝以达余邪；而桃仁承气汤、黄连汤、桂枝人参汤、柴胡姜桂汤、当归四逆汤、乌梅丸诸方之用桂枝准此矣。其尤著者，阳明、太阴二篇，皆有浮脉者宜桂枝汤之论，可见无表证而有表脉者，犹当用桂枝。所以然者，有表脉则气连于表，与未罢之表证同；无表证则不得不随其所见之病以为隶。近人泥桂枝为太阳经者，究未明其例也。夫仲景之用意虽深，能善读之，则义随文见，自有迹之可寻，此所以为医学中百世之师也。

桂枝加芍药生姜人参新加汤解

任分则权分，任专则权专；权分则功分，权专则功专。分者我与人均，专者人由我使。桂枝汤桂、芍俱三两，则桂自祛风，芍自敛汗，各不相假，所谓任分权分而功分也。此方桂三两，芍四两，则芍能使桂，桂虽有祛风之能，亦不过以辛温善达之气，助芍药宣已痹之血，而不得独炫其长，所谓任专权专而功专也。加生姜之义，可以类推。此论身疼痛在发汗后，显属汗后亡津，血气痹着之象。津血同类，故从血痹治。芍药、生姜皆治血痹，故独重其分。亡津故加人参，与白虎加人参汤症义同。何以知此身疼痛为血痹也？以脉沉细知之。栝蒌桂枝汤症，亦云脉沉细，而其病由于亡津，以彼例此昭然已。

桂枝附子汤去桂加术解

论曰：此本一方二法。以大便坚，小便自利，去桂也；以大便不坚，小便不利，故加桂。其义深奥难明，注家皆不得之。近徐氏《类方》则云桂枝能利小便，又云白术能生肠胃津液，亦属牵强。绎经意以身疼、脉虚而涩，为表虚挟湿，复以脉浮推得有风，复以不呕明其无里证，故以桂枝解表之风，附、术解表之湿。其可确指为湿者，全在"不渴"二字上勘出，故脉涩作阳虚挟湿论也。然果系有湿，必大便溏，小便不利；若大便坚，小便自利，则非湿症矣。既非湿症，而见身疼、虚涩之脉，是专属阳虚可知。即其脉浮，亦平脉法所谓浮为虚也，不得再用解表之药，以重虚其阳，故决然去桂，桂去而术、附皆转为温煦阳气之用矣。二方之别，所以明二症虚实疑似之辨者至矣。

大青龙汤麻杏甘石汤越婢汤解

三方皆麻黄、石膏并用，乃表里同治之法也。然石膏虽曰治里，而《本草》亦称其能解肌。是三方者，必也表里俱有热，而又拥于上焦者宜之。且其为制也，大青龙汤麻黄六两，石膏如鸡子大；麻杏石甘汤麻黄四两，石膏八两；越婢汤麻黄六两，石膏八两。是皆石膏重于麻黄，石膏为主，麻黄为佐，则解热之权胜。麻黄虽有发散之性，只得于解热中疏其瘀滞而已。性随制变，故仲景用大青龙，必提出"烦躁"二字，而以脉弱恶风戒其误用，以见大青龙专为烦躁设。于越婢汤则主自汗出，无大热；于麻杏甘石汤则主汗出而喘，无大热。以见二方专为喘、汗设。

烦躁、喘、汗症虽不同，其为上焦热拥则同，故立法亦同，近柯氏琴《来苏集》，疑麻杏甘石症"汗出而喘无大热"七字为误，欲移"无"字于"汗出"上。其不足与语仲景化裁之妙用必矣。

小青龙汤解

古经方必有主药，无之者小青龙是也。何以言之？方中麻、芍、姜、辛、桂、甘各三两，味、夏各半升，考古半升，约古分亦三两。仲景每以半夏半斤配生姜三两，五味半升配生姜三两。此方正其例也。八味轻重同则不相统，故曰无主药。或谓麻黄先煎即是主药。岂知麻黄以有沫当去，不得不先煎，与先煎泽漆、先煎大黄有别。特以肺为水源，以此疏其壅塞耳！且本方加减法云去麻黄者四，麻黄在可去之例岂主药乎？匪特麻黄非主药也，即桂枝亦不过因表不解发热而用之，其与芍药、甘草同用，全乎桂枝汤矣。桂枝即非主药，芍药、甘草更可知已，又何论半夏乎？此方本从桂枝汤来，而其义则在干姜、五味、细辛三味。本论于柴胡汤、四逆散方下云：咳者，加干姜、五味子、细辛，即此方主治之义。柴胡汤方下又云：咳者去人参、生姜、大枣，加五味子、干姜，即此方用桂枝汤，所以必去枣、姜之义。然则小青龙为治饮家咳之方，故凡用干姜、五味子，而与若桂若麻并施者，皆自此出。如《金匮》厚朴麻黄汤、射干麻黄汤、苓桂五味甘草姜辛汤、苓桂五味甘草姜辛半夏汤、苓桂五味甘草姜辛半夏杏仁汤、苓桂五味甘草姜辛半夏杏仁大黄汤六方是也。论此方所从来，当入桂枝类；论此方所由衍，当另建一类，而六方隶焉，斯当矣。

当归四逆汤症解

论曰：手足厥寒，脉细欲绝者，当归四逆汤主之。此症比诸四逆略轻。所以改用当归者，在一"细"字上勘出。诸四逆皆脉微，无言细者。微、细虽皆亡阳脉，而微为无气，细为无血，其指不同。本论云下之后复发汗，脉微细。以微自汗来亡阳，细自下来亡阴。以彼例此，细为血虚显然。《金匮》云：血虚而厥，厥而必冒。是厥固有生于血虚者，故必以当归温经，芍药治痹，而后血利；细辛开之，通草穿之，而后血流；其用桂枝者，取其散表寒也。方意如是。论又曰：下利强下之，脉浮革，因而肠鸣者，属当归四逆汤。浮革亦血虚之脉，肠鸣亦血虚之因，又在利后，与此正足相参。此四逆症自属半表半里，《千金》谓为阳邪内陷之治者得之。夫强下脉大，亦兼表耳！

侯氏黑散解

释此散者，言人人殊，皆无确据。考《病源》寒食散发候云，皇甫曰寒食药者，世莫知焉。或曰华佗，或曰仲景。考之于实，佗之精微方类单省，而仲景经有侯氏黑散、紫石英方，皆数种相出入，节度略同。然则寒食、草石二方，出自仲景，非佗也。据此，知侯氏黑散系石发家服食之方，故有冷服填肠之说。石热之发，亦足召风，故入之中风。大约服石之风，创于汉季，盛于隋唐。仲景传方而后，《外台》用此尤详。宋以来服石者鲜，此散几废。近喻嘉言误指为中风主方，踵其说者，见其药不对症，未敢遵用，因专取菊花一味，以为本诸仲景，而此方之义湮。详余所撰《经方例释》中。

案：喻氏之意，以经文中有中风之论，而方止黑散数种耳！岂知中风自以续命为主方，《外台》中明谓续命为仲景方，今《金匮》无者，脱也。详余所撰《金匮方论注》中。

天雄散解

《金匮》天雄散，有方无论。近人不得其说，或疑为后人所附而议去之。泉谓此乃阳虚失精之祖方，未可去也。古者失精与梦失精分而为二：梦因于风，梦失精者，虚而挟风，故仲景以桂枝汤中加龙、蛎治之，桂枝汤中风方也；不梦而但失精者，虚而挟寒，故又以天雄散治之，天雄祛寒壮阳之药也。其治失精，于何征之？《病源》引"失精家少腹弦急，阴头寒，目眩痛，发落"一段经文于失精候，而《外台》即以范汪天雄散隶之，范汪方较仲景止少龙骨一味，而注中引张文仲有龙骨，与仲景一味不差。此天雄散治失精之证也。古失精，近滑精也，《局方》金锁正元丹，盖取诸此。

理中四逆方义解

大凡思义必先顾名。仲景书名伤寒，则方义自系治寒。寒邪从表乘里，里气不支，挥霍撩乱，势将直捣。此时未暇顾表，先与建里，故但用参、术、甘、姜四味，而置头痛、发热、身疼诸证于不问，亦以实其里，本无妨于表也。俟乱一定，然后解表，以截来路，方下所以有吐利止而身痛不休者，当消息和解其外，宜桂枝汤之论也。理中专为此设，并无伏热痰食在内，故无壅塞横决之虑，不然则有因而致变者矣。其缓者更有桂枝人参汤_{即理中加桂枝}，法与先理中后桂枝者同一表邪乘里，而分治合治犹尚有别，况于里实者，而可无别乎？至于四逆亦为表邪乘里而设，但见厥，则所乘已在三阴，较理中症尤重。乃反不用参、术何也？盖以寒邪已入三阴，则里为实，与理中症寒邪将入三阴，其里犹虚者，先后止争一间。正如妇人临产可服补剂助力，已产则有血肉瘀不得再补之比，知此始可与言虚实矣。且吐利而又厥逆，为表里同病，故既以干姜温里，即以生附托表，其与真武汤、附子汤之用熟附益气，迥然不同。然则桂泄三阳，生附泄三阴，经有定例，非仅以"性热"两字了之。夫一寒之传变，其别如此，则凡不止一寒，本先里实者，从可推已。用此二方，但将已所诊症，细细与仲景论中义例相参，合则用，不合则否，毋执成见为也。

研经言　卷四

清归安

莫文泉枚士述

江都　袁焯柱生重录

鄞县曹赤电炳章校刊

《素问·平人气象》阙文辨

《素·平人气象》于人以胃气为本后，独言三阳之脉，不及三阴。林亿以为阙文，引《难经》吕广说补之。泉案：三阴之脉行五脏，经于三阳脉后，即言五脏脉，五脏即三阴也。文与《灵·经脉》六阳气俱绝、五阴气俱绝，及《素·经终》六阳、五阴之终例同。盖分手足言之，则六阳；浑举之，则三阳；统言之，则五脏称五阴经。实核之，则五脏言各有当，非一端也。三阳主躯壳，与《脉经》时脉之六经必兼三阴者，相似而不同。《难经》所言，亦系时脉，其动摇几分云云，不可执以例此。五脏主躯内，兼主时，故五脏平脉与四时脉同。然四时脉通主一身，五脏脉专主一脏，故病脉、死脉之象，则与玉机所云太过不及者不同。读《灵》《素》常须识此，勿令误也。林校殊未审。

仲景法非北学辨

仲景生于南阳，官于长沙，医于京洛。今案其地，皆非北方郡县，而洛称中土尤著。仲景是书，将为前圣集大成，为后世立大法，而斤斤一隅之见，何以为仲景？且历东西晋、南北朝及隋唐，其间建都若邺、若金陵、若长安，几于五方无定。而《外台》所采诸家，半皆当时士大夫在京师者，其尊仲景方，至于天下响应，及宋许白沙当南渡时，去仲景千有余年，而伤寒九十论中，所纪证治，若合符节。可见通人之学，不以方隅限也。其所谓伤寒病则恶寒、体痛、呕逆而已，并不大重，何异之有？若以其处方太峻，则古权量不及今之十一，有《千金》可证，又何异之有？夫天下事，果有二千年来，五方通行，末几而止宜一方者乎？人亦自求所以知仲景者可耳！

按《河南通志》云：张机涅阳人。涅阳，即南阳郡之属县名，非有异也。惟张松北见曹操，以川中医有仲景为夸见《方氏条辨》自序，则与此异。岂仲景曾入蜀为医欤？要之，蜀亦西南方也。

《金匮》非论杂病书辨

丹溪谓《金匮》为论杂病之书，以示别于《伤寒论》似也。抑知《金匮》即论伤寒中杂病，非论一切杂病乎！夫痉、湿、暍、奔豚气、宿食、呕吐、哕、下利之为寒类，仲景有明文；百合、狐惑、阴阳毒之属寒科，《千金》有成例；疟、痈、咳、心痛、腹满、寒疝、积聚、水气之挟寒，见于《灵》《素》；中风、历节、心痹、胸痹、痰饮、消渴、黄疸、惊悸、吐衄、下血、瘀血、转筋、狐痴之或由风或由寒，详于《病源》，虚劳必助其阳，肢肿必吐其痰，蛔动必温其胃可见也。其尤著者，中风宜若多端，反取风寒湿杂至之痹为正；下利宜若不一，专以阳脉阳证为顺；肺萎、上气、淋似乎热矣，而萎有甘草干姜汤症，上气有半夏越婢汤症，淋有弦急痛引症。妇人病则尤杂矣，而妊娠、呕吐、产后三症，皆从伤寒法治；经水不论过期、不及期，并主温经汤，是皆以或纯寒或兼寒者言也。若临症者泥此概施，鲜不贻害！

作书之旨，自为"寒"字穷其类耳，勿执小异而疑大同。仲景自名其书曰《伤寒杂病论》，自叙其由曰宗族死伤寒，故迄于隋唐总呼伤寒者以此。自林亿校成，始与伤寒分。而丹溪之说行，近世又以其方论多倚温热，不得其解，则曰此北学也。吁！其蔽甚于丹溪矣。

两湿温不可合一辨

《难经》湿温，言脉不言症；《脉经》湿温，言症不言脉。何也？盖在《难经》者既属伤寒，则必有头痛、发热等症。又以其脉阳濡弱也，推得先受温而尺热、口渴在其中；阴小急也，推得后受湿而身疼、拘急在其中：不言症而症可知已。其与《脉经》所言先受湿后受热者迥别。后受湿者，其湿浮于表，与寒同法而减等。小急者紧之减象也。许叔微苍术白虎汤，苍术散湿、白虎治温最合，缘此湿温重在温也。先受湿者，其湿沉于里，与凡湿病同法，故胫冷、胸腹满，其脉当沉，可以白虎概治之乎？头目痛、妄言，是湿甚于里，将与后受之热合化，故禁汗之，虚表以甚里，苍术其可用乎？缘此湿温，虽属中暍，重在湿也。观其所重，两者悬殊，朱奉议见其名同而合之，则奉议之不足与言伤寒也明矣。三风温准此。

温疟辨

《内经》以先热后寒为温疟，与先寒后热之寒疟反对，而以但热不寒为瘅疟，《金匮》瘅、温二疟皆但温不寒，注家不能分别。泉谓疟之命名，本对温而立。冬感于寒及非时之温，至春发者，其状和顺谓之温；夏感于暑及非时之寒，至秋发者，其状酷虐谓之疟。疟有寒、温、无寒，先温而感春寒，则内热为外寒所抑，表实故无寒。曰温疟者，合二病以名之。仲景书言温、言疟，则必言温疟，立言之体宜然。其与《内经》不同者，《内经》主疟，仲景主温也，宜所言之同温矣。若瘅则《内经》、仲景皆主疟，宜所言之不同矣。但此温疟者，"者"字当作"也"，与上文连读，谓瘅、温二疟，并宜白虎加桂方也。不然，自鳖甲煎丸条以下，皆方论并列，何独瘅疟条有论无方乎？徐灵胎批《金匮》本亦云白虎加桂枝汤，此温疟、瘅疟之主方。

辨柔痓不恶寒之误

《金匮》痓篇太阳病发热汗出而不恶寒者，名曰柔痓。《脉经》及成本《伤寒》同。近嘉定黄铉校《脉经》本云不恶寒，一作恶寒。案黄序于所言一作某者，多据元泰定谢校本，谢校本又多据宋熙凝林校本，非不足据也。明刻《医统正脉》林校本有"不"字者，传写误衍。幸《病源》伤寒痓候录柔痓，亦无"不"字，与元泰定本《脉经》同。明王肯堂校《千金翼》卷九亦云不恶寒，一作恶寒。然则《千金翼》亦有无"不"字者。巢、孙二书，多据《金匮》也。《金匮》又云：病者身热足寒，颈项强急，恶寒，时头热，面赤，目脉赤，

独头摇，卒口噤，背反张者，痉病也。彼经是释痉病之纲，特揭
"恶寒"二字，则知痉未有不恶寒者。以经证经，尤为可据。盖刚柔
之分，分于汗不分于恶寒也。此一字所关非小，不得不辨。

蛟龙病辨误

《金匮》果食菜谷禁忌云：春秋二时，龙带精入芹菜中，人偶
食之为病，发时手背腹满痛不可忍，名蛟龙病。泉谓病得之误食龙
精，与蛟无涉，"蛟"当为"咬"字之误，在"龙"字下。病名龙咬
者，以龙精入腹，变生小龙，咬人肠胃，故腹满痛不可忍，方下云
吐如蜥蜴，可见龙精固能生子于腹中也。作咬为是。古"咬"字恒
误作蛟。《灵·厥病》云：肠中有虫瘕及蛟蛕，皆不可取以小针，心
腹痛，发作肿聚，往来上下行，痛有休止，腹中热喜渴，涎出者，
是蛟蛕也。今本"发"作"恍"，"作"字下有"痛"字，舛误不可读，兹从《脉经》
《千金》《外台》引参正，二"蛟蛕"字，《脉经》《千金》《外台》引皆作"蛔
咬"，而经误且倒，正与此同。以蛟蛕证蛟龙，尚何疑哉？又案：以
夏小正鸣札之义例之，则作咬龙亦可，以先知其咬，后知为龙也。
咬蛕仿此。

黄疸辨

黄，黄胖也。疸，五疸也。《金匮》原有诸黄、诸疸之别，特疸
详而黄略，读者易混，因误认诸黄为即五疸中之黄耳！考《病源》
黄病候，自黄病至治也，百四十六字，列症甚详，必本之《金匮》

逸文。何以言之？一身尽疼，发热，目涩，鼻疼，两髀及项强，腰背急，乃太阳阳明表证，而《金匮》有黄家脉浮，当以汗解，宜桂枝加黄芪汤一条，证治相符。大便涩，正阳明胃家实症也，而《金匮》有诸黄猪膏发煎主之一条，证治相符。《金匮》既详其治，不应反阙其证，故疑巢说本《金匮》逸文。且以此推之，黄病固有与伤寒同法者，故伤寒亦多病黄。若五疸中之黄疸，则与余疸同属杂病，自不若黄病初起可以伤寒法治之，此其别也。巢于黄病外别有黄疸，与女劳疸、酒疸、谷疸、黑疸同列，而以《灵》《素》所言黄疸诸条，及《金匮》所言疸而渴者以下三十五字入之黄疸候，较之黄病论绝异，其分别甚严，真善读仲景书者。后人误认《金匮》标目黄疸二字，即五疸中黄疸，因以篇中诸黄云云，皆认为五疸中黄疸，而黄与五疸之治法淆矣。不效，必曰古方难用也，故读书须取其至是者。

阴黄辨

人但知黄疸之有阴阳，而不知阴阳之何所指也。一闻"阴"字，即确认为虚症而不疑，此不独于疸为然，而疸之害尤甚。盖疸本湿热所为，无问阴阳，皆当以治湿热为正。的系阴黄，则湿热入深，其候重于阳黄可知，一投补剂，收住湿热，当时虽差，而病根终身不拔矣。余见甚多，而卒不可夺。噫！人亦思阴阳之论何自昉哉？《金匮》云：疸病发于阴部，其人必呕；发于阳部，其人振寒而发热。然则二疸之别，别于症之浅深，不别于气之虚实。阴以五脏言，谓肺也；阳以六经言，谓三阳经也。仲景书中固有此例。如伤寒发热恶寒发于阳，无热恶寒发于阴；咽喉痛，面赤有斑为阳毒，面青身痛为阴毒。皆是也。后世不明此义，每遇阴证之名，不以为寒而用热药，即以为虚而用补药。元明以来，比比然矣。景岳于阴黄多制补剂，其意岂欲误人哉？良由误认一时之收住为功且速，而不知能料他日复发之真明且远也。《大学》贵知至，信然！

内风辨

两经无内风之名，始见于《史》一百〇五卷《仓公传》"脉来滑者为内风也"一语。盖指外风之入内者，不谓其自内出也。《千金方》亦颇言内风，细绎其指，与仓公同。惟王太仆《素·大奇》肾风注云，劳气内蓄，化而为风，始以自内出者解经风字，然究不言此风宜补也。且《素·水热穴》原肾风明言汗出逢风，是肾风何尝非外入之风，不必如王注所云矣。近世内风之说盛行东南，尝以意别之，乃中风、痹、痱及肝气、肾气等症，但本各有主名，何庸易以混号。且古人惟以中风诸症为外风入内，故制诸续命汤加减之方以治之；惟以肝气诸症为脏气之厥，故制诸七气汤加减之方以治之。若概目为内风，专为补计，则续命不嫌于发散，七气不嫌于走泄乎？夫古人立法，每症皆有百世不易之准，何独风、厥两门，乃至与后世大相刺谬如此耶？噫！异矣。

人迎气口辨

《灵》《素》动以人迎、气口对说，而于终始篇专著"太阴"二字于脉口上太阴谓手太阴。脉口即气口，其言曰：人迎与太阴脉口俱盛四倍以上，命曰关格。此一语，正以别人迎于气口也。王注知人迎之不属太阴，因以结喉旁脉当之。盖本《素·阴阳别》三阳在头、三阴在手之论最的。后人不知其所本，粗读古经，转驳王注为谬，而创左人迎、右气口之说，以为本之《脉经》。岂知《脉经》"关前一分，人命之主，左为人迎，右为气口"四句，一气贯下，与神门决断两在关后相对，则专谓关前一分之在左者为人迎，故与关后一分之神门并论，非统左三部言也。平人迎条云，左手寸口人迎以前脉实者，阳实也，等语，与《灵》《素》所言迥殊，细玩"以前"两字自明。《脉经》本不误，后人自误会耳！前人辨此者多，兹不备引，要惟杨上善《太素》注为独胜焉。

《千金》辨诬

《千金》卷廿六菜蔬类，瓜子主治下云：一名白瓜子，即冬瓜子也，白冬瓜子味甘，微寒无毒，除小腹水胀，利小便，止消渴。苋菜实主治下云：一名马苋，即马齿苋菜也，治反花疮。案：此两条，当是北宋修者所改。何以言之？瓜子乃香瓜子，其与冬瓜异物，人人所知，马齿苋之于白苋菜亦然。凡药名以马称者，皆言其大。经以白苋为主，而白苋见大于糠苋，故称马苋，对糠苋之称细苋言，马齿苋既非一物，安得同条？若以同条言之，则是同物。而马齿苋之主治，何以与白苋大殊乎？孙系博学通人，必不若是之谬，缘宋以来，皆误认古人单称瓜者为冬瓜，又见其马字从同，遂以臆改。陶注亦以马苋为马齿苋而辨其异，犹无大误，吗呼！唐人旧说，被后人窜易者，可胜道哉！

君火相火辨

火之称君、相也，惟天有，然而人则否。

何以言之？《素问》说少阴君火，主春分后六十日；少阳相火，主夏至前后六十日。与厥阴风木、太阴湿土等，同为天之六气。六气惟火、暑为时最长，故分其纯者为君火，烈者为相火。相火亦谓之暑，乃始温终热之义也，故曰惟天有。然至于人身，则左肾水、右肾火，即为诸脏腑所秉气液之源。无一脏无水，即无一脏无火，本与六气火暑之别于四气者不同。论其源委，心亦资源于肾，安得以心为火中之火而君之，肾为水中之火而相之？且心之为火、肾之为水，不过配合五行之位如此，岂谓火结成心、水结成肾乎？心之称君，特十二官比例如此，其为五脏之一则同，然犹有经可据也。至于肾之称相，并无所出，尤不可也。且五脏既皆有火，除心为君外，于分皆为相，何得专以相之称属肾乎？况心肾既皆有液，则皆为水，何以无君水相水之称乎？可见《六元正纪》之说，断断不可移之人身者也。此等混蒙话头，不可不辟，不辟则道之真者不见。相沿既久，至有以欲火当相火者。噫！医道之难言也。昔徐灵胎曾著《君火相火论》，专论肾火之不合称相，而其义犹未尽当。又移《六元正纪》之说于人身者，宋成聊摄已不免有之，然其是非正不难辨。若云天之二火，可移以论人，则必手臂内侧后廉及心脏皆专有温气，手臂外侧及三焦皆专有热气而可；推之余四气，将谓足经外侧后廉及膀胱皆专有寒气乎？足经外侧前廉皆专有燥气乎？其不可也明甚。而承讹袭谬，日以加剧，盖由《内经》之学，浅尝者多，深思者少耳！

龙雷之火辨

余素不信"龙雷之火补阳则消"之说，后阅叶桂《景岳全书发挥·本草正》，乃知有先我言之者矣。其言曰：今医家每言龙雷之火，得太阳一照，火自消靡。此言甚是悖理。龙雷之起，正当天令炎热，赤日酷烈之时，未见天寒地冻，阴晦凛冽，而龙雷作者。则知仍因阳亢，而非热药所能治也。若用热药，乃戴阳、格阳，阴极似阳之症。此处尚要讲究明白。按叶说甚当。考龙火得水而燔，遇湿而焰之说，本始于王太仆《素问·至真要大论》注，不过借以形大热之气，不可以寒折之，折之以寒，而热愈不得泄，势必铄尽气血而死。注中所以有物究方止之喻也。至真要篇前列六气，后列治法，则此注当指感症言。如伤寒在表，身热如灼，反宜桂枝之热，不宜石膏之寒，故经文此下有反治云云。义止如此，无俟深求。今因叶说，推原及之叶书，系道光时，其五世孙所刊者。此言在第四卷中。

甘草粉蜜汤方白粉辨

白粉，说者谓即铅白粉。泉谓经处此方于已服毒药后，是因毒药不效而改治。若铅白粉，仍系毒药，何庸以毒继毒乎？盖此方与伤寒少阴猪肤汤方，皆粉蜜同用。成注白粉益气断利，明是米粉。以彼例此，义可知已。考《外台》治一切药毒方：甘草三两炙，以水五升，煮取二升，内粉一合，更煎三两沸，内蜜半两，分服以定止。《千金翼》治药毒不止，解烦闷方：甘草二两炙，白梁粉一升，蜜四两，煎服法与《外台》同。泉据此经为说，粉为米粉无疑。且经云毒药不止者，谓药毒伤其胃气，故蛔动不止。若作毒药杀虫解，则岂甘草粉蜜之甘和，功反过于毒药，而毒药所不能杀者，杀之以平药乎？必无此理。仲景书文义简奥，有当即症求方者，有当即方求症者，余作此篇，即方求症也。

《金匮》水莨菪辨

水莨菪，不见于他书，《本草经》有莨菪，云苦寒无毒，通神见鬼，多食令人狂走，与此经大同，其言无毒则反。《纲目》直引此经于莨菪下，意谓水莨菪即莨菪也。但莨菪非菜类，又希用，仲景缘何虑其误食？李氏必误。考《百一方》云：菜中有水茛，叶圆而光，生水旁，有毒，蟹多食之，人误食之，狂乱如中风状，或吐血，以甘草汁解之。其论全据此经，而云水茛是。经文"茛"读如艮卦之艮，"菪"字衍也，水茛似水菫，菫为菜属，故云菜中有水茛，以其似菫，故著误食之戒，《百一》所据当不误。且经于上节言钩吻似芹，误食杀人。说者谓钩物似毛茛，此节光茛，正与上反，皆为食芹者辨其似。下节言蛟龙病，又为食芹者洁其治。数节皆特明芹之禁忌，则非莫茛菪明矣。此种亟当削正而自明已，然无人议及于此，叹读书之难。

常蜀截疟辨

古治中暑用脑、麝，而治疟用常、蜀，法异意同。何以言之？无形之暑气痹着膈间，蒸痰结固，既非表寒可汗，又非里实可下，

103

必须气烈开提之药，直达病所，追逐其痰，斯无形者失所恃而去。疟须常、蜀，犹暑须脑、麝也，但浅深之别，各有宜耳！今治中暑，尚知遵古，独于常、蜀，佥谓其截疟酿变。然余目验苏州、吴江、震泽等处，其俗呼常山为甜茶，遇疟发辄采鲜者一大把煎服，皆轻者止、重者减，未闻有止后变生者。余踵用其法亦然。夫截之为言，堵塞也。药之能堵截病由者，必其性涩塞，足以遏住经络，斯留邪而酿变，非常、蜀开提之性所及也。为斯说者，盖观《外台》《圣济》各集汉魏以来千余年诸治疟名方几千首，而用常、蜀者十之八九。

瘪螺痧辨

光绪纪元之十一年夏秋，有疫盛行于大江之南，其症恶寒、四逆、头疼、体酸、短气、汗出，或吐泻，湖中死者日数十人。人以其指头之肌之陷也，谓之曰瘪螺痧；又以其半日辄死也，亦曰六时痧、曰子午痧。嗣后间数岁或一岁辄复行，至今十年未已，客有问余者曰：何气使然也？古人亦言之否？笑应之曰：天止六淫，人止五志，病虽百变，不出两端，自仲景著论而后，至于唐宋而降，治法备矣。循途守辙，弗之有误，医者之能事毕矣，然而人以为数见不鲜也，其黠者因摘古人之所略，矜言创获，以新一时之耳目。故于热病必称白㾦，曰此古书所无也；于喉风必称白喉，曰此古书所无也。如此方可动人听闻，把持由我，而其术易行。呜呼！巧则巧矣，抑思其所用方，果能外古人治热病与喉症之方乎？吾知其名可改，其法不可改也。今瘪螺痧即暑月之中寒耳！其吐泻者即霍乱耳！其正名自在古人论中，所传治瘪螺痧十余味一方及雷公散，皆古人治霍乱及暑月中寒之常法，何奇之有？吾子徒受人愚耳！每见虚弱人手浸冷水久，或猝遇大冰雪，皆令螺瘪，何独为痧异？其痧而死也，死于汗，死于泻，非死于瘪螺。不死于瘪螺，即不言瘪螺也可。

驳元阴

近徐灵胎砭赵养葵之改太极也，曰人身有元阳无元阴，大哉言矣！人身如天地，元阳犹《易》之太极；元阳动而为阳，静而为阴，犹两仪也。惟元阳动而为阳之阳，方可以阴字对之；若元阳则无可与匹者，安得有元阴？夫元阳所息曰阳，所消曰阴。阳者扬也，言元阳所发扬也；阴者隐也，言元阳所隐藏也。不观之十二辟卦乎？息则为阳爻，消则为阴爻。阳爻作一象，元阳之实之也；阴爻作一象，元阳不在而位虚也，贵阳贱阴，职是之故。故谓人身有阴则可，谓人身有元阴则不可。至于治病，亦一以元阳为主，元阳虚则培之，亢则抑之。明乎此义，而阴阳二字始得其解。吾于国朝诸医，不能不推尊洄溪一老。

驳吴喻二家说温疫之非

泉昔著《温疫说》，以证其自时气来，复慨吴又可、喻嘉言之惑人也，而为此驳。吴、喻之言曰：温疫感受，异于伤寒，异于温热，又异于非时寒疫，是天地间另有一种戾气为之。夫谓温疫异于伤寒、温热，与伤寒例合可；谓温疫异于非时寒疫，与例不合，而合犹可例文以温疫即寒疫之变，至谓另有一种厉气，则例无此文，不可。天地间止有六气，其厚者即为厉气，厉气有毒，毒者厚也，此外果有另一种气，可与并列为七，何以轩、岐、鹊、景如此神圣，而无一字及之？原大兵荒后所以有疫者，非谓人尸混处之故，以人忧劳倍苦，则正气倍虚，非时之气易入，而为病易深耳！要其所感之气，仍是六气。天何尝特设另一种厉气，以困此身遭兵荒者乎？吴、喻不解例意，妄斥叔和。岂知仲景书赖叔和存，无叔和即无仲景也。

驳《临证指南》二条

叶氏桂《临证指南》一书，于温热、脾胃最精，似可为初学法。然其可议者不少，如温热类，以神昏为心包络病，考古说神昏属阳明，见于《素》脉解厥逆及《金匮》中风等篇，而《灵》经脉篇释心包络经是动所生病，无神昏不知人之说，则叶氏之于经学可知也。脾胃类，则云阳明阳土，得阴始安；太阴阴土，得阳始运，夫以阴疗阳、以阳疗阴，似也。但胃若虚，自宜以阳药培之，仲景于伤寒下后诸治皆用干姜，义可见也；脾若虚，自宜以阴药培之，仲景于亡津诸治皆用人参，义可见也。自难执一而论。此二条皆徐灵胎所未及驳者，而误人也亦不浅。

十三科考

十三科有两说：大方家说寒一、内二、喉三、目四、疡五、伤

六、金镞七、女八、儿九、痘疹十、针灸十一、祝由十二、符禁十三。明王肯堂《证治准绳》、近王晋三《古方选注》皆如此。祝由家说并符禁于祝由，另立风科以足其数。考祝由无不用符禁者，符禁安得别为一科？中风之病千头万绪，自应另立，不可与内科混。且内科者，主饮食、起居、房室、情志之病，而中风之邪自外致，不自内生，不得属之内科。《史·扁鹊传》扁鹊至洛阳，贵小儿，即为小儿医；至邯郸，贵妇，即为带下医；至周，贵老人，即为耳目痹医。夫耳目痹医，即风科也。则风科之自为一科也，由来旧矣。

《金匮》马刀考

注家皆谓马刀为疮，形长如马刀蛤。然经文与侠缨对举，侠缨以部位名，而马刀以形似名，俪语不类。马刀当亦部位之名，与侠缨相近。大约是颈侧腘肉，在耳之下，而略近于后，下当肩井之上，揣之曲肖马刀者。颈侧腘肉之名马刀，犹掌侧白肉之名鱼乎！取于物为假，亦古命名之例。夫生于侠缨之处曰侠缨，则生于马刀之处曰马刀。经之对举，义当如此。《千金》九瘘篇以马刀瘘、马刀肩肿二症，与腋下肿、吻伤、四肢不举、喉痹、天牖中肿等，作一例文法。腋下、吻、肢等既是部位，则马刀可推。其尤著者，"马刀肩肿"四字，谓马刀与肩俱肿也。以《千金》证《金匮》，决然已，若疮形之长者，则与圆者何别，而必提出言之？且侠缨之疮未必无长，颈掖之疮未必尽长，又何以别之？详经意不问长否，苟生于颈侧腘肉间，总谓之马刀而已矣。

此篇专明《金匮》之马刀，若执是以概近世方书则否。愿用近世书者，勿引《金匮》也。自记。

命门考

《难经》左为肾，右为命门。命门者，精神之所舍，原气之所系也，男子以藏精，女子以系胞。案《铜人》任脉有石门穴，一名精路，一名命门，一名丹田，在脐下二寸，三焦募也。其旁有足少阴四满二穴，一名髓府，去腹中行一寸，足少阴、冲脉之会，是男子之精藏于脐下二寸也。又关元在脐下三寸，左为胞门，右为子户，去腹中行二寸五分，为足少阴、冲脉之会。《病源》卅八，胞门、子户主子精，神气所出入合于中，黄门、玉门、四边主持关元，禁闭子精。关元主藏魂魄，妇人之胞，三焦之府，常所从止，是妇人之胞系于脐下三寸也。以此推之，精宫高于胞宫一寸，非同一穴，且命门在十四椎下，去二穴远，当是《难经》混称之故耳！其称命门者，名同实异也。男子精自石门离宫，至横骨约四寸而出于玉茎，能射者为有力，不能射者为无力。其与女子交，则茎头当女子中极之下，龙门之次，其泻精正当关元，旁当胞门、子户。故《病源》有胞门、子户不受男精之论。《千金》云：进火之时，当至阴节间而止。《外台》云：下精时入玉门半寸许为佳。此茎头当龙门之证。

胞门龙门玉门考

《脉经》带下有三门：已产属胞门，未产属龙门，未嫁属玉门。案已产之带，由胎育来，其属胞门易晓；若未产即已嫁，其带应由房室来，而属龙门；未嫁之带，应由邪思来，而属玉门何故？考胞门在关元旁，去脐三寸，再下一寸为中极，一名玉泉，其下有龙门穴，内当交骨孔中。《千金》云：龙门在玉泉下，女子入阴内外际。《翼》云：龙门是阴中上外际是也。女子伤于丈夫之病，多在龙门。何以言之？《千金》云：进火之时，当至阴节间而止。盖谓阴内交骨节间也。《外台》云：下精时入玉门半寸许为佳。盖玉门内半寸许，正当交骨孔间，与男子交时，龙门以屡开而伤，故已嫁之带属此。玉门即阴门，在交骨间，无穴。若未嫁，龙门尚未经开，其因邪思而致营热者，止为病在经络，玉门亦经络外候，故未嫁之带属此。《脉经》分别绝精。又案《病源》云：胞门、子户主子精，神气所出入合于中，黄门、玉门、四边主持关元，禁闭子精。彼论三门浅深同此，则黄门当即龙门。以穴言称龙门，以门言称黄门，各有当也。妊娠为夫所动，则龙门伤，不能持关元，即致胎堕，故《千金》《外台》诸书治胎落，有灸龙门者。

白虎病考

唐宋人论白虎病，证治不一，猝不易晓。以泉考之，其别有三。一为年神。《病源》卷四十八云：太岁在卯，即白虎在寅。准此推之，知其神所在，小儿有居处触犯此神者，便能为病。其状身微热，有时啼唤，有时身小冷，屈指如数，似风痫，但手足不瘛疭耳！又《外台》卷十三，苏孝澄云白虎病，妇人因产犯白虎，丈夫因眠卧犯白虎，其病口噤，手拳，气不出是也。一为粪神。《证类本草》云：白虎鬼古人言如猫，在粪堆中，亦云是粪神。今时扫粪，莫置门下，令人病此。陈藏器云治法，以鸡子揩病者痛处，咒愿送著粪堆头上，勿反顾，不过三次差。白虎是粪神，爱吃鸡子也是也。今湖俗名此曰送客人。但古为白虎设，今则沿用而忘所自耳！一为历节风。以其百节皆痛，昼差夜剧，如虎之啮，故名。亦见

《外台》。近世谓之白虎历节，治属风家。白虎病须别此三者，斯知古论有条不紊。

羊胫骨考

宋·朱端章《卫生家宝·产科备要方》卷七追命散方，治妇人血症，方中有羊胫炭，云即炭中圆细紧实如羊胫骨者，取三四寸，却作十余段，别以著灰同烧通红，淬入醇酒中，如此七遍，烘干为末半两。案《纲目》炭火、羊胫骨下，皆不载此方。独《苏沈良方》小儿吞铁方，剥新炭皮为末，调粥服，炭屑裹铁而下云云，与《谈野翁方》误吞铜铁，以羊胫骨烧灰，煮稀粥食，神效云云正合。而《纲目》卷五十二，采谈方乃入羊部，不云即炭。他书亦未有言羊胫骨如朱说者，则讹以传讹久矣。

四十难义疏

四十难：肝主色，心主臭，脾主味，肺主声，肾主液。其义难明。泉拟为之疏曰：气之蕴借而征者为色，其发越而透者为臭，其搏击而出者为声，其团聚而流者为液。阳气者升于东，升者阳之始也。尚被阴蒙，不得遽出，蕴借于中，而征中外，则为色。东位肝，故肝主色。阳气者极于南，极者阳之泄也。盛阳充满，发越于上而为臭。南位心，故心主臭。阳气者衰于西，阳消则阴长，阳不胜阴，反受其烁，则震荡而不靖，于是乎有声。西位肺，故肺主声。阳气者伏于北，伏者团聚而不散，则酿之蒸之而液生焉，北位肾，故肾主液。阳气者和于中央，和者阴阳平。阳主气，阴主质，气与质合而味生焉。中央位脾，故脾主味。五主之义如此。

订正《素问·通评虚实论》经文并补注

所谓重实者，言大热病气实脉满，是谓重实。

尺肤候周身之寒热。今云大热病，则尺实可知，故下文重虚一段，以尺虚对说。

经络皆实者，是脉急而尺缓也。

今本"脉急"作"寸脉急"。案注脉急，谓脉口急也，是王本原无"寸"字。脉谓脉口，统三部言。尺谓尺肤。候经在脉口，候络在尺肤。后人误以尺缓为切法，因别脉急为寸脉急，而衍"寸"字。若经本有之，注不得截去之。

络气不足，经气有余者，脉热而尺寒也，秋冬为逆，春夏为从；经虚络满者，尺热满脉寒涩也，此春夏死，秋冬生也。

今本脉热、脉寒涩"脉"下皆有"口"字。盖涉注中脉口热、脉口寒而误衍，今从《脉经》削正。上文脉急而尺缓也，亦无"口"字。

何谓重虚？脉虚、气虚、尺虚，是谓重虚。

今本脉虚、气虚作"脉气上虚"。今从林校正。案重虚即重实之反，则当脉症亦反。脉虚反上脉满；气虚反上气实；尺虚反上大热病，以尺虚则身无大热可知也。王注言尺寸俱虚，详其词旨，正释脉虚、尺虚，则王本原不误。

所谓气虚者，言无常也。

注：寸虚则脉动无常。"寸"字乃"气"之误。气为脉气。明经文脉虚之"脉"，专谓寸口，尺虚之"尺"，专谓尺肤，而气虚之"气"，则统谓尺寸运行之气，义深且当。杨上善以膻中不足释气虚，终不若王氏之精也。

此注与上注尺寸俱虚相印，欲人互推以见义。写者误"气"作"寸"，则难通矣。易一字义了。

尺虚者，行步恇然。

行步框然者，寒懔不能自持之状。盖尺肤本候周身，尺虚则必身寒，与上文重实之大热反对。缘经不质言而形容之，故浅人不得耳！今因注略，故补明之。

脉虚者，不象阴也。

注：不象太阴之候也。何以言之？气口者脉之要会，手太阴之动也。详王意，读象为像。《易》云：象也者，像此者也。

寒气暴上，脉满而实。实而滑则生，实而逆则死。

实谓气实也。寒气暴上，则尺虚可知。上文重实、重虚二端，谓尺、气、脉三者之各极一偏者，此节谓气、脉二者，如上重实而尺独异者。

脉实满，手足寒，头热，春秋则生，冬夏则死。

此节承上脉满实，而言其有寒有热者。

其形尽满者，脉急大坚，尺涩而不应也。如是者，从则生，逆则死。所谓从者，手足温也。所谓逆者，手足寒也。

此气实而脉虚、尺虚者。此经明言尺涩，而以从、逆并言，见尺涩亦有手足温者。可证上文手足寒为气虚，非尺虚，而脉实满、头热，为脉实、尺实也。

消瘅，脉实大，病久不可治；脉悬小坚，病久不可治。

今本脉实大病久下无"不"字。详注云：久病气血衰，脉不当实大，故不可治。是王本原有"不"字。巢氏《病源》云：消瘅之脉，实牢大者死，细小浮者死。巢说正据此经。而云实牢大，云细小浮，则经"坚"字当在"大"字上无疑。且经文是帝问消瘅虚实，则岐伯当明实脉、虚脉以对之。实坚大是实，悬小正是虚，问答相符。不当反列"坚"字于悬小，致令虚实相乱。浮即悬，牢即坚。

校正《灵枢·经脉篇》经文

起于大指次指之端。

《脉经》此下有"外侧"二字。案；经于诸指端，皆不言何侧。然以穴求之，则《脉经》亦得。

入肘下廉。

《脉经》"入"上有"上"字，两通。

"下"作"外"，案：阳明行身之前，不应入肘下廉。本经肘髎穴，正当肘外廉，不在下廉，当从《脉经》改正。

从缺盆上颈贯颊。

《脉经》"盆"下有"直入"二字。案经于脉之从此伏行者，通谓之入。本经自巨骨至天鼎无穴，明系缺盆上颈之次，是伏行也。若如今本，似缺盆以前浮行而上颈，于经隧穴道不合。

入下齿中。

《脉经》"齿"下有"缝"字。马注及卷三寒热篇注引皆同，是明时经文尚不误。

颈肿。

《脉经》"颈"作"颇"。案：《素·至真要大论》少阴在泉，民病齿痛颇肿。新校正引《甲乙经》亦作"颇"。盖目下曰颇，本经脉挟鼻孔，正当目下，故有颇肿一症。若缺盆上颈之次，脉已伏行，不得复有肿症。

起于鼻之交颈中。

《素》五脏生成、平人气象注两引皆无"之"字。案：有"之"字则似，"交颈"二字，为脉次之名。详马注云：起于鼻之两旁迎香穴，上行而左右相交于颈中。则经原不衍。

上入齿中。

《脉经》作"入上齿中"，与手阳明入下齿中相对。案：上齿属足阳明，下齿属手阳明，经有明文。若混言齿中，则上下莫辨。且本经自鼻至齿至口，明系下行，何得云上入？

起于胃口，下循腹里。

《脉经》"口"字在"下"字之下。《素·五脏生成》注引同，马注亦云：起胃下口，循腹里。则经本不误，传写倒之。

以下髀关。

王注《素·五脏生成篇》引无"关"字。

下廉三寸而别，下入中指外间。

《脉经》"廉"作"膝"，"别"下有"以"字。案：本经自中指内间分支至外间，不得云下廉。马注正作下膝，则经文本不误，盖上一支入膝髌中，此支不入髌中，而从膝浮行下三寸而别也。"以"字依此篇通例应有。

善呻数欠。

《脉经》"呻"作"伸"，盖以善伸数欠为一症也。《礼记》云：君子欠伸。若呻为肾病，不应属胃。

则恶人与火。

《素》脉解及阳明脉解"则"下皆有"厥"字，义长当补。

心欲动，独闭户塞牖而处。

《脉经》"欲"字在"动"下，属为句，无"塞"字。《素·阳明脉解》同。盖古本《灵枢》如是。且《脉解》不释"心动"二字，是上属"惊"字为说。

甚。

《素·脉解》于"病至"作"甚"，"甚"作"病至"，与此互异。释经文当从脉解改正。盖"闭户牖"以上，为卫气自虚之症；"上高"以下，为卫气大实之症。实者病也。如今本则不可通。

口㖞唇胗。

《脉经》"胗"作"紧"。案口㖞属筋病，与脉病不干。"㖞"当为"病"，谓口生病疮，与唇胗同为疡症。㖞本俗书，古无口旁，此经原文必作呙，盖即病之省，浅人误认之耳！紧即瘕之假，谓唇疮胗紧，两通。详余所撰《证原》中。

大腹水肿。

案此经皆论症状，不及病因，何独于此言水肿也？《素·脉解》云：所谓客孙络，则头痛、鼻衄、腹肿者，阳明并于上，上者则其孙络太阴也，故头痛、鼻衄、腹肿也，彼文是释大腹肿，而无"水"字，亦可见此经衍也，写者以水气门中有大腹水肿之名，因致举烛之误。

得后与气，则快然如衰。

《脉经》作"得酸与热，则快然而食"。泉案："后"与"酸"偏旁相似；"气"或作"炁"，与"热"相似；"衰"与"食"下截相似。故致抵牾。

心下急痛。

《脉经》此下有"寒疟"二字，疑衍。

不能卧。

《脉经》作"好卧不能食肉唇青"八字。案：胃病则不能卧，脾病则好卧。以此论之，《脉经》是也。余义未详。

股膝内肿。

《脉经》"肿"作"痛"，义长。案：肿，卫病；痛，荣病。所生病下，不应错出卫病之症，当从《脉经》改正。

出肘内侧两筋之间。

《脉经》"筋"作"骨"。

入缺盆。

《脉经》此下有"向腋"二字，义匜。

颊肿颈颔肩臑肘臂外后廉痛。

《脉经》"颊肿颈颔"四字作"颐颔肿颈"。案：《脉经》之文，合于脉道行次，当补"颐"字，改"颔"字。

下挟脊贯臀。

《脉经》作"下会于后阴，下贯臀"。案：本经所生病中有痔，痔为后阴病，经有生于后之阴证，必有会于后阴之脉。本篇云：足太阳之正，其一道下尻五寸，别入于肛。与《脉经》文合。此经不应脱去，此脉当从《脉经》改正。

头囟项痛。

《脉经》"囟"作"脑"，"项"作"顶"。案：以本经从巅入络脑论之，《脉经》义长。如马本则项痛一症，与下复，非也。

气不足则善恐。

《素·脉解》作"少气善怒"，是气不足，与善恐当平列，"则"字衍也。自饥不欲食以下至此，皆为气不足所生，何独一善恐也？当从脉解削正。

是为骨厥。

《脉经》"骨"作"肾"。

循胸中。

《脉经》无"中"字。案本篇通例，凡言循者，皆系浮行之脉。若胸中则为脉道伏行之次，当注云若入，不当云循也。经无"中"字，显然。马注亦无"中"字。

布膻中。

《脉经》"布"作"交"。案：马注亦作"交"。则经本不误，否则上言布，下言散，岂不义复。

以屈下颊至颛。

《脉经》"颊"作"额"。案本经从耳上角而下，自额至颛，其势顺；自颊至颛，其势逆。且经果有此回绕之脉，亦当云以屈下颊，复上颛，不得如是立文也。急当从《脉经》改正。

下大迎，合手少阳，抵于颛。

《脉经》引此有二文：一作"上迎手少阳于巅"，一本与此同，但无"抵"字。案马注亦无"抵"字，则经本不衍，当削正。至"上迎手少阳于巅"，撰之穴道甚合。盖在阳白、眼隼、目窗、正营、承灵、脑空之次，于马本较备，必当从《脉经》改正。

入小指次指之间。

《脉经》"间"作"端"，义长。盖小指次指即无名指，非是两指，不当云"间"。

还贯爪甲，出三毛。

《脉经》"贯"下有"入"字。案"三毛"无义，依足厥阴经经文，当为丛毛。

颔痛。

《脉经》作"角颔痛"。袁校本作"头角痛，颔痛"。案：本经自颊车下颈，不及颔，不当有颔痛一症。其支脉自目兑眦上迎手少阳于巅，必过额无疑，应有额痛一症，《脉经》义长。至"头角痛"三字，即上"头痛"二字之异文，但三阳惟太阳居头之正，得专称头痛，少阳止经头角，自当云头角痛，不当混言头痛也。

循股阴入毛中。

《脉经》"阴"字在"入"字下。案本篇之例，或曰前廉、后廉，或曰内侧、外测，内廉、外廉，从无以阴阳立名者。依例当云；循股内廉，以上文已云"上腘内廉"，故省其文曰"循股"。当从《脉经》更正。

则津液去皮节，津液去皮节者则爪枯、毛折，毛折者则毛先死。

《难经》"则津液去"句，"皮节津液去皮节者"八字，作"津液去则皮节伤，皮节伤者"十一字。《脉经》同。"爪"字《难经》作"皮"。《脉经》与经同。"毛先死"《难经》与经同，《脉经》作"气先死"。案："津液去皮节"无义，《难经》为长，若爪则足厥阴之候，非手太阴之候，不当列此。即《难经》"皮"字，亦与上"皮伤"义复。以经文单承"毛折"二字推之，"爪枯"二字当为衍文。"毛先死"与"毛折"义复。以下四段经文例之，则作"气先死"为的，且与上"气不荣则皮毛焦"允协。又案：上文已云"皮毛焦"，此文复云"皮节伤"，何于皮独详也？古人恐无此重复文法。"皮节"当为"肢节"之误，"肢"古或作"支"，与"皮"形似，故误。

则脉不通，脉不通则血不流，血不流则髦色不泽，故其面黑如漆柴者。

《脉经》"则脉不通"四字下有"少阴者心脉也，心者脉之合也"十二字。《难经》与经同。《难经》"髦色不泽"作"色泽去"，无"髦"字。案：以上下四节经文例之，则十二字当有。此十二字，是释经文以脉不通，候少阴气绝之故，无者传写脱之耳！"髦"字衍。《素·六节脏象论》云："心，其华在面，其充在血脉"，是候心者当在面与脉。色不泽谓面色黑，与"故"字紧接，下若有"髦"字，则谓髦发之枯，非谓面色之黑矣，故其以下八字，接得上否？且髦为手太阴之候，何得列此？

则脉不荣肌肉唇舌者。

《难经》《脉经》并作"则脉不荣其，口唇者"，义长。如马本则上下皆不圆，且舌为足厥阴之候，非足太阴之候，自是"口"字之误。

则舌萎。

《难经》《脉经》并无"舌萎"二字。案：当从彼削正，义见前。

故骨不濡，则肉不能着也。

《脉经》"着"下有"骨"字。案：《难经》云"肉不著骨"，是。经文固有"骨"字。

则筋绝。

《脉经》"绝"作"缩"，义长。

聚于阴气，而脉络于舌本也。

《难经》《脉经》"气"并作"器"。王注《素·诊要经终论》引亦同。《难经》无"脉"字，义长。

则筋急，筋急则引舌与卵，故唇青。

《脉经》"急"上并有"缩"字，《难经》同，义长。《难经》无"唇青"二字。案：唇为足太阴之候，非足厥阴之候，虽青色属厥阴，而此篇通例，皆纪经不纪色，其为衍文无疑。

起于腕上分间，并太阴之经。

《脉经》"腕上"作"腋下"。"间"字下有"别走阳明，其支者"七字。案：列缺穴在腕间寸半，不在腋下，疑《脉经》误。意者其正络出腋下，其支络之直入掌中，散入于鱼际者，乃为列缺欤！然鱼际与列缺位不相当，阙疑可也。案：以他络例之，别走太阴，当从《脉经》次于此。

取之去腕半寸，别走阳明也。

《脉经》"半寸"作"一寸半"，无"别走阳明也"五字。案考古针灸家说，列缺穴在腕间寸半，于此知经文误倒也，当从《脉经》改正。《脉经》"别走阳明"在"腕上分间"下，故于此无之。

虚则为头强。

《脉经》"头强"作"烦心"。案：手心主脉并无至头者，不得有头强一症。且头强是项筋所生，当属足太阳，列此非也。若"烦心"，则于经"络心系"三字允协，当从《脉经》改正。

去内踝五寸。

《脉经》"踝"下有"上"字。案：据马注，则经文本有"上"字，今本传写脱之耳！

实则挺长。

《脉经》"长"下有"热"字，义长。

读《经脉篇》书后

此篇书例：以经所从始曰"起"，以连本经之脏腑者曰"属"，以本经萦相表里之脏腑者曰"络"，由此适彼曰"循"，自下而上曰"上"，自上而下曰"下"，过乎他经曰"行"，过乎肢节之旁曰"过"，穿乎其中曰"贯"，并乎两旁曰"挟"，彼此相互曰"交"，巡绕四边曰"环"，直达其所曰"抵"，自外至里曰"入"，本隐忽见曰"出"，直行曰"直"，平行曰"横"，半横曰"斜"，两支相并曰"合"，一支而歧曰"别"，疾行往聚曰"趣"，去此复回曰"还"。

《内经》中句斟字酌，无过此篇，仿佛《禹贡》山脉水道书例。惜乎马元台辈，未能一一注明也。且此篇与《经筋》《卫气》《营气》《素问》所载阴阳大论诸篇，皆古之奇文，当熟读而精通之。而此篇叙营卫各病之原尤切要。故既校其文，复书其书例于后。

读仲景书书后

读仲景书，而穷源于《灵枢》《素问》，人知之；读仲景书，当竟委于《千金》《外台》，人不知。盖《千金》《外台》之视若僻书也久矣。抑思仲景之书，其文简，其义隐，其症略，其方约，其药省；除伤寒桂枝、麻黄、柴胡、四逆等汤症反复辨论外，大抵为后学发凡起例，未暇致详，墨守其书无益也。惟《千金》《外台》两书，根柢仲景而推衍之，集九代之精华，成千秋之钜制，元关秘阊，发泄无遗。若能从此上溯，而于其参互合并、厘析移易、变通脱化之处，以意逆志，斯仲景之症类赅、方用神、药例见，久之可以窥其堂奥矣。况有逸论逸方，足补王、林王，王洙：林、林亿，俱北宋人之本缺；古说古义，堪砭成、赵，成，成无已，宋人；赵，赵良，元人之传讹。学者合是，其何以间南阳之津哉？夫儒家文宗韩、柳，诗宗李、杜，经义宗陆、孔，书法宗欧、柳，皆唐法也，则唐人之守先传后可知也。惟医亦然。

《伤寒论》跋

仲景书之以伤寒名也，仲景自题之；仲景书之为伤寒作也，仲景自序之。而议者必曰此兼论温热也。何以其书于大书中风、伤寒、风湿三条外，但屡言中风若何，伤寒若何，不更言温病若何，热病若何耶？是明明为伤寒尽其变，而特以风温备其例，如泉前篇所云也。议者又执书中有治热方以为难，夫骤而观之，寒药诚若与寒病乖，第思寒之直中于里，可暖之以辛、附；寒之甫受于表，可宜之以麻、桂。若寒已入里化热，而后既格于辛、附之暖，又碍于麻、桂之宣，则舍膏、知、芩、连，将何所用？此时之不得不与温热同治者势也，而所治之病仍从伤寒来，不自温热来。夫伤寒与温热之始异终同，譬如风、寒本异，自一过少阳，则概从柴胡论治，更无区别。倘于斯时指之曰风本与寒同一法也，其为讲伤寒者所许乎？故谓仲景方可治温热则是，谓仲景书兼论温热则非。夫两间药物，止有此数，伤寒已成里热，固宜凉平，温病苟挟表寒，亦资温散，圆机活相，非可以口舌论也。

《伤寒论》例跋

仲景列四温脉法外，于冬温则仅举其气，湿温则并无其目者，以仲景书以伤寒名，必温之兼寒者，始论及之。若冬温则但温无寒，湿温则兼湿而非寒，例不得入此书，故不论及。其痉湿暍篇之湿，虽自湿来，要与湿温全不相似。湿温脉证，自在《难经》《脉经》中，不可混指也。且仲景于湿已明云与伤寒相似，故此及之。相似者，谓其体痛也。其篇首又云宜应别论，以明其体例之不杂，可谓严矣，安得以湿当湿温，强配《难经》伤寒有五之言乎？又论文于四温前云，冬温复有先后，更相重沓，亦有轻重，为治不同，证如后章；而于四温后云，以此冬伤于寒，变为温病，病之传变、方治如说。两文骤若抵牾，必如余说方合。盖冬温所以受而不发者，亦以其有正气之寒束之故也。《灵》《素》止有冬伤于寒之温，而无冬中于温之温，正以后束之寒，统于专受之寒，词虽融浑，而义特引申。学者必知此，而后仲景此文及《病源》《千金》《外台》诸言春温者，始一一了然矣。

《伤寒论》痉湿暍篇跋

仲景以风、湿、寒、暑四气为感症之大数，既自以《伤寒》著其论，以名其书，而不辨夫风、湿、暑之为病若何，即无以明己之独为伤寒设，于是又出类伤寒之论。首列痉，次湿，次暍，若恪循风、湿、暑之序，而汇为一篇。其所谓痉者，即风家之专病也。《千金》云：太阳中风，重感寒湿，则为痉。于此知痉病虽有自伤寒变来者，要自有其正主。推之湿、暍，义亦复然。所谓与伤寒相似者，谓其形证之似，非谓其感受之似也。其形证之似，则痉之恶寒，湿之体痛，暍之恶寒发热是也。此篇之旨，与平霍乱、平呕哕等篇不同。彼数篇所列之病，虽亦各有正主，第正主之初起，绝不似乎伤寒。且凡风、湿、寒、暑四气所致皆得有之，故但择其关于寒者为论，以尽寒病之发，不必皆始于恶寒发热也。其始于恶寒发热，若痉、湿、暍三者，反不自伤寒来，则各列正病区而别之，曰太阳所致痉、湿、暍三者，宜应别论。夫曰"应别"，则《伤寒论》之专为寒，因可知已。向尝谓仲景为寒因尽其变者以此。

《伤寒论》太阳篇跋

《伤寒论》太阳篇，大书寒因三条。先中风者，是于有寒有热之邪据其一端言；次伤寒者，以寒之正言；终温者，则以热而兼寒之病，就其所兼言。寒因必列此三者而始备。温与风温虽殊，其为不即发而名温则不殊，故合为一条，而统冠之以太阳病。太阳病则头项强痛矣，以其因寒乃发，故有此证。其文法先言温而后以风温隶焉，何等谨严！夫热而兼寒，自当以温为主，不以所兼为主，故但列脉症于此，以后更不言温病若何，风温若何，如中风、伤寒之必屡屡言之也。义例自分轩轾，不得执是而谓其兼论温热也。若中湿之体痛，中热之恶寒，则皆以其形似伤寒，而因于湿、因于热皆非寒也，与大书之三条悬绝，故另出辨之，不与中风、伤寒、温病同篇。观其分合，可知其指矣。或据《难经》伤寒有五之文，派入此书，遂以湿温当中湿，而不顾阳濡而弱、阴小而急之脉，与沉而细者不合；以热病当中热，而不顾阴阳俱浮，浮之而滑、沉之散涩之脉，与若微弱、若弦细、若迟者不合。岂知《难经》是约举其类，配合成论，视专为寒因尽其变者，其精粗不可同日语乎！

读《金匮》书后

仲景著《伤寒杂病论》十六卷，以明伤寒初起及伤寒杂出之病。后人宝藏之，改题曰《金匮玉函方》。是以《外台》引之，概称张仲景《伤寒论》，于原书摘称二字者，犹《肘后备急》单称《肘后》，亦引证家之一例，《证类本草》引之，概称《金匮玉函方》，一从其初，一从其后也。当时以十六卷文繁而有删本二：其一，就原书逐篇删存要略，并为三卷，题曰《金匮玉函要略方》，后为仁宗时王洙所得；其一，就原书删杂病以下等卷，存脉法、六经及治法、诸可不可等十卷，题曰《伤寒论》，而削"杂病"二字，即今本《伤寒论》也。此书行而删余之卷亡，十六卷原书不可得见矣。故林序云：张仲景为

《伤寒论》合十六卷，今世但传《伤寒论》十卷,《杂病》未见其书也。林氏又以《伤寒论》十卷，校《金匮玉函要略方》，知其上卷伤寒文多节略，至中、下卷杂病及方疗妇人，无本可校，虽有节略，不能的知。以《脉经》卷七、八、九校之，知其是节略。断去上卷，分中、下二卷为三卷，改题曰《金匮方论》，即今本《金匮要略》也。自是以来，不可复合矣。吁！唐宋人于仲景书任意分并，其不绝仅如线耳。近又移第其文，以就己意，考古者宜何如珍惜也！

《研经言》终

经方例释

序

　　余既为莫枚士先生序《研经言》。阅五年，先生复邮寄所撰《经方例释》示余，且属为序。余于斯事，未之能信，而先生意气勤恳，屡以所学相质证，视当世若舍余，无可言医者，余又安得不赞一言乎？大抵医药之兴，其始所用皆单方也。其后，生事日繁，嗜欲日侈，病之变化愈多，方之配置愈备。于是，有用数味至数十味为一方者，有合一二方或数方为一方者，有师古方之意，而大小轻重于其制者，踵事而增华焉，随宜而施治焉。方之义脱胎于古，而方之数则倍蓰于古。粗工视之，茫然不识其端绪。其悍者，且创为古方不可治今病之说，以自文其陋。嗟乎！方例之不明，医学之失传也久矣，先生此书，方以类聚，大率以本方建首，而以加减诸方隶之，更取《千金》《外台》及他方书之可采者，连类而疏证之，考名称、辨药品，较分两之多寡。于古今方书参互合并，变通脱化，釐析移易之，故抉幽明微，豁然开朗，尤精者，则能弥古书之残阙，辟异说之荆榛，炼娲石以补苍穹，决龙门而驱泽水。灵胎有灵，尚当执贽请业，况其下焉者乎？余犹记先生《研经言》有云：读仲景书，而穷源于《灵枢》《素问》，人知之。读仲景书，当竟委于《千金》《外台》，人不知。由今观之，成氏之注《伤寒》，穷源者也。先生之释方例，竟委者也。其有功于医学，一也。仲景往矣，二千年后，升堂而入室者，非先生其谁欤？

光绪甲申春二月元和陆懋修拜撰

目 录

经方例释中 ·· 207

经方通例

经方用名例

一、服：亦曰饮，分汗、吐、下、和四法。桂枝、麻黄，汗也；瓜蒂、栀豉，吐也；承气、陷胸，下也；白虎、四逆、理中、柴胡，和也。

二、含：口、齿、喉、舌宜之，苦酒汤宜也。

三、灌及吹：卒死、窍闭宜之，猪胆汁、狼牙汤是也。

四、导亦曰内：孔窍宜之，蜜煎导、土瓜根导、猪胆汁导、膏发煎、矾石丸、狼牙汤是也。

五、摩：经络宜之，头风摩散是也。

六、熨：皮肉宜之，盐熨、枳实熨是也。

七、熏：窍理宜之，雄黄熏法、小儿疳熏法是也。

八、洗及渍：皮肉宜之，矾石汤、苦参汤是也。

九、㗜：近世谓之喷，皮肉宜之，冷水是也。

十、粉：亦曰扑，汗出、疮烂宜之。温粉、黄连粉、王不留行散是也。

经方制法例

一汤：亦曰饮，治轻浮之疾。其为汤也，有酒煮者，栝蒌薤白汤、麻黄醇酒汤是；有水煮者，桂枝汤、麻黄汤等是；有酒水合煮者，胶艾汤是；有取自然汁和熟汤漉之。不煮者，食犬肉不消方、走马汤是。其用汤也，有服者，桂枝汤、麻黄汤等是；有洗者，矾石汤、苦参汤是；有溃者，矾石汤是；有熏者，苦参汤是；有灌者，狗屎汁是；有噀者，冷水是；有含者，苦酒汤是。其变也，有以汤为煎者，大乌头煎是。

二煎：亦曰膏，治沉重之疾。其为煎也，有酒煎者，鳖甲煎是；有蜜煎者，蜜煎导法是。其用煎也，有服者，败蒲煎是；有导者，蜜煎、膏发煎是。其变也，有以煎为丸者，鳖甲煎丸是；有以煎入汤者，乌头桂枝汤是。

三散：亦曰屑，治虚结之疾。其为散也，有别捣合治者，牡蛎泽泻散是；有合捣治者，四逆散、五苓散是。其用散也，有服者，四逆散、五苓散是；有粉者，温粉、王不留行散是；有摩者，头风摩散是；有吹者，菖蒲屑、桂屑是。其变也，有以散为汤者，陷胸汤、防己黄民汤是。

四丸：古名圆，治留著之疾。其为丸也，有如梧子大者，小丸也，但服之；有如弹丸大者，大丸也，煎服之。其用丸也，有服者，抵当丸、陷胸丸是；有导者，矾石丸是。其变也，有以丸为散者，理中丸是；有以丸为汤者，抵当丸是。

经方煮汤用水例

一、水：煮药通用。

二、东流水水万折必东：除饮达下也。寇宗奭《衍义》云：取其性顺疾速，通膈下关也，惟泽漆汤方用之。

三、潦水淫雨为潦：去湿除热也。成氏曰：取其味薄，而不助湿气，利热也。

四、泉水：除热利溺也。

五、井花水平旦新汲水：通窍解热也。

六、劳水甘澜水：益脾益肾也。

七、麻沸汤即百沸汤：通经泄热也。

八、泔水：解热助胃也。

九、浆水：开胃消食也，有清浆水、酸浆水一曰醋浆两种。王子接说；浆水，乃秫米和曲酿成，如醋而淡。今人点牛乳作饼用之，或用真粉作，内绿豆者尤佳。《纲目》引嘉漠云：炊粟米熟，投冷水中，浸五六日，味酸，生白花色类浆，故名此。古说可从，若王说，直是酒浆矣。近人说为泔淀，非。治食噉蛇、牛肉中毒方中自有泔水，不云浆水。

十、酒：行经络、速药势也。有清酒、醇酒、白酒、苦酒四种。他方或水酒并煮，独栝蒌薤薤白汤之用白酒，红蓝花酒之用清酒，麻黄醇酒汤之用醇酒，苦酒汤、饮食中毒烦满治之方之用苦酒，皆专用酒。

经方和药有定例

一、大枣：和百药，利诸经也。

二、蜡：缓药势，趋下焦也。有与阿胶同用者，调气饮是。

三、白蜜：缓药势，益脾气也。

四、胶饴及沙糖：缓里急，缓药势也。有与枣同用者，建中汤是。

五、酒：行药气，利荣气也。

六、苦酒：除里热，泄三阴也。

七、粳米及白粉：和胃气，利卫气也。有与大枣同用者，附子粳米汤是；有与蜜同用者，甘草粉蜜汤、猪肤汤等是。

八、阿胶：趋下焦，化痰沫也。

九、鸡子黄：和阴气，息里热也。有与阿胶同用者，黄连阿胶汤是。

十、生姜汁：和丸用。

经方服丸散方例

一、沸汤　二、白饮　三、酒　四、浆水　五、大麦汁　六、麦粥

仲景用药与《神农本经》异同考

古谓:《神农本经》为出华佗、仲景辈。今并考其异同著于篇,以俟明者择焉。

术:《本经》止言术,而仲景书有术,有赤术。后人于凡用六方,悉加白字于术上。《脉经》无白字可证也。但以赤术推之,故加白字耳。《图经》文以苍术为正,而曰:凡古方云术者,皆白术也,非今之术矣,据此,是仲景用术,苍、白分别与神农异。

芍药:《本经》止言芍药,而仲景书独芍药计草汤方有白字。据《玉函经》录此方无之。则《伤寒论》文,后人增也,与神农同。

茯苓:《本经》止言茯苓。仲景书独肾气丸方有白字,则余皆赤茯苓也。陶注《本草》云:白色者补,赤色者污,此之谓矣,与神农异。

地黄:《本经》以干地黄为主,云:生者尤良,是干、生别而不别也。仲景书肾气、复脉用干者,防己地黄汤用生者,与神农异。

姜:《本经》以于姜为主,云:生者尤良,是干、生别而不别也。仲景书于温中用干者,治呕用生者,与神农异。理中加减法曰:吐多者,去术加生姜二两。通脉加减法曰:呕者,加生姜二两。二方有干姜,而必加生姜以治呕吐,是干姜不治呕吐也。真武加减法曰:下利者,去芍药加干姜二两。真武有生姜,而必加干姜以治利,是生姜不治利也。大约生姜温上,于姜温中,高下之分。生姜泻心则生姜、干姜并同,以有干噫、下利故耳。

豆:《本经》大、小豆同条,而仲景书治中毒方用黑豆,赤豆当归散用赤豆,与神农异。

经方例释上

甘草汤方《伤寒论》《玉函经》 治伤寒少阴病，咽痛；亦治伤寒脉结代，心动悸。

甘草二两。《纲目》录此有蜜水炙三字，二两，神农秤也，当今秤一钱五分二厘，其法详后'古方权量考'。下仿此。

上一味，以水三升，煮取一升半，去滓，温服七合，日二服。《证类本草》录此作五合，日三服，义长。三升、一升半、七合，古药升也。三升，当今量二合零一抄；一升半，当今量一合；七合，当今量四勺七抄，其法译后'古方汉量考'。下仿此。

[案]此诸方之祖。此方不独治少阴咽痛也。《外台·十一》《千金》云：甘草汤，主天下毒气，山川雾露毒气，去地风气瘴疬毒，其方即此。成注：甘草汤，治少阴客热。依例推之，凡有热毒者，皆主之，必效，以此方治。凡服汤，呕逆不入腹者，先服此，然后服余汤，是止吐也。《得效方》以治小儿遗尿；《至宝方》以治小儿尿血；《圣济方》以治舌肿；《千金》以蜜炙甘草治阴头生疮；李楼以蜜煎甘草涂汤火疮，皆取清热解毒之用。后人变其法为膏，以治悬痈、喉痈等症，名国老膏，为疡科必备之药。今喉科家治咽喉痛，用金锁匙，即甘草中之细者，其味苦，俗名苦甘草，此咽痛用甘草汤，当兼金锁匙而言。

又汤方《玉函经》附遗 治小儿中蛊，欲死者。

甘草五钱。《纲目》引作半两

水一盏，煎至五分，去滓，作二服。当吐出。点儿口中。《玉函》

一盏作二盏，脱'去滓'作'二四'字，今从《证类》。

又汤方《玉函经》附遗　治小儿撮口，发噤。

甘草二钱半，细锉。

水一盏，煎至六分，去滓，温服。令吐痰涎后，以乳汁点儿口中。六分谓於一盏减四分。

又汤方《金匮要略》　治食牛肉中毒及误食水莨，狂乱，状如中风或吐血。

甘草煮汁，饮之即解。

又丸方《玉函经》附遗　治小儿羸瘦。《证类》引瘦下有'缀缀'二字。

甘草三两（炙焦），《千金》五两，《证类》二两

上杵为末，蜜丸，如小豆《证类》作绿豆大，每温水下五丸，日三服。《千金》每服十丸。

[案]附遗三方，《证类》引《金遗玉函方》并有之。甘草五方，后人师其法而变用之。《直指》师第二方，以治蛊毒、药毒。《百一选方》师第三方，吐初生小儿，以预解痘毒。《千金》师第四方，治食牛、马肉中毒，以甘草煮饮，或酒煎服，取吐或下，如渴不可饮水，饮水即死。《外台》以小便煮甘草数沸服，治大人羸瘦。《广利》以甘草作散，调入小便中服，治肺痿、久嗽、烦闷、寒热、涕唾多者。《圣惠》以猪胆汁浸而丸之，治小儿热嗽。《幼幼新书》以甘草作散，用猪胆汁炙，和米泔服，治小儿目涩。皆师第五方而小变之也。

桂枝甘草汤方《伤寒论》《玉函经》 治发汗过多，其人叉手自冒心，心下悸，欲得按者。

桂枝四两　甘草二两

上二味，以水三升，煮取一升，去滓，顿服。顿服作一顿服。

[案]成注谓：亡阳心虚，以此汤和血脉，此虽本《本经》为说，然《本经》利血脉之意，亦谓发汗邪去则血脉自和，非别有利血脉之长也。此症自是虚其心阳，卫邪深入心下，故专用桂枝以解肌，实诸桂枝汤之祖方。《外台》一方有大枣，即此也。如甘麦大枣汤之比，玩桂枝汤方，则原方或当如《外台》，特因仲景不用，故后人不知耳。仲景用桂，不独太阳病为然，即使邪已入里，而表分有一分未净者，必用之。故虽于建中补气，复脉补血方中，亦皆用一味桂枝，以达余邪。下此如桃仁承气汤、黄连汤、桂枝人参汤、当归四逆、乌梅，并皆用桂。且也太阴病用桂枝汤；少阴病四逆散中加桂，是三阴用桂也。柴胡桂姜汤以治少阳；而阳明病亦有宜桂枝汤；是三阳亦用桂也。《金匮》用桂方亦多，是杂病亦用桂也。总之，不论阴阳，但邪未净者，并宜此方，近王氏晋三作《古方选注》，妄谓桂枝为太阳经药，何其泥也？有邪必用桂枝者，为是书治寒，故未可概之湿热病之邪也。

甘草麻黄汤方《金匮要略》 治皮水。

麻黄四两，《千金》三两　甘草二两，《千金》一两

上二味，以水五升，先煎麻黄，去上沫，内甘草，煮取三升，温服一升，重覆汗出；不汗，再服。慎风寒。

[案]依全书通例当云麻黄甘草汤，此方不专治水，实则治喘之专方。《要略》防己黄芪汤加减法曰：喘者，加麻黄二两，此明证也。大抵水肿与喘，皆是气结所生，故此方治两症皆效。《千金·卷

廿一》以此方治气急，积久不差，遂成水肿。诸皮中水攻面、目、身体，从腰以上肿，以此发汗，其煎服法同，此用最合经意。《外台·卷一》《小品》鸡子汤，以此方麻一两，甘一分，水煎，加鸡子白，令置水中合和令匀，内药，复搅令和，上火煎之勿动，煎至一升，适寒温，顿服取汗，治伤寒发汗后，二、三日不解，头痛肉热。此乃借治热气，故加鸡子。

格梗汤方《伤寒论》《玉函经》，后世名甘桔汤　治伤寒少阴病，咽痛。

桔梗一两　甘草二两

上二味，以水三升，煮取一升，去滓，分温再服。崔氏云：分两服，吐禁血。

[成注]甘草汤主少阴客热咽痛，桔梗汤主少阴寒热相搏咽痛。

[泉案]甘草治热，桔梗治寒。通脉四逆汤加减法：咽痛者，去芍药加桔梗二两，是此方所由制也。《千金》治上焦虚寒，短气，语声不出，有黄芪补中汤，方用桔梗、甘草，盖以肾寒结于上焦，故合用此方，以散其寒。《外台》引救急治喉中气噎方，用桔梗、甘草，取此为引申义。刘守真有诃子汤，治失音不能言语，即此方加诃子，以敛肺气。诃子合桔梗，为一敛一散，犹干姜、五味合用之义也。然不独喉症宜之，且为诸排脓之要方。《外台》引《集验》桔梗汤治肺痈，《录验》治肺痈经时不差，桔梗汤方皆取此。《纲目·卷一》桔梗汤治肺痈条引《金匮》文，其症则尽与桔梗白散同，其方乃此方。《小儿直诀》以此方治肺热喉痛，有痰者，甘草炙、桔梗泔浸一夜，煎服，又加阿胶。盖此桔梗专主伤寒之咽痛，若冷痰，亦可用。肺既有热，当非所宜，故须泔渍，又加胶以润下之耳。

此方后人以治凡咽喉病，或于他方加入此二味者，以咽痛为少阴标病，少阴之本在肾，其标在肺，此治标方，故不论肺、肾，凡在咽喉，皆得通用。咽痛何以别之？大抵脉沉者，少阴病；脉浮者，太阴病。

大黄甘草汤方《金匮要略》 治食已即吐。

大黄四两 甘草一两，《外台》二两（炙）

上二味，以水三升，煮取一升，分温再服。

[案]此诸下方之祖。加芒硝为调胃承气汤，必效。以此治胃反、吐水及吐食神验。论云食已即吐，当兼水食言。

甘草干姜汤方《伤寒论》《玉函经》《金匮要略》 治吐逆，亦治肺痿，吐涎沫，不咳，遗尿，小便数。

甘草四两（炙），《玉函》二两 干姜二两（炮）

上二味，㕮咀，以水三升，煮取一升五合，去滓，分温再服。

[案]此诸温中方之祖。加附子为四逆汤，加参、术为理中汤，是四逆、理中皆此方之属。依全书通例当云干姜甘草汤。经方例凡经误下者，皆用干姜，不独治烦、吐也。《备急》正作干姜甘草汤，姜二分，甘一分，治吐逆、水米不下神验。

芍药甘草汤方《伤寒论》《玉函经》 治两胫拘急。

芍药四两，《成本》有白字 甘草四两（炙）

上二味，㕮咀，以水三升，煮取一升五合，去滓，分温再服。

[案]此为血痹之主方。许叔微《伤寒九十论》云：仲景桂枝加减法，十有九证，但云芍药。《圣惠》皆称赤芍药，尚药皆云白芍药，然赤者利，白者补。《本经》称：芍药，主邪气腹痛，利小便，通顺血脉，利膀胱、大、小肠、时行寒热，则全是赤芍药也。又桂枝第九证云，微恶寒者，去芍药，盖惧赤芍药之寒也。惟芍药甘草汤一

151

证云：白芍药，谓其两胫拘急，血寒也，_{血当为恶字之误}。故用白芍药以补之，据此似此方芍药是白者也。芍药甘草附子汤祖此，亦似当是白者，然以他方本此方者推之，恐未必尽然。何以言之？本方加柴胡、枳实，为四逆散；加黄芩，为黄芩汤；四逆自利，未必皆为血寒之属虚者，非与柴、芩大戾乎？窃谓：拘急本血痹所致，赤芍正治血痹主药，何必以养阴为说，而指为白芍乎？此后尚可用承气，何独畏赤芍乎？白字断当为浅人加也。且拘急者，以营气内收也。四逆散症所以致四逆者，以营气被寒所抑，不得外达而内收；故黄芩汤症所以致自利者，以少阳半表之邪，将从半里而内收；故即芍药甘草附子汤症所以致恶寒者，亦以汗后营气已虚，不得外畅，复以不解，而寒留于表，遂致内收，故皆与两胫拘急，用赤芍同义，以其为血痹则一也。由是乌头汤、甘遂半夏汤等方皆通矣。

甘麦大枣汤方《金匮要略》 治妇人脏躁，喜悲伤欲哭，象如神灵所作，数欠伸。

小麦_{一升} 甘草_{三两} 大枣_{十枚}

上三味，以水六升，煮取三升，分温三服。亦补脾气。

[案]此为诸清心方之祖，不独脏躁宜之。凡盗汗、自汗皆可用。《素问》：麦为心谷。《千金》曰：麦养心气。《千金》有加甘竹根、麦冬二味，治产后虚烦及短气者，名竹根汤。又有竹叶汤、竹茹汤，并以此方为主，加入竹及麦冬，姜、芩，治产后烦。夫悲伤欲哭，数欠伸，亦烦象也。依全书通例，此方当名小麦甘草汤，或麦甘大枣汤亦得。

甘草荠苨汤方《金匮要略》 凡诸毒，皆是假毒以投无知时。宜煮甘草荠苨饮之，通除诸药毒。

[案]此为诸解毒方之祖。《外台·卷三十一》云：诸馔食直尔，何容有毒，皆是以毒投之耳。既不知是何毒，便应煮甘草荠苊汤治之。又《证类》及《纲目》，皆引《金匮》方曰：治误饮馔中毒者，未审中何毒，卒急无药可解，只煎甘草荠苊汤服之，入口即活。此文今《玉函》《要略》并逸，《千金》猪肾荠苊汤，治强中，生于石药毒者，亦将此方参入白虎汤中。《肘后》云：一药而兼解众毒者，惟荠苊汁浓饮二升，或热嚼之，亦可作散服。此药在，诸药中毒皆自解也。正与《别录》解百药毒合。

紫参汤方《金匮要略》　治下痢，肺痛。《纲目·卷十二》，无肺痛二字。

紫参半斤　甘草三两，《纲目》二两

上二味，以水五升，先煮紫参，取二升，内甘草，煮取

一升半，分温三服。

[案]《本草》紫参，味苦辛寒，无毒，主心腹积聚，寒热邪气，通九窍，利大小便。《别录》云：疗肠胃大热。是此方所主之痢，亦热痢也。且《别录》又云：治肠中聚血。甄权云：散瘀血。据此诸说，当是治热在血分之痢。考仲景列病，皆取形体易见者言，无言某脏病、某腑病者，今此肺痛二字，不合全书通例，而下痢，本为通利，与《本经》利大便，义亦相乖。疑肺字当为肿字，草书肿字，脱去右旁下半，故误也。以此下痢，由血闭肿痛，正是不通合用利药，与热痢下重，用白头翁同义。《圣惠》以紫参治吐血不止，又或加阿胶于此方中，治吐血不止，皆此意也。岂吐血，亦必肺痛乎？必不然矣。《普济》五参丸，与《千金》并以沙参易紫参，治酒刺，刺亦瘀血所生，酒中湿热也，与此相参。

《吴普本草》紫参，一名牡蒙。陶注《本草》云：紫参，今方家

呼为牡蒙，用者亦少，是梁时已鲜用之。

甘草粉蜜汤方《金匮要略》　治蛔虫之为病，令人吐涎，心痛，发作有时，毒药不止。

蜜四两　甘草二两　粉一合，一作白各一两，《千金翼》作白粱粉一升

上三味，以水三升，先煮甘草，取二升，去滓，内粉、蜜，搅令和，煎如薄粥，温服一升，差即止。

[案]此诸和胃方之祖。白粉、白粱粉也。古者，九谷贵粱，故直称粱米，为米，犹直称甘瓜为瓜之比。其云粳米者，乃稻米也。《外台·卷三十一》治一切药毒方：甘草三两炙，以水五升，煮取二升，内粉一合，更煎二、三沸，内蜜半两，分服，以定止。又《千金》及《翼》治一切药毒不止，解烦闷方，甘草一两，炙，切，白粱粉一升，蜜四两《千金》甘、蜜各四分，上三味，以水五升，煮甘草，取二升，去滓，内粉，汤中搅令调，下蜜，煎令熟如薄粥，适寒温，饮一升。据此二文，粉为米粉明矣。近世因经文治蛔虫，误以白粉为铅白粉。然考仲景书中云粉者，俱是米粉。此方与猪肤汤法同，而《伤寒·少阴篇》猪肤汤方，猪肤一斤，以水一斗，煮取五升，去滓，加白蜜一升，白粉五合，熬香，和令相得，与此皆系粉、蜜同用，皆先煎主药，后调粉、蜜而成。彼注：白粉益气断利。彼方为米粉，以彼例此，亦当如是。即如大青龙方下云：汗出多者，温粉扑之。《论》无粉扑方，《明理论》载之，白术、藁本、川芎、白芷各等分，入米粉和匀扑之，无藁本亦得。是温粉亦米粉也。铅粉之说，其谬显然。盖此方服于已服毒药之后，胃气必伤，是以蛔益不安，故仲景易以安胃和中为治。若铅粉即是毒药，何庸以毒继毒乎？必不然矣。或曰：毒药不止，当作药毒不止，药毒谓百药毒，百药毒能伤胃，故蛔虫不安。甘草、粉蜜解百药毒方也。此说与

《千金》《外台》并合甚精。若作毒药杀虫，而虫痛不止，则岂甘草、粉、蜜等甘和之药，功反烈于毒药，而毒药所不能杀者，杀之以平药乎？必无此理也。仲景书文义简奥，卒不易知，求之之法，有当即方定症者，有当即症定方者。此条则兼之也。

茯苓杏仁甘草汤方《金匮要略》《外台》称茯苓汤。 治胸中气塞、短气。

茯苓三两　　杏仁五十枚　　甘草一两

上三味，以水一斗，煮取五升，温服一升，日三服。三服当为五服。不差，更服。

[案]此治肾逆犯肺之主方。所以然者，以足少阴之脉，支者从肺出，络心故也。《千金·三十五》治有瘀血，其人善忘，不欲闻人声，胸中气塞短气方：茯苓二两，杏仁五十枚，甘草一两。盖以此专治胸塞短气，不治瘀血所致之症。其兼治瘀血者，另有一方，亦取此方三味，加入破血行血者，其症并与此同。由是推之，此方之治胸痹，特治其气塞、短气耳，非胸痹之正治，犹小半夏，大黄硝石二方之于黄疸例也。《外台·心腹胀急门》有《广济》茯苓汤，治鼓胀，上下肿，心腹坚强，喘息气急，连阴肿，坐不得，仍下赤黑血汁，日夜不停。方中苓、杏并用，即师此方意也。又有郁李仁丸，治心腹胀满，腹中有宿水，连两胁满闷，气急冲心，坐不得方，亦苓、杏并用。此方以治短气为主，虽以茯苓、杏仁并主方名，然苓止三两，当今二钱三分，杏用五十枚，当今三钱强，是以杏为主也。杏仁主短气，茯苓、杏仁合用，亦仲景之一例。苓抑肾，杏开心，心肾利，则短气息矣。

麻黄汤方《伤寒论》《玉函经》《金匮要略》名还魂汤，《外台》引《备急》名小投杯汤。

麻黄三两（去节）　杏仁七十枚（去皮尖）　桂枝二两（皮）　甘草一两（炙），《成本》二两

上四味，㕮咀，以水九升，先煮麻黄，减二升，去上沫，内诸药，煮取二升半，去滓，温服八合。温覆出汗，《成本》作缓取微汗，不合全书通例。今从《玉函》。不须啜粥。余如桂枝法。《成本》法下，有'将息'二字，今从《玉函》删。

[成注]《本草》有曰：轻可去实，即麻黄、葛根之属是也。实为寒邪在表，皮腠坚实，荣卫胜，津液内内当作禁固之表实，非腹满、便难之内实也。《圣济》经曰：汗不出而腠密，邪气胜而内蕴，轻剂所以扬之，即麻黄、葛根之轻剂耳。麻黄味甘苦，用以为君者，以麻黄为轻剂，而专主发散，是以为君也。桂枝为臣者，以风邪在表，又缓而肤理疏者，则必以桂枝解其肌，是用桂枝为主此主字或作臣，非。寒邪在经，表实而腠密者，则非桂枝所能独散，必专麻黄以发汗，是当麻黄为主，故麻黄为君，而桂枝为臣也。《内经》曰：寒淫于内，治以甘热，佐以辛苦者，兹是类与。甘草味甘平，杏仁味甘苦温，用以为佐使者，《内经》曰：肝苦急，急食甘以缓之，肝者荣之主也。伤寒荣胜卫固，血脉不利，是专味甘之物以缓之，故以甘草、杏仁为之佐使。且桂枝汤主中风，风则伤卫，风邪并于卫，则卫实而荣弱。仲景所谓：汗出恶风者，此为荣弱卫强是矣。故桂枝汤佐以芍药，用和荣也。麻黄汤主伤寒，寒则伤荣，寒邪并于荣，则荣实而卫虚。《内经》所谓：气之所并为血虚，血之所并为气虚是矣。故麻黄佐以杏仁，用利气也。若是之论，实处方之妙理，制剂之渊微。该通君子，熟明察之，乃见功焉。

[泉案]此桂枝甘草汤减二之一，加麻、杏以治喘也。桂、甘主腠实，麻、杏主肺实，肺合皮腠，此方兼治之。惟麻、杏治喘，故后世治喘诸方，如《摄生》定喘汤之类皆宗此。夫麻黄汤所以能发

汗者，以有桂枝。故试以麻杏甘石汤例之，麻杏甘石汤治有汗而喘；麻黄汤治无汗而喘，二方治喘则同，而所异在石、桂二味，有石膏，则宜于有汗，有桂枝，则宜于无汗，足见麻黄之专主疏滞，不专主发汗，而桂枝有汗止汗，无汗发汗之说，不攻自破矣。《外台》引《备急》小投杯汤，治上气。《千金》名此为还魂，治中恶。中恶症，多胀急，与上气皆气病。是亦治喘之引申也。

补加减法：《经》无，今以《备急》小投杯汤加减法补。冷多者，加干姜三两；淡唾者，加半夏三两谈，古痰字。

麻黄加术汤方《金匮要略》 治湿家烦疼。

即麻黄汤原方加术四两。煎服法同。

[案]此所加当是苍术。今《经》于方中衍白字，疑后人加。

甘草附子汤方《伤寒论》《玉函经》《金匮要略》

桂枝四两，《外台》一方三两　甘草三两，炙，《玉函》《外台》并三两　附子二枚（炮）　白术三两

上四味，以水六升，煮取三升，去滓，分为三服，温服一升，日三服。初服，得微汗出即解。能食汗出复烦者，将服五合以上，恐一升多者，宜服六七合为始。各本脱误，今从《外台》。

此桂枝甘草汤加术、附也。以其风湿相搏，故以桂枝甘草汤之去风为主，而加术、附，走皮中，逐水气以除湿，当名白术附子汤。《外台·卷十五》正然，此嫌与术附子汤同名，故别之。但甘草最轻，不得专方名。《外台》作四物附子汤，义长。《外台》又或无四物二字。本《论》术附子汤方下云：法当加桂，以其人大便紧，小便自利，故不加桂也。夫术附子汤加桂，即此方矣。以此症小便不利，故《外台》于术附子汤方下注云：此本一方二法，以其人大便紧，小

便自利，故去桂也。若其人大便溏，小便不利者，当加桂。所谓小便不利加桂者，正谓此方。所以小便不利加桂者，以此小便不利，为湿邪阻肺，肺主皮毛，桂能泄之故也。

天雄散方《金匮要略》 治男子失精。从《纲目》。

天雄三两（炮），白术八两　桂枝六两　龙骨三两

上四味，杵为散，酒服半钱匕，日三服。不知，稍增之。

[案]《要略》有方无论。《外台》于失精候引《要略》，夫失精家，少腹弦急，阴头寒，目眩，发落为证。又复引范汪天雄散隶之，检《范汪方》，较此止少龙骨一味。而注中引张文仲有龙骨。是天雄散，实失精之专方也。但必寒湿致痿者宜之。又东洋本《外台》术八分，桂六分，据此知今《金匮》术、桂下二两字，皆分字之误。依此推之，则龙骨亦当三分，惟天雄三两。《外台》正同。其得专方名者此欤。湿令人痿，故以天雄之长于治湿治之。三建之别，附子主寒为多，乌头主风为多，天雄主湿为多，细绎本经自知。

茯苓桂枝甘草大枣汤方《伤寒论》《玉函经》《千金》名茯苓汤　治悸。

茯苓半斤　桂枝四两（去皮）　甘草二两（炙）　大枣十二枚（擘），《玉函》十五枚

上四味，以甘澜水一斗，先煮茯苓，减二升，内诸药，煮取三升，去滓，温服一升。日三。

[案]此桂枝甘草汤加茯苓也。为诸苓、桂并用方之祖。苓、桂并用者，即《内经》开鬼门，洁净府之意。苓洁净府，桂开魄门，魄门即汗空，一名元府。《经》鬼字，魄之剥文。此方治发汗后，脐下悸者，以肾气动也。苓伐肾邪，故重倍于桂。理中加减法、小柴胡加减法并曰：悸者加茯苓，即此方所由立。

茯苓甘草汤方《伤寒论》《玉函经》 治伤寒汗出不渴及伤寒心下悸。

茯苓三两,《成本》二两　生姜三两(一法二两)　桂枝二两　甘草一两

上四味,以水四升,煮取二升,去滓,分温三服。

[案]此桂枝甘草汤减原分之半,加苓、姜各三两也,为治心下悸之主方,此与苓桂甘枣汤同,为桂枝甘草汤加苓。又同治悸,而心下、脐下,位之高下不同,心下高于脐下,则疑于表,故复加生姜以散之,而与苓同分。脐下下于心下,则疑于里,故专重苓,而不加生姜。此法以膈为主,膈上为阳,膈下为阴也。《千金》治冷痰,胸膈痰满,有茯苓汤,即此方甘草,加半夏,为小半夏加苓桂方。悸、呕并作者宜之。详其加味之意,盖湿在气分之治法也。故亦治伤寒汗出不渴。

茯苓泽泻汤方《金匮要略》 治吐而渴。

茯苓半斤　泽泻　生姜各四两　白术三两,《千金》《外台》或作半夏四两　桂枝《千金》《外台》姜、术、桂各三两　甘草各二两,《千金》《外台》一两

上六味,以水一斗,煮取三升,内泽泻,再煮取二升半,温服八分,日三服。

[案]此合茯苓甘草汤、泽泻汤二方,以茯苓、泽泻命名者,各举其方之主药也。茯苓甘草汤,本治不渴而汗出,此取以治渴者,渴、不渴虽异,其为停饮则无异。且泽、术本治停饮之渴也。方中苓、术、桂、泻自五苓来,五苓本治渴之方,其加生姜,乃为吐耳,则谓此方为五苓去猪苓加生姜也可。且方中桂、泻,一表一里,与五苓法同,其治渴亦宜。

苓桂术甘汤方《伤寒论》《玉函经》《金匮要略》

茯苓四两　白术三两　桂枝三两　甘草二两(草当作遂)

上四味，以水六升，煮取三升，分温三服，小便即利。

[案]《脉经》录此作甘草汤。小注：草一作遂，是谓甘遂汤也。方虽未见，当即此方以甘遂易甘草者。《经》以此方治心下有饮，胸胁支满，目眩及短气，有微饮二症。支满与短气，为病虽异，而其结于胸膈则同。甘遂半夏汤治心下坚满，于留饮欲去之时，尚须甘遂，则此饮未欲去而结甚者，益当用甘遂可知。若不用甘遂，则方中无治满之药，而反以甘草益其痰，恐无此理也。推此以论伤寒吐、下后，逆满气冲，头眩、脉沉紧，为邪全入里，但尚带表证。医以其带表，复汗之致振摇，则里邪之结，因发表而益甚，岂可无以治其满乎？且此症若脉浮缓，自当专治表，今既沉紧，更非术、甘所宜，断当以甘遂去下后所结之水眩为痰水，沉紧为结。桂以散表中未净之邪，苓、术以抑肾扶脾为合。

桂苓五味甘草汤方《金匮要略》 治咳逆倚息不得卧，服小青龙汤已，多唾口燥，寸脉沉、尺脉微，手足厥逆，气从少腹上冲胸咽，手足痹，其面翕热如醉状，因复下流阴股，小便难，时复冒者。

茯苓四两 桂枝四两（去皮），《千金》《外台》并一两 甘草三两（炙）五味子半升

上四味，以水八升，煮取三升，去滓，分温三服。

[案]此苓桂甘枣汤去枣加五味子也。仲景之例，凡治咳皆五味、干姜并用。此专取五味者，以服青龙发泄之后而气冲，故专于敛收也，为肺肾同治之法。肺挟风以陷肾，则尺微；肾散水以冲肺，则寸沉。故少腹、胸、咽，皆被抑逆而面为之赤。桂以宣肺，而苓以抑肾，味以纳肾，则治肾重而治肺轻也，为苓、味同用之法尔！《雅》谓五味为荃藉，藉从猪，猪之言潴，犹蓄也。

苓甘五味姜辛汤方《金匮要略》 治咳、胸满。

茯苓四两 甘草三两 五味子半升 干姜、细辛各三两

上五味，以水八升，煮取三升，去滓，温服一升，日三服。

[案]此桂苓五味甘草汤去桂，加姜、辛也。为寒咳之主方，专治少阴。

苓甘五味姜辛半夏汤方《金匮要略》 治不渴，呕冒。

即前方加半夏半升。煎服法同。

[案]加半夏，则治少阳，呕冒，少阳证。

射干麻黄汤方《金匮要略》 治咳而上气，喉中水鸡声。

射干十三枚（一法三两） 麻黄 生姜各四两 紫菀 款冬花 细辛各三两 五味子半升 半夏八枚（一法半升） 大枣七枚

上九味，以水一斗二升，先煮麻黄一两，沸去上沫，内诸药，煮取三升，分温三服。

[案]此小半夏加细、味、菀、款、射、麻也。深师麻黄汤，治上气脉浮，咳逆，喉中如水鸡鸣，喘息不得，呼吸欲绝。麻黄八两，去节，先煮去沫，射干二两，甘草四两，炙，大枣三十枚，四味水煎服。《千金·卷二十二》泽漆汤治水肿。其加减法曰：咳嗽加紫菀、细辛、款冬花。是三味，本治水气上浮之咳，与本方合，同射干为治肺饮之法。其细辛，半夏、五味，治少阴者也，麻黄治太阳者也，必治太阳、少阴者，以咳而上气故也。然则此症，乃肺饮而兼太阳表、少阴里也。此方除治二经外，则射干、菀、款，乃为喉鸣设，此方主药也。

苓甘五味姜半夏杏仁汤方《金匮要略》 治形肿。

茯苓<small>四两</small>　甘草　干姜　细辛<small>各三两</small>　五味子　半夏<small>（洗）</small>　杏仁<small>（去皮尖）各半升</small>

上七味，以水八升，煮取三升，去滓，温服一升，日三服。

[案]依例当作苓甘五味姜辛半夏汤去半夏，加杏仁。方无半夏，方与《经》水去呕止义合。

厚朴麻黄汤方<small>《金匮要略》</small>　治咳而脉浮。

厚朴<small>五两</small>　麻黄<small>四两</small>　石膏<small>如鸡子大</small>　小麦<small>一升</small>　杏仁<small>（去皮夹）</small>　五味子　半夏<small>（洗）各半升</small>　干姜　细辛<small>各二两</small>

上九味，以水一斗二升，先煮小麦熟，去滓，内诸药，煮取三升，温服一升，日三服。

[案]此苓甘五味姜辛半夏杏仁汤，去苓、甘，加朴、麻、石、麦四味也。《外台》录深师投杯汤治久逆上气，胸满，喉中如水鸡鸣。其方厚朴、麻黄、石膏、杏仁、小麦、五味水煎服，分两并与此同。方下云：咳嗽甚者，加五味子、半夏、干姜，较此仅无细辛为异。《千金翼·卷十八》治噎止唾血方，即此方去干姜、细辛加生姜，是即投杯汤易干姜为生也。此又以麻杏石甘汤去甘，加朴、麦、半三味，治上气喉鸣，其用小麦者，与麦甘大枣汤同，为润燥之法。而与朴并用者，盖此咳是肺气燥逆所致，与喘家朴、杏同用例合。若不咳者，只须如此，为心肺同治之法也。若咳者，则入五味、姜、辛，仲景小柴胡之旧例也。以《外台》法参看，故知之石、半同用，竹叶石膏汤之法也，与小青龙加石膏、越婢加半夏之治咳逆同意。六味中朴、麦一类，麻、杏一类，石、半一类，而后半方三味又一类也。或当朴、杏一类，如喘家作桂枝之例；麻、半一类，如心下悸之例；石、麦一类，如《千金》竹叶汤治烦之例。其法又以大青龙合小青龙，麻、杏、石自大青龙来，治太阳也；干、半、辛、

味自小青龙来，治少阴也，其朴、麦则新加，以治水饮之上泛，脉之浮，其以此钦。《外台》引《必效》小麦汤，用小麦一升，朴四两，参、姜、甘、苓、茹七味，治呕吐，亦取其平逆也。

苓甘五味姜辛半夏杏仁大黄汤方《金匮要略》 治面热如醉。

茯苓四两　甘草　干姜　细辛各三两　五味子　半夏（洗）　杏仁（去皮尖）各半升　大黄三两

上八味，以水八升，煮取三升，去滓，温服一升，日三服。

[案]此饮发于少阴，而涉及膀胱、胃腑者宜之。观五方加法，盖此症之饮，先发于少阴，次及少阳，次及太阳，还入阳明者也。阳明无所复传，乃止也。

桂枝甘草龙骨牡蛎汤方《伤寒论》《玉函经》

龙骨　牡蛎（熬）　甘草各二两，《玉函》各三两　桂枝一两

上为末，以水五升，煮取二升，去滓，温服八合，日三服。

[案]此桂枝甘草汤减桂四之三，加龙骨、牡蛎也。龙骨、牡蛎主精神不守，故此方为诸虚惊方之祖。仲景书中，柴胡加龙骨牡蛎汤治烦惊；桂枝去芍药加蜀漆龙骨牡蛎救逆汤治惊狂，卧起不安；桂枝加龙骨牡蛎汤治失精、梦交，并以此方为腔拍，故主治亦相近。要之，龙骨善入，牡蛎善软，欲其搜剔半里之邪故也。《外台》以此去龙骨，加李根白皮一斤，桂用八两，名牡蛎奔豚汤，治奔豚气，从少腹起撞胸，手足逆冷。盖奔豚之状，本云如事所惊，如人所恐，则亦治惊之引申义也。

半夏散及汤方《伤寒论》《玉函经》 治咽喉痛。论作顺中，今从《外台》。

半夏（洗）　桂枝（去皮）　甘草（炙）各等分

上三味，各别捣筛已，合治之。白饮和，服方寸匕，日三服。若不能散服者，以水一升，煎七沸，内散一两方寸匕，《成本》作两方寸匕，上脱一字，《玉函》作一二方寸匕，是。更煎三沸，下火令小冷，少少咽之。

成注：治少阴客寒咽痛。

[泉案]《本草》：半夏治喉咽肿痛，桂枝治喉痹。此乃咽喉属寒者之正治。今喉科家几禁用矣。方从桂枝甘草汤加半夏，故半夏得专方名。《外台》有治冷痰方，即此方加生姜一斤，方名同，想生姜为半夏设也。《活人书》以此治伏气之病。

防己地黄汤方《金匮要略》 治风家，病如狂状，妄行，独语不休，无寒热，其脉浮。

生地黄二斤，《千金》五斤 防风三分，《千金》三两 防己一分，《千金》二两 桂枝三分，《千金》三两 甘草一分，《千金》二两

上四味，以酒一杯，浸之一宿，绞去汁；生地黄，咬咀，蒸之如斗米饭久，以铜器盛其汁；更绞地黄汁，和，分再服。杯下当有水一升三字。如当为五。久当为下，汁下当有饭熟二字，和下当有前药汁三字，今本脱误，故与《千金》不合。

[案]徐氏《轨范》曰：此方他药轻，而生地独重，乃治血中之风也。此等法最宜细玩。凡风胜则燥，又风能发火，故治风药中，无纯用燥热之理。泉谓妄行独语，正是狂症，狂症有热，脉不浮。今脉浮，无寒热，故不正言狂，而以如狂状之。云如狂状者，专治风眩也。此方专于风眩宜，非可治一切风。徐说泥，非是。徐嗣伯《风眩方·第十之二方》下云：右五味，咬咀，以水一升，渍一宿，绞汁著一面，取滓，著竹簟上。以地黄著药滓，于五斗米下蒸之，以铜器承取汁，饭熟以向前药汁合，绞取之，分再服。治言语

狂错，眼目霍霍，或言见鬼，精神昏乱，此制法较《金匮》为明。

竹皮大丸方《金匮要略》　治妇人乳中虚，烦乱呕逆。

甘草七分　生竹茹　石膏各二分　桂枝　白薇各一分

上五味，末之，枣肉和圆如弹子大，饮服一圆，日三夜二服。有热者倍白薇，烦喘者加柏实一分。徐评《金匮》读本改柏为枳，然《别录》谓柏实疗虚须吸吸，亦未尝不合。

[案]此乃竹叶石膏汤之变法。不用治呕药者，以因烦致呕，治烦而呕自止也。竹叶石膏症有气逆欲吐，与此相似，彼方亦治虚烦，亦与此相似，但彼用半夏者，逆自里来，此用桂枝者，逆自外寒来，且因逆而吐，与因呕而逆不同。此亦桂、石并用之分，与桂校白虎相似。

徐评《金匮》读本云：产后之病，因乳而患者甚多，盖养胎之血，三日上而成乳，变态不一，不可不知。然《纲目》录此，乳作产。考《素·通评虚实》妇人乳子，亦谓产子，非谓哺子。

尸蹶　脉动而无气　气闭不通　故静而死也　治之方《金匮要略》

桂屑着舌下。

蜀椒闭口者有毒　误食之　戟人咽喉　使不得出气　便欲绝　或吐下白沫　身体冷痹　急治之方《金匮要略》

肉桂煮汁饮之。

[案]《肘后·卷三》治中风不语，亦以桂屑着舌下咽之，缘冷风入肺，与尸厥为病同，故方同。《千金》治钩吻毒困欲死，面青口噤，逆冷身痹方，煮桂汁饮之，症与中椒相似，故方同。又《金匮》乌头桂枝汤方下云：桂枝汤五合解之，是以桂汤下乌头煎也。如治胸

痹方，用橘皮汤下之法，寒疝绕脐痛，故以桂。《千金》有酒煮之桂汤，治产妇小腹痛，有酒服之桂散，治妇人血瘕痛。《备急》亦以酒服之桂散方寸匕，治心痛。是桂汤善治痛也。

蜘蛛散方《金匮要略》　治阴狐猫气者，偏有小大，时时上下。

蜘蛛十四枚（熬焦）　桂枝半两

上二味，为散，取八分一匕，饮和服，日再服。蜜丸亦可。

[案]《别录》蜘蛛；微寒、有小毒，主大人、小儿㿉及小儿大腹丁奚，三年不能行者。盖此乃差癫之专方也。亦下法之一。小儿癫多因食得之，大人亦有于房劳过度，及举重后即行饮食，而未定之气因䟶成癫者，故《别录》云云。

桂枝汤方《伤寒论》《玉函经》《金匮要略论七篇》及《千金》名阳旦扬、《脉经》一名阳明汤

桂枝三两（去皮），《玉函》无去皮二字，今从《成本》　芍药三两　生姜三两（切）　甘草二两（炙）　大枣十二枚（擘）

上五味，㕮咀三物《成本》无三物二字，今从《玉函》，以水七升，微火煮取三升，去滓滓下《成本》衍适寒二字，今从《玉函》删，温服一升。服已服已二字《玉函》无，今从《成本》，须臾，饮热稀《玉函》无稀字，今从《成本》粥一升余，以助药力。温覆令汗出，汗出二字《成本》无，今从《玉函》，一时许，遍身絷絷微似有汗遍身以下八字《玉函》无，今从《成本》者益佳，不可令如水流漓，病必不除。若一服汗出病差，停后服，不必尽剂。不可令以下二十五字《玉函》无，今从《成本》，若不汗，再服如前。又不汗，后服当小促役《玉函》无役字，今从《成本》其间，令半日许三服尽。若病重者，一日一夜服，晬时观之。服一剂尽，病证犹在者，当复作服。若汗不出者，服至二三剂乃解。禁生冷、黏滑、肉

面、五辛、酒酪、臭恶等物。

成注:《经》曰:桂枝本为解肌,若其人脉浮紧,发热汗不出者,不可与也。当须识此,勿令误也。盖桂枝汤本专主太阳中风,其于腠理致密,荣卫邪实,津液禁固,寒邪所胜者,则桂枝汤不能发散。必也皮肤疏凑又自汗,风邪干于卫气者,乃可投之也。仲景以解肌为轻,以发汗为重此成氏之误。是以发汗、吐、下后,身疼不休者,必与桂枝汤,而不与麻黄汤此以亡津液,卫气不和故。以麻黄汤专于发汗,其发汗、吐下后,津液内耗,虽有表邪而止可解肌,故须桂枝汤小和之也。桂枝辛热,用以为君。桂犹圭也,宣导诸药,为之先聘,是辛甘发散为阳之意。盖发散风邪,必以辛为主,故桂枝为君也。芍药味苦、酸、微寒,甘草味甘平,二物用以为臣佐者,《内经》所谓:风淫所胜,平以辛,佐以苦,以甘缓之,以酸收之。是以芍药为臣,而甘草为佐也。生姜味辛温。大枣味甘温。二物为使者,《内经》所谓:风淫于内,以甘缓之,以辛散之。是以姜、枣为使也。姜、枣味辛甘,固能发散,而此又不特发散之用,以脾主为胃行其津液,姜、枣之用,专行脾之津液而和荣卫者也。麻黄汤所以不用姜、枣者,谓专於发汗,则不待行化,而津液得通矣。用诸方者,为熟究之。

[泉案]解肌发汗,初无轻重之别。仲景以脉浮紧,汗不出者,忌与桂枝者,以桂枝汤中有芍药故也。芍药酸、酸者收,故无汗者忌之。实则桂枝汤即发汗方,故经于诸可发汗者。皆云与桂枝汤,犹麻黄汤为发汗方,而《外台》亦称解肌汤也。且《论》云桂枝本为解肌者,谓肌表为寒风所解。《灵枢》:风者,起毫毛,开腠理是也。与《千金》《外台》诸解肌汤之解肌微别。为读去声,言桂枝汤本为风解其肌而设,故必见汗出,脉浮缓者宜之。若脉紧无汗,则肌本不解,自忌芍药,故不中与也。若以解肌作发汗论,则《论》当云

桂枝本以解肌，不得云桂枝本为解肌也。桂枝乃和卫之方。《经》曰：病常自汗出者，此为荣气和，荣气和而外不解，此卫气不和也。复发其汗，卫和则愈，宜桂枝汤此引从《脉经》《千金》。成本舛误。是也。若麻黄汤，则以麻黄治里，桂枝治表，为荣卫俱实之治法，与专和卫之桂枝汤不同，故不可与，与之则喘必加甚。成以解肌发汗为说非是。《外台》引范汪说，黄帝问于歧伯曰：当发汗，而其人适失血及大下利，如之何？歧伯对曰，数少与桂枝汤，使体润，漐漐汗才出，连日如此，自当解也。汪，晋人。必有据，是桂枝汤，黄帝时方也。一名阳旦汤者，以《伤寒》《玉函》皆有证象。阳旦之说，旦明同义，故一名阳明汤。《脉经》录《要略·妇人篇》阳旦汤症云；阳旦汤方，在伤寒中桂枝是也，是叔和固以阳旦即桂枝也，近世始有以桂枝加黄芩为阳旦者。然考《千金方·发汗汤篇》，阳旦汤方云：治伤寒中风，脉浮发热，往来汗出，恶风头项强，鼻鸣干呕。又云：若脉浮紧，发热汗不出原文脱"汗不出"三字，今从《经》补者，不可与之。桂枝汤方下亦录《伤寒》此文，是孙真人固谓阳旦即桂枝也。《发汗汤篇》又有阴旦汤方，即桂枝汤加黄芩，以干姜易生姜。云：治伤寒肢节疼痛，内寒外热，虚烦。夫内寒用干姜，外热用黄芩，确有精义，与阳旦主治大反，浅人见误本《外台》阳旦有黄芩，因以此为桂枝别，殊不知《外台》文悉同《千金》，独有黄芩一味不同，明系写《外台》者，涉阴旦而误衍，非本有之也。桂枝汤法，桂枝主发热，芍药主汗出，生姜主干呕，甘枣和诸药，井然有序，而芍药、生姜合用，则主身痛之由于亡津者，亦一例也。何以言之？人参新加汤方、桂枝加芍药、生姜各一两，以治发汗后身体疼痛，其明证也。以《本经》芍药、生姜皆云治血痹故尔。桂枝汤除芍药、生姜，即为桂枝甘草汤，以人参新加汤论之，足见桂枝汤从桂枝甘草汤来无疑。又桂枝汤，桂姜并用，以发太阳。太阳主表、主上焦，故桂治表之热，姜治上焦之呕。葛洪葱豉汤，葱豉并用，以发少阴，少阴脉行于胸中，而主下焦，故葱以通下焦之阳，豉以治胸中之窒。伤寒之新寒袭于太阳，则宜桂枝汤。温病之宿热藏于少阴，则宜葱豉汤。引申之栀子豉汤，治胸中窒；白通汤，治少阴下利，犹桂枝甘草汤，治一切表热；小半夏汤，治一切呕也。故学者习桂枝汤，不可不习葱豉汤，恐妄作解，人误以桂枝治温病之发热，致生口烂、舌干、咽疮、目赤诸疾，往往不救。太阳桂枝症，自汗而用桂枝发之，犹少阴承气症，自利而用大黄下之，皆为通因通用也。元、明人不得其说，妄谓桂枝止汗，而伤寒全论，不可通矣。又桂枝汤，桂、芍、姜三味同用也，有去其一者，如桂枝去芍药汤、苓甘汤，用桂、姜而不用芍，芪芍桂酒汤，用桂、芍而不用姜，亦经方之一例。又桂枝与芍、姜同分，而得主名当是。古经方有以芍、姜、甘、枣四味为一方者，加桂枝则以桂枝一味名之。凡方从加味得名者甚多，亦其一侧。《千金》以此方去枣，酒煮服，治小户嫁痛，云神效。此交接逾时过度，风寒入小户者宜之。桂枝，《经》云去皮，不云去木，明是菌桂，以本无木可去也。徐洄溪说：最的若牡桂，而云去皮，则用木矣，焉得有如《本经》功效，此望文可知也。近世多脱去皮二字，幸有魏荔彤《金匮衍义本》可据，余别有桂说，详所著《神农本经校注》可参证。

补加减法，《经》无，今以《千金·发汗汤篇》，阳旦汤方加减法补。若汗多，去桂枝加附子一枚，炮；渴者，去桂加栝蒌根三两；利者，去芍药、桂枝，加干姜三累，附子一枚，炮；心下悸者，去芍药加茯苓四两；虚劳里急，正阳旦主之，煎得二升，内胶饴半升，再服此即小建中法，但经方倍芍药。《千金》不言者，浑举之耳。

[案]桂枝善发汗，见津少症者，忌之。故加减法之去桂。一汗多、二渴、三利，皆亡津之症。

桂枝加桂汤方《伤寒论》《玉函经》《金匮要略》

桂枝五两　芍药、生姜各三两　甘草二两（炙）　大枣十二枚

上五味，以水七升，煮取三升，去滓，温服一升。

此即桂枝汤，而以加桂二两，另立一方于此，见经方分两之例之严，桂枝加芍药汤仿此。奔豚在肾，其道远，桂枝三两不足以发之，故用五两，以示在表易发，在里难发之例。

桂枝加芍药汤方《伤寒论》《玉函经》

芍药六两　桂枝　生姜各三两　甘草二两（炙）　大枣十二枚

上五味，㕮咀，以水七升，煮取三升，去滓，温服一升。本方桂枝汤，今加用芍药。

[案]此桂枝汤原方倍芍药也，为治风寒腹痛之专方。痛而不实，其病在脉，故不用大黄；痛而不急，其营不虚，故不用胶饴。

桂枝加大黄汤方《伤寒论》《玉函经》

芍药六两　大黄三两　桂枝　生姜各三两　甘草二两（炙）　大枣十二枚

上六味，以水七升，煮取三升，去滓，温服一升。

[案]此桂枝加芍药汤加大黄也。依例当云桂枝加芍药加大黄汤，大实腹痛较重，于痛故于加芍药外，复加大黄以泄实。或疑为桂枝汤原方加大黄不倍芍药者，不知经方之妙用者也。不言加芍药者，犹茯苓四逆汤，从人参四逆汤来，不言加人参也。

小建中汤方《伤寒论》《玉函经》《金匮要略》　治腹中急痛。

胶饴一升　芍药六两　桂枝　生姜各三两　甘草二两（炙），从《成本》，《玉函》三两　大枣十二枚

上六味，以水七升，煮取三升，去滓，内胶饴，更上微火消解，温服一升，日三服。呕家不可服，以甘故也。

[成注]《内经》曰：脾者，土也。应中央、处四脏之中，为中州。治中焦，生育荣卫，通行津液。一有不调，则荣卫失所育，津液失所行，必以此汤温建中脏，是以建中名焉。胶饴味甘温，甘草味甘平，脾欲缓急，食甘以缓之。建脾者必以甘为主，故以胶饴为君，甘草为臣，桂辛热，辛散也、润也。荣卫不足，润而散之。芍药味酸微寒，酸收也，泄也。津液不逮，收而行之，是以桂、芍药为佐，生姜味辛温，大枣味甘温。胃者，卫之源；脾者，荣之本。《黄帝针经》曰：荣出中焦，卫出上焦上字从《灵枢》改是矣。卫为阳，不足者，益之必以辛；荣为阴，不足者，补之必以甘，辛甘相合，脾胃健而荣卫通，是以姜、枣为使。或谓桂枝汤解表，而芍药数少，建中汤温中，而芍药数多，殊不知二者远近之制，皮肤之邪为近，则制小其服也。桂枝汤，芍药佐桂枝同用散，非与建中同体尔。心腹之邪为远，则制大其服也。建中汤，芍药佐胶饴以建脾，非与桂枝同体尔。《内经》曰：近而奇偶制小其服，远而奇偶制大其服，此之谓也。

[泉案]此桂枝加芍药汤加胶饴也。为治腹中急痛之专方。急为津血少、寒多，故用胶饴以缓之。《外台》或名此为芍药汤，此方胶饴君，芍药臣，桂、姜、甘为佐使，又芍六两以收营，桂、姜合六两以散卫。其主治手足酸疼，烦热，咽干口燥云云，正上焦卫气怫郁之证，桂、姜主之。其主治里急，腹中痛，梦失精，芍药主之。

黄芪建中汤方《金匮要略》 治里急，诸不足。

胶饴一升 芍药六两 桂枝 生姜各三两 甘草二两（炙） 大枣十二枚 黄芪一两半

上七味，以水七升，煮取三升，去滓，内胶饴，更上微火消解，温服一升，日三服。气短胸满者加生姜；腹满者去枣，加茯苓一两半；及疗肺虚损不足，补气加半夏三两。

[案]此建中汤加黄芪也。依例当云建中加黄芪汤；与芪芍桂酒汤、黄芪桂枝五物汤、桂枝加黄芪汤，并为芪、芍，桂三味同用，皆是风虚治法，而轻重不同。芪芍桂酒汤，芪五两，重于桂、芍五分之二，虚多风少也。以黄汗汗多，汗多则津亡，故虚多汗，多则邪泄，故风少。黄芪桂枝五物汤，芪三两，同于桂、芍，风虚相半也。以骨弱汗出逢风，故相半。桂枝加黄芪汤，芪二两，轻于桂、芍三分之一，风多虚少也。以黄家脉浮，当以汗解，故用芪之补托以助桂枝，宜少少用。此方芪一两半，轻于桂枝之半，芍药四分之三，非虚少风多之谓，盖佐胶饴以缓急。《内经》所谓：脾欲缓，急食甘以缓之是也。然有风则血燥，血燥则急，少用芪者，亦未始非助桂去风之意。数方皆、桂、芍三味合用，亦有去其一者，如桂枝汤诸方，用桂、芍而不用；防己茯苓汤，用芪、桂而不用芍；乌头汤，用芪、芍而不用桂，亦经方之一例。《千金》以此方去芪加当归，名当归建中汤，治妇人产后虚羸里急、掣痛，与此同意。方下云：若去血过多，崩伤，内衄不止加地黄六两，阿胶二两，是此方亦可加入养血者也。

桂枝加芍药生姜人参新加汤方《伤寒论》《玉函经》

芍药　生姜各四两　人参　桂枝各三两　甘草二两（炙）　大枣十二枚

上六味，㕮咀四味，以水一斗一升，煮取三升，去滓，温服一升。

[案]此桂枝汤加芍、姜各一两，人参三两也。为亡津疼痛之专方。《本经》芍、姜二味下皆云；主血痹疼痛。生于血痹故主之。人

参补虚以主亡津，如白虎加人参之例。

大陷胸汤方《玉函经》

栝蒌实一枚（去皮）　甘遂　桂枝　人参各四两　大枣十二枚

上五味，以水七升，煮取三升，去滓，温服一升，胸中无坚，勿服之。

[案]此新加汤去芍、姜、甘，加栝蒌、甘遂也。为大、小陷胸二方所自出。栝蒌，小陷胸之主药；甘遂，大陷胸之主药。《小儿直诀》有栝蒌汤，治慢惊方，用栝蒌二钱，白甘遂一钱，炒，为散煎，麝香薄荷汤调下，即用此也。慢惊亦有兼结胸者，以痰结胸中，故为惊也。奈俗本《直诀》，栝蒌实作栝蒌根，致后人莫识所由，岂知慢惊非尽亡津之症，专用栝蒌根之清滋，且与甘遂同用，不适助其泻乎？决当为结胸设也。白甘遂乃蚤休。《玉函》有此方，而《伤寒》无之。窃谓既有方，必有论也。伤寒次症，以类相从，疑结胸论中小有潮热方论所用之大陷胸即此方，何以言之？小潮热是未甚结实之象，又有心胸大烦从《千金》详《伤寒论笺证》，邪犹在高处，方中桂枝正宜。胸烦之用栝蒌实，法在小柴胡加减中尤可取证。夫此症舌上燥渴，原与热实之结胸不同，立法自当微别。仲景次此方论于热实结胸之大陷胸下；小结胸之小陷胸上，足见此方之用，介乎彼两方之间。于甘遂、栝实同用之义合。方中人参一味，与白虎人参生津之例合。

桂枝加附子汤方《伤寒论》《玉函经》　治四肢拘急及脉浮大，两胫拘挛。

桂枝　芍药　生姜各三两　甘草二两　大枣十二枚（擘）　附子一枚（炮，去皮，破八片）

上六味，㕮咀三物，以水七升，煮取三升，去滓，温服一升。

[案]《本草衍义·卷三》云：有人年五十四，素羸多中寒，近服菟丝有效；小年常服生硫黄数斤，脉左上二部、右下二部弦紧有力，五七年来，病右手、足筋急拘挛，言语稍迟，遂与仲景小续命汤，加薏苡仁一两，以治筋急；减芩、参、芍各半，以避中寒，杏仁只用一十今本十误作百五枚。后云尚觉太冷，因令尽去参、芍、芩三物，却加当归一两半遂安。今人用小续命汤者，比比皆是，既不能逐证加减，这至危殆，据此知小续命亦仲景方，唐人恒用之者，正以此耳。寇氏必有所据，故显著仲景二字，其方即此方去枣，加麻、杏、芎、防、参、己、芩七味，为十二味。寇氏用治拘挛，与此论适合。

桂枝加葛根汤方《伤寒论》《玉函经》 治项背强，汗出恶风。

葛根四两　桂枝三两　芍药二两　生姜切三两　甘草二两（炙）　大枣十二枚，《成本》此方有麻黄三两

上六味，以水九升《成本》一斗，先煮葛根减二升，去上沫，内诸药，煮取三升，去滓，温服一升。覆取微似汗，不须啜粥，余如桂枝法。

[案]成注：反汗出恶风者，中风表虚也，与桂枝汤以和表，加麻黄、葛根以祛风，且麻黄主表实，后葛根汤证云：太阳病，项背强几几，无汗恶风，葛根汤主之。药味正与此方同。其无汗者，当用麻黄，今自汗出，恐不加麻黄，但加葛根也。成说甚善，《玉函》亦无，今并从之。窃意《伤寒论》本无此方，何以明之？论文于此论上二条、下六条俱论桂枝汤主治，至六条以下，始论桂枝加减诸方，而此论反夹出诸桂枝汤条中间，古人必无此章法。考《玉函》录此论，原无加葛根三字，直作桂枝汤主之，则于论文上下诸桂枝

汤条次合。《千金翼》录此，亦无加葛根三字，更足以资证明。今《玉函》又云：论曰桂枝加葛根汤主之，此是林校语，是北宋时《伤寒论》本已误矣。盖论本已衍之，后浅人检无其方，因取葛根汤妄当之，故药味与葛根汤并同，分两亦同。《玉函方》虽无麻黄以示别，终当是后人因成说为之，非本有是方也。

栝蒌桂枝汤方《金匮要略》 治痉。

栝蒌根二两（二当为四） 桂枝 芍药 生姜各三两 甘草二两（炙）大枣十二枚

上六味，以水九升，煮取三升，分温三服，取微似汗。汗不出，食顷，啜热稀粥发之。

[案]依例当云桂枝加栝蒌汤，而如此者，与黄建中汤同例。

桂枝加黄芪汤方《金匮要略》 治黄病，脉浮。

桂枝 芍药 甘草各二两 生姜三两 大枣十二枚 黄芪二两，《千金》《外台》并五两

上六味，以水八升，煮取三升，温服一升，须臾，饮热稀粥一升余，以助药力，温覆取微汗；不汗，更服。

[案]痘疹家以此方去芍、姜、枣，加人参为保元汤。治虚寒之痘者，谓体虚而中寒，以遏毛孔，致痘不起，故用桂以去寒，用参以助虚也。庸医不察，概施之火毒内陷之痘，是助之焰也。

黄芪桂枝五物汤方《金匮要略》 治身体不仁，阴阳俱微。

黄芪 桂枝 芍药各三两 生姜六两 大枣十二枚

上五味，以水六升，煮取二升，温服七合，日三服。一方有人参。

[案]此桂枝汤去甘草，倍生姜加黄芪也。为芪姜并用之法，盖发散之力大矣。脉左右俱微而身不仁，其风留着于络、遏其营气，莫此为甚，自非桂枝汤所能治。

黄桂枝芍药苦酒汤方《金匮要略》 治黄汗、身肿，发热而渴，脉沉。

黄芪五两　桂枝　芍药各三两，《千金》桂二两

上三味，以苦酒一方作美生酰即此一升，水七升，和，煮取三升，温服一升。当心烦，服至六、七日乃解；若心烦不止老，以苦酒阻故也。

[案]此方当与土瓜根散同列。经曰：湿淫所胜，平以苦热，佐以酸辛；湿上甚而热，治以苦热，佐以甘辛。此症水入汗孔，为湿家多汗，故以黄芪桂枝之甘辛以去上湿；以芍药之苦酸以收其汗，酸收也，亦泄也，苦酒之酸，以泄内热。

防己茯苓汤方《金匮要略》

茯苓六两　防己　黄芪　桂枝各三两　甘草二两

上五味，以水六升，煮取二升，分温三服。

[案]此桂枝加黄芪汤去芍、姜，加防己、茯苓也，故以防己茯苓名方，以不关营分，故去姜、芍。《外台·水气篇》录此，有白术、芍药、生姜三味，是以防己黄芪汤加桂、芍、苓，桂、芍俱在本方加减法中，故止以茯苓为主，名防己茯苓也。

桂枝加厚朴杏子汤方《伤寒论》《玉函经》有论无方

桂枝　芍药　生姜各三两　甘草（炙）　厚朴各二两　杏仁五十枚（去皮尖）　大枣十二枚

上七味，煮服法同。

[案]喘家气虚易升，忌辛散，故加朴、杏。

桂枝加龙骨牡蛎汤方《金匮要略》

龙骨 牡蛎 桂枝 芍药 生姜各三两 甘草二两 大枣十二枚（擘）

上七味，以水七升，煮取三升，去滓，分温三服。

[案]徐氏《轨范》云：经曰脉极虚芤迟，乃为虚寒之症，故用桂枝及建中等汤。若嗽血而脉数者，乃阴虚之症，与此相反，误用必毙。泉渭：此方《外台》名龙骨汤，治梦失精，诸脉浮动，心悸，少急，隐处寒，目眶疼痛，发脱，然则脉浮动者亦宜之，不独虚迟也。大法虚而有风者皆宜用。徐氏非也。深师名桂心汤，治同《小品》，亦名龙骨汤。曰：虚羸浮热汗出者，除桂加白薇三分，附子三枚，炮，故曰二加龙骨汤。

葛根汤方《伤寒论》《玉函经》《金匮要略》 治项背强，无汗，恶风。

葛根四两 麻黄（去节） 生姜各三两 桂枝（去皮） 芍药 甘草（炙）各二两 大枣十二枚

上七味，㕮咀，以水一斗，先煮麻黄、葛根，减二升，去上沫，内诸药，煮取三升，去滓，温服一升。取汗，不须啜粥，余如桂枝法将息及禁忌。

[成注]《本草》曰轻可去实，麻黄、葛根之属是也。此以中风表实，故加二物于桂枝汤中也。

葛根加半夏汤方《伤寒论》《玉函经》 治如前症而呕。

即葛根汤原方加半夏半升，洗，其煎服法同。

177

桂枝去芍药汤方《伤寒论》《玉函经》

桂枝（去皮）　生姜（切）各三两　甘草（炙）二两　大枣十二枚（擘）

上四味，㕮咀，以水七升，煮取三升，去滓，温服一升。

桂枝去芍药加附子汤方《伤寒论》《玉函经》

即桂枝去芍药汤原方加附子一枚，炮，煎服同。

竹叶汤方《金匮要略》　治妇人产后发热，而赤，喘而头痛。

竹叶一把　生姜五两　葛根三两　防风二两，从《千金》　桂枝　桔梗　人参　甘草各一两　附子一枚（炮）　大枣十五枚

上十味，以水一斗，煮取二升半，去滓，分温三服。温覆取汗出。颈项强，用大附子一枚，破之如豆，入前药，扬去沫；呕者，加半夏半升，洗。《千金》四两。

[案]此生姜草汤加桂以御寒，附以温经，竹、葛以除热，防、桔以宣郁也。生姜甘草汤本治唾沫、咽燥不渴，是主肺寒液少者，此方加此六味，为风遏卫气化热之治，则知此所主，盖肺素虚寒而风壅化热之症，若误用麻黄汤，则立败。此又以桂枝去芍药汤为本，而加参、附以助气，竹、葛、防、桔以平逆而散邪也。桂枝、甘草视原方加减大半，则生姜五两，当除一两五钱，为桂枝汤之所本有，余三两五钱，当合葛根三两，为发散之用。与奔豚汤生干葛五钱，生姜四两同法，所以然者，奔豚至腹痛，邪入已深，而尚有气上冲心症，则邪犹连表，与此症面赤，为表邪被抑同义，义同故法同也。葛根汤亦葛、姜同用，推此而防、桔当自为一类。防治头痛中风，桔治胸胁痛如刺，皆升散之药也。甄权桔梗治肺热气促，大明、朱肱皆云下气，与侯氏黑散防十分，桔八分略同，以彼症四肢繁重，心中恶寒，为表邪乘里虚之候，而产后亦里虚，中风亦表

邪，故所以防其乘者如此，葛升姜平，防升桔平，一阴一阳之义。参、附自为一类，与续命同法。独膝竹叶一味，为治喘之用，所以得主方名。《本经》竹叶，治咳逆上气，故移以治喘。此头痛，当是液少空痛，于头项强之由干急者近，故同用附子钦。头风磨散，本用附子。赵良仁说，附子在加减法方中，误衍一味。

《千金》将此方去葛、防、桔、枣四味，加归、芍、术、橘，小麦五味，以治霍乱吐利，已服理中、四顺等汤，热不解者，亦名竹叶汤，即此方之变也。

桂枝去芍药加蜀漆龙骨牡蛎救逆汤方《伤寒论》《玉函经》《金匮要略》

牡蛎五两（熬）　龙骨四两　蜀漆三两（洗去腥）　桂枝　生姜各三两　甘草二两　大枣十二枚（擘）

上七味，㕮咀，以水八升，先煮蜀漆，减二升，内诸药，煮取三升，去滓，温服一升。本方桂枝汤，今去芍药，加蜀漆、龙骨、牡蛎。一法以水一斗二升，煮取五升。成本止载后法，五升作三升。

[案]蜀漆善吐，龙骨善入，牡蛎善软，此方三味同用，为去积、散结、软坚诸法之祖。积去、结散、坚软，则神安矣。故为安神方之所自出。亦有去其一者，桂枝甘草龙骨牡蛎汤、桂枝加龙骨牡蛎汤、柴胡加龙骨牡蛎汤三方，皆用龙、牡，而不用蜀漆。如蜀漆散，用蜀漆、龙骨，而不用牡蛎；如牡蛎汤，用蜀漆、牡蛎，而不用龙骨。此方惟火逆者宜，余逆不可用，何言之？凡误皆各有见症，各有法度，其误于吐及下者，伤在肠胃；误于温清者，伤在气分，并不涉于心；若误于汗者，始伤及心肺，但汗之伤心，未及包络，且其弊在去其津液，而非鼓其津液，不能成涎，故复其津液，即无妨。独火之为用，与心同气，故由火逆者，火气必伤包络，包

络先受火邪，津液必至粘腻而为涎，故发惊狂，非通剂不足以提之。方用蜀漆，正与夏伤于暑之疟同理，疟法包络受暑蒸而为涎以发，所谓无痰不成疟也。火邪与暑邪同气，其入于包络亦同义，则制方亦同意，经方之妙，非深思参互，不足以知之。成注但以辛散为词，未了龙、蛎，亦治疟所需。

大青龙汤方《伤寒论》《玉函经》《金匮要略》

麻黄六两（去节）　桂枝二两（去皮）　甘草一两（炙）　杏仁四十枚（去皮尖）　生姜二两（切）　大枣十枚（擘）　石膏如鸡子大（碎，绵裹约一升）

上七味，以水九升，先煮麻黄，减二升，去上沫，内诸药，煮取三升，去滓，温服一升。覆令汗出成本作取微似汗。汗出今从《玉函》。多者，温粉扑成本作止之。一服汗者，停后服。若复服汗多，亡阳遂虚一作逆，恶风烦躁，不得眠也。

[成注]青龙，东方甲乙木神也。应春而主肝，专发生之令，为敷荣之主，万物出甲、开甲则有两歧，故肝有两叶以应木叶，所以谓之青龙者，以发散荣卫两伤之邪，是应肝木之体尔。麻黄味甘温，桂枝味辛温，寒则伤荣，必以甘缓之；风则伤卫，必以辛散之；此风寒两伤，营卫俱病，故以辛甘相合而为发散之剂，表虚肤缓者，则以桂枝为主，此表实腠理密，则以麻黄为主，是以先麻黄后桂枝，麻黄为君，桂枝为臣也。甘草味甘平，杏仁味甘苦，若甘为助，佐麻黄以发表；大枣味甘温，生姜味辛温，辛甘相合，佐桂枝以解肌；石膏味甘辛、微寒，风，阳邪也，寒，阴邪也，风则伤阳，寒则伤阴，荣卫阴阳为风寒两伤，则非轻剂所能独散也，必须轻、重之剂，以同散之，乃得阴阳之邪俱已，荣卫之气俱和，是以石膏为使，石膏为重剂，而又专达肌表者也。大青龙汤，发汗之重剂也。非桂枝汤之所同用之，稍过则又有亡阳之失。《经》曰：若脉

微弱，汗出恶风者不可服，服之则厥逆，筋惕肉瞤，此为逆也。又曰：一服汗者，停后服。若复服汗多，亡阳遂虚，恶风烦躁不得眠也，即此观之，剂之轻者可见矣。用者宜详审焉。

[泉案]此桂枝去芍药汤合麻杏石甘二方为之。中风脉浮紧者，发热恶寒，疼痛无汗，烦躁，为表寒里热。伤寒脉浮缓者，但身乍重，无少阴证，为表寒将入里。二症轻重不殊，故方法亦同。近张氏璐注《千金》，则以成本为误，欲改脉浮缓者当用小青龙，是未达其旨，盖浮缓之脉，见身重之症，近于瘫痪，故必以大青龙发之，正中风用续命之祖。小青龙用桂芍，是从桂枝汤来；大青龙用麻杏，是从麻黄汤来。《外台》录验治春中风，有青龙汤即桂枝汤加麻黄方，为二青龙所自出。小青龙即青龙去生姜，加干姜、五味子、细辛、半夏四味，青龙合苓甘五味姜辛半夏汤也。以先伤寒，后则津液因寒停止，复被寒冒，即为有饮而咳，故引申之小青龙，为新寒引动宿寒之治。大青龙即青龙去芍药，加杏仁、石膏二味，青龙合麻杏石甘汤也。以先中风，后伤寒，热被寒遏，阳气怫郁，故引申之大青龙，为新寒引动宿热之治。《金匮》溢饮症，大、小青龙并主之。以溢饮，外有寒遏，内有饮也。凡宿受热，外被寒束，欲出不得者，皆从大青龙脱胎。《千金》治温病之萎蕤汤，《外台》治中风之录验续命汤，皆是续命汤，方下云：并治但伏不得卧，咳逆上气，面目浮肿。彼症即支饮之寒热错见者，风胜则浮，面目浮肿，即面肿曰风之谓，可见先伤寒而后中风者，亦宜大青龙也。

续命汤方《金匮要略》附方　治中风痱，身体不能自收持，口不能言，冒昧不知人，不知痛处，或拘急不得转侧。

麻黄《外台》三两　桂枝　当归　人参　石膏　干姜　甘草各二两　川芎一两五钱　杏仁四十枚

上九味，以水一斗，煮取四升，温服一升，当小汗。薄覆脊，凭几坐，汗出则愈。不汗更服。无所禁，勿当风。并治但伏不得卧，咳逆上气，面目浮肿。

[案]《外台·卷十四》录此方。范汪说云：是仲景方。范，晋人。必曾见《金匮》善本有此论治，故林亿据之，以入附方，且此方治中风之专方。《金匮》此篇所载黑散、风引防己地黄汤，皆非正治。不应独无主方，良以王诛本多残阙故耳。此大青龙汤去姜、枣，合理中去术加芎、归也。以有不仁症，故加芎、归。如《本事方》以佛手散治产后郁冒之比，即如奔豚汤，亦以芎、归治气上不收与冒。尤近芎当胶艾汤，亦以芎、归治下血不收，不收与不仁，微甚之别，同为缓也。

又以有不收持症，故加参、姜，不仁属血，不收属气也。大建中汤，以参、姜治气逆不收；姜连芩参汤，以参、姜治气泻不收，皆与此可参。所以，以大青龙合理中者，风病至不收不仁，是邪乘太过而急，正气不足以摄之，而反见缓象，故既以大青龙治其外，复以此理中固其中，然芎、归犹是行动之剂，病势至此，而欲补犹行，于此可悟处诊之诀矣。其方下云：治但伏不得卧云云，即小青龙治咳逆之意。凡咳逆甚者，皆不得卧，则喜伏，伏则前缓，其咳较舒耳，正气上不收也。其拘急与缓反，而治同者，以急为寒，此方温散寒邪故也。《外台》录验有续命汤方，以此方去当归、干姜，加芍、姜、二防、附、芩六味，则表实甚，而里足摄者也。

复脉汤方《伤寒论》《玉函经》《金匮要略》 治伤寒脉结代，心动悸。亦治虚劳汗出而闷，脉结，心悸。

生地黄一斤　麦门冬半升（去心）　麻子仁半升　甘草四两　桂枝三两　阿胶　人参各二两　生姜三两　大枣二十枚

上九味，以酒七升，水八升，煮取三升，去滓，内胶烊尽，温服一升，日三服。

[案]此桂枝去芍药汤倍甘、枣，加生地、麦冬、麻仁、人参，阿胶五物，以生津血。地黄为君，《本经》地黄主络脉绝伤，此方君地黄，故名复脉。《本经》麦冬、麻仁，亦皆主续绝伤，是以三味并能复脉，故以麦、麻佐地黄为用也，此方人参、阿胶同用，后世人参阿胶汤，取此为正虚而风寒未净之专方。徐氏《轨范》谓：治血脉空竭，万义未周匝，《成本》名炙甘草汤，以甘草主方名，非全书通例。凡方药多，而专取一药名方者，皆其主药。此方甘草四两，止得地黄四分之一，不应反得主名也。或仲景另有炙甘草汤而逸，后人误以此方当之耳。《证类》引《伤寒类要》云：治伤寒脉结代者，心动悸方：甘草二两，水三升，煮取半升，服七合，日二。然则成本之误可知矣。据《类要》即用少阴篇甘草汤方也，彼所据是古本可从。且《玉函》次方，以论文先后为次，而甘草汤，即次炙甘草汤之后，疑经文本当云：伤寒脉结代，心动悸，炙甘草汤主之；复脉汤亦主之，且二方互可并治。《外台·卷十》录仲景《伤寒论》云：肺萎涎唾多，心中温温液液者，炙甘草汤主之。即复脉汤。录《千金》云：肺萎涎唾多，心中温温液液者，甘草汤主之即甘草一味者。以彼同病异方，与此《类要》相符，正二方通用之证。温温液液，即《说文》煜煜郁郁之声，借将作心悸之兆，虚逆上炎也。

厚朴七物汤方《金匮要略》

厚朴半斤　枳实五枚　大黄　甘草各三两　桂枝二两　生姜五两　大枣十枚

上七味，以水一斗，煮取五升，去滓，内大黄，煮取四升，温服八合，日三服。呕者，加半夏五合；下利，去大黄；寒多者，加

183

生姜至半斤。

[案]此亦桂枝去芍药汤，差其分，复加生姜二两，而合小承气汤也。以其症发热脉浮，故取桂枝汤；腹满脉数，故取承气汤，乃太阳、阳明病治法也。《纲目·三十五》腹痛胀满，厚朴七物汤方，药与此同。

桂枝去芍药加麻黄附子细辛汤方《金匮要略》《外台》名附子汤

桂枝　生姜各三两　甘草二两　大枣十二枚（擘）　麻黄　细辛各二两　附子一枚（炮）

上七味，以水七升，先煮麻黄，去上沫，内诸药，煮取二升，分温三服。当汗出，如虫行皮中，即愈。

[案]此桂枝去芍药汤合麻黄附子细辛汤为一方也。桂枝汤，治太阳病；麻黄附子细辛汤，治少阴病，二经合病宜此方。

桂枝生姜积实汤方《金匮要略》

桂枝　生姜各三两　积实五枚，《尤本》《东泽本》并五两

上三味，以水六升，煮取三升，分温三服。

[案]此桂枝去芍药汤去甘、枣加积实也。《千金》曰：心下痞，诸逆悬痛，桂枝三物汤主之。其方则此方无枳实，有胶饴半升，义与《经》异。考《外台》引此经作心下痞，诸逆心下悬痛，大虚者，此方主之。云大虚则宜用胶饴。《千金》不为无。据《肘后·卷一》治心下牵急懊痛方，与此全同。且云：亦可加术二两，胶饴半斤斤当为升，是此方本有加胶饴之理，故《千金》如此钦。又《卷二》以此方加厚朴四两，名厚朴汤，治霍乱，烦呕，腹胀，是合用承气之半也。《外台》引延年，以此方加参、术，治风痰、饮气逆满，恶心不能食，是合用理中之半也。

治胸痹方三书无，今据《肘后》补。

桂枝　枳实等分

上捣末，橘皮汤下方寸匕，日三服。

[案]此方出《肘后·卷四》次橘枳姜汤。后云：仲景方，神效。是《金匮》逸文也。此法是汤、散合服，与食蒜，饮以地浆同法。

小青龙汤方《伤寒论》《玉函经》《金匮要略》

麻黄三两（去节）　桂枝三两（去皮）　芍药三两　甘草二两（炙）　五味子半升　细辛三两　干姜三两　半夏半升（洗），《玉函》八味各半升

上八味，以水一斗，先煮麻黄，减二升，去上沫，内诸药，煮取三升，去滓，温服一升。渴者，去半夏加栝楼根三两；微利，去麻黄加芫花，如鸡子，熬，令赤色；噎者，去麻黄加附子一枚，炮；小便不利，少腹满者，去麻黄加茯苓四两；喘者，去麻黄加杏仁半升《玉函》方下云，芫花不治利，麻黄定喘，今语反之，疑非仲景意，《外台》同，盖林亿校语也，不解经意耳！

[成注]青龙象肝木之两歧，而主两伤之疾，中风见寒脉，伤寒见风脉，则为荣卫之两伤，故以青龙汤主之。伤寒表不解，则麻黄汤可以发：中风表不解，则桂枝汤可以散，惟其表且不解，而又加之心下有水气，则非麻黄汤所能发，桂枝汤所能散，乃须小青龙汤，始可祛除表里之邪气尔。麻黄味甘辛温，为发散之主，表不解，应发散之，故以麻黄为君；桂味辛热，甘草味甘平，甘辛为阳，佐麻黄表散之用，二者所以为臣：芍药味酸微寒，五味子味酸温，二者所以为佐者，寒饮伤肺，咳逆而喘，则肺气逆，《内经》曰：肺欲收，急食酸以收之，故用芍药、五味子为佐，以收逆气；干姜味辛热，细辛味辛热，半夏味辛微温，三者所以为使者，心下有水，津液不行，则肾气燥，《内经》曰：肾苦燥。急食辛以润之，是以干

姜、细辛、半夏为使，以散寒水；逆气收，寒水散，津液通行，汗出而解矣。心下有水气，散行则所传不一，故又有增损之证：若渴者，去半夏加栝楼根，水蓄则津液不行，气燥而渴，半夏味辛温，燥津液者也，去之则津液易复，栝楼根味苦微寒，润枯燥者也，加之则津液通行，是为渴所宜也。若微利，去麻黄加芫花，水气下行，渍入肠间，则为利下，利者不可攻其表，汗出必胀满，麻黄专为表解，非下利所宜，故去之。芫花味苦寒、酸苦，为涌泄之剂，水去利即止，芫花下水，故加之。若噎者，去麻黄加附子。经曰：水得寒气，冷必相搏，其人即馇。又曰：病人有寒，复发汗，胃中冷，必吐蛔，噎为胃气虚竭。麻黄发汗，非胃虚冷所宜，故去之。附子辛热，热则温其气，辛则散其察，而噎者为当，两相佐之，是以祛散冷寒之气。若小便不利，少腹满，去麻黄加茯苓，水蓄在下焦不行，为小便不利，少腹满。凡邪客于体，在外者可汗之，在内者可下之，在上者可涌之，在下者可泄之。水蓄下焦，渗泄可也，发汗则非所宜，故去麻黄，而茯苓味甘淡，专行津液。《内经》曰：热淫于内，以淡渗之。渗溺行水，甘淡为宜，故加茯苓。若喘者，去麻黄加杏仁，喘为气逆，麻黄发阳，去之则气易顺，杏仁味甘苦温，加之以泄逆气。《金匮要略》曰：其人形肿者，不内麻黄，乃内杏子，以麻黄发其阳故也。喘逆形肿，标本之疾，加减所同，盖其类矣。

[泉案]此桂枝汤去生姜、大枣，合半夏麻黄丸，加干姜、细辛、五味子也。凡外有风寒，内有痰饮，动而喘嗽者，此方主之。若内有痰饮，外无风寒者，麻、桂不得妄用。风寒在表而连肺，桂、芍、麻主之；痰饮在里而连肾，干、半、辛、味主之。后人内饮治肾，外饮治肺之说祖此。《经》于大青龙云：无少阴证者宜用，则小青龙为有少阴证矣，或为之证是也，故大青龙无干、半、辛、味，

而小青龙有之，则干、半、辛、味，少阴治法也。溢饮并宜两方者，以渴暴多饮之，水或由上焦而半溢于肌表，于大方宜；或由上焦而半溢于中、下焦，于小者宜。其必由上焦，则同上焦肺之部，故麻、桂从同，而余药则异。夫表里俱病，必经于中，方中甘、半，未始不兼及之。

小青龙加石膏汤方《金匮要略》 治咳上气喘，烦躁，脉浮。

麻黄（去节） 桂枝（去皮） 芍药 细辛 干姜 甘草各三两 五味子 半夏（洗）各半升 石膏二两

上九味，以水一斗，先煮麻黄，减二升，去上沫，内诸药，煮取三升，去滓，温服一升，日三服。强人服一升，羸者减之。小儿服四合。

[案]此以脉浮、烦躁，与大青龙症相似，故加石膏，则大半变为大青龙汤矣。

当归四逆汤方《伤寒论》《玉函经》 治手足厥寒，脉细欲绝，及下利，脉浮革，肠鸣。

当归 细辛 桂枝 芍药各三两 通草 甘草各二两 大枣二十五枚（枣以和药，无取太多，疑当作一十五枚）

上七味，㕮咀，以水八升，煮取三升，去滓，温服一升，日三服。

[成注]脉者，血之府也。诸血皆属心。通脉者，必先补心益血。苦先入于心，当归之苦，以助心血；心欲缓，急食酸以收之，芍药之酸，以收心气；肝苦急，急食甘以缓之，大枣、甘草、通草之甘，以缓阴血。

[泉案]此桂枝汤去生姜加当归、细辛、通草也。归、辛并用者，

归行血，辛散寒，为血结挟寒之正治。《外台》引许仁则疗疟方云：疟病，头角骨酸疼，手足逆冷，口鼻喉舌干，喜饮水，毛耸，腰背强欲反拗，小便赤，但先寒后热，发作有时，服鳖甲五味散，后宜服当归六味散。方中用当归五两，细辛四两。又引《广济》当归汤，治心腹绞结痛，仍似有蛔虫者，方中用当归、细辛各四分，并取此。通草，即木通。《本经》木通主脾胃寒热，通利九窍、血脉关节，令人不忘，去恶虫。此方取其通利血脉之功也。《外台》有通草汤，治伤寒下利，脉微，手足厥冷，用通草一两。又有通草汤，治鼓胀气急，用通草三两，脉胀亦血脉不利所致。二方之义，取此通草与防己相似，故功用相近。此方木通与当归同用，导赤则木通与生地同用。此方木通、桂枝同用原阙，则木通与柴胡同用皆变法也。

当归四逆加吴茱萸生姜汤方《伤寒论》《玉函经》

当归　细辛　桂枝　芍药各三两　通草　甘草各二两，《玉函》各三两　大枣二十五枚　吴茱萸二升，《玉函》二两，别本半升　生姜半斤，《千金》五两，别本三两

上九味，㕮咀，以水四升，清酒四升《成本》俱六升，和，煮取三升《成本》五升，去滓，温服一升《成本》作温分五服，日三服。

[成注]茱萸辛温，以散久寒；生姜辛温，以行阳气。

[泉案]此即本方合吴茱萸汤去人参也。《千金》名为四逆汤，云治多寒，手足厥冷，脉绝。多当为久之误。方下云：旧方枣二十五枚，今以霍乱，法多瘥，故除之。又云：此方治阳邪陷阴，手足厥冷，脉细欲绝者。泉谓：阳邪陷阴，是此方的解。

桂枝芍药知母汤方《金匮要略》

桂枝　防风　知母　白术各四两,《东洋本》白术五两　生姜五两　芍药三两　麻黄　附子（炮）甘草各二两

上九味，以水七升，煮取二升，温服七合，日三服。

[案]此桂枝汤去大枣，合麻黄附子甘草汤，加防风、白术以治眩，知母以治酒热也。为防、术并用者之祖。《局方》取此法，加黄芪名玉屏风散。本论侯氏黑散、薯预丸，二方皆防风、白术同用，亦皆治眩。薯预丸治眩见《千金》、徐嗣伯《十方》说。黑散治眩详本方下。其分则散：防、术各十分，丸：防、术各六分，无如此汤方之重也。疑古必有以知母、防、术、姜、附、麻、甘七味为方，名知母汤者，其方以麻黄附子甘草汤为本，而加姜、知，一凉一温以平之；加防、术，一散一守以固之，极有法纪也。今加桂，芍，故作此名耳。《古今录验》此方无麻黄。《千金》防风散方，以此方去麻、附，加杏仁、半夏、芎䓖，治同。

麻黄升麻汤方《伤寒论》《玉函经》　治大下后。脉沉迟，手足厥逆，咽喉不利，唾脓血，下利不止。

麻黄二两半（去节）　升麻《外台》《小品》三分　当归各一两六分　黄芩　萎蕤《千金》校云：一作菖蒲　知母各十八铢　石膏（碎、绵裹）桂枝　芍药　干姜　白术　茯苓　麦门冬（去心），《成本》作天门冬，今从《玉函》　甘草（炙）各六铢

上十四味，㕮咀，以水一斗，先煎麻黄一两沸，去上沫，内诸药，煮取三升，去滓，分温三服。相去如炊三斗米顷，令尽。汗出愈。《玉函》相去以下十字，作一饭间当四字。

[成注]《玉函》曰：大热之气，寒以取之；甚热之气，以汗发之。麻黄、升麻之甘以发浮热；正气虚者，以辛润之，当归、桂、姜之辛以散寒；上热者，以苦泄之，知母、黄芩之苦，凉心去热；津液

少者，以甘润之，茯苓、白术之甘，缓脾生津，肺燥气热，以酸收之，以甘缓之，芍药之酸，以敛逆气；葳蕤、天冬、石膏、甘草之甘，润肺除热。

[泉案]此肺痿、厥利合治之专方。麻黄发汗为君，升麻、当归并用，为化脓行血之专法。阳毒开麻汤症亦咽喉痛、唾脓血，亦升麻、当归并用，彼升麻二两，当归一两，以阳毒毒盛，故升重于归也。赤豆当归散症，亦有脓，故亦用当归，无咽喉症，故不用升麻。黄芩、葳蕤、知母三味相合，为清热生津除烦之法。《千金》《外台》诸治消渴方皆祖此。石膏、麦冬并用，为生津之法。《千金》《外台》诸治虚烦方皆祖此。本论竹叶石膏汤同法。甘草、干姜并用，为治厥逆之法；亦因大下故也，本论有专方；茯苓、白术并用，为治泄利之法，真武汤症，亦下痢，亦用苓术；桂枝、芍药并用，为和表之法。论谓厥逆泄利是厥利也；咽喉不利，唾脓血，是肺痿也；二症并见，故作此法。若但肺痿，无厥利者，当去甘、姜、苓、术，乃为肺痿之专方。又此方以肾着汤为本者，以此泄利由误治来，乃最要也。合而言之，一方备诸方之用。麻、桂发表，升、归排脓，芩、芍和血，葳、麦润燥，知、膏除热，苓、术治湿，姜、甘治利，分七类以比之，病杂而药亦杂，真神技也，为六经合治之法。《千金·脚气第一》麻黄汤，即麻黄升麻汤去葳、知、石、干四味，加杏仁、防风、川芎、大枣四味，以彼不下，故不须生津扶阳，而宜芎、防散风，杏仁下气也。又大鳖甲汤十七味中，有麻、升、归、术、苓、知、芍、石、甘、葳、冬十一味，无桂、姜、芩。

土瓜根散方《金匮要略》 治妇人带下，经水不利，少腹满痛，或经一月再现。成字从《纲目》增。

土瓜根　䗪虫　芍药　桂枝各三分

上四味，杵为散，酒服方寸匕，日三服。亦治妇人阴癫。亦治句从《纲目》增。

[案]此桂枝汤去姜、甘、枣，加土瓜根、䗪虫也。徐大椿说：治瘀血伏留在卫脉之方。泉谓用土瓜根，与阳明病导燥屎法同义。《本经》土瓜作王瓜，云苦寒无毒，主消渴，内痹瘀血，月闭，寒热酸疼，益气愈聋，注家不一其说，而《礼·月令》孟夏王瓜生。郑注：以为菝葜。考菝葜，郑樵《通志》谓之王瓜草。《别录》菝葜根，甘酸平温、无毒，治腰背寒痛，风痹，益血气，止小便利。大旨亦相近也。菝葜即萆薢之别，疑亦可以萆薢代土瓜。《千金》以此方去桂、䗪虫加当归，治小儿气癫。

桂枝茯苓丸方《金匮要略》　治妇人妊娠下血。

桂枝　茯苓　丹皮　桃仁（去皮尖，熬）　芍药各等分

上五味，末之，炼蜜丸如兔屎大，每日食前服一丸。不知，加至三丸。

[案]此桂枝汤去甘、姜、枣，加茯苓、桃、丹三味。苓抑肾，桃、丹治瘀，与大黄牡丹汤治肠痈同意。此等病所以用桂枝者，以仲景书为伤寒作，其妇人诸病亦因于寒者也。

桂枝麻黄各半汤方《伤寒论》《玉函经》

桂枝一两十六铢　（去皮）　芍药　生姜（切）　甘草　麻黄（去节）各一两　大枣四枚（擘）　杏仁二十四枚（汤浸去皮尖及双仁者）

上七味，以水五升，先煮麻黄一二沸，去上沫，内诸药，煮取一升八合，去滓，温服六合。

桂枝二麻黄一汤方《伤寒论》《玉函经》

桂枝一两十七铢（去皮）　甘草一两六铢　麻黄十八铢（去节）　生姜一两六铢（切）　杏仁十六枚（去皮尖）　甘草一两二铢（炙）　大枣五枚（擘）

上七味，以水五升，先煮麻黄三沸，去上沫，内诸药，煮取二升，去滓，温服一升，日再。

[案]林亿云：桂枝汤取十二分之五，麻黄汤得九分之二合方，于桂枝二越婢一汤方云：桂枝汤得四分之一，越婢汤得八分之一合方。泉谓：林说虽于分两已准，要于二一两字不合。当云：桂枝汤得五分之二，麻黄汤得五分之一，桂枝汤得八分之二，越婢汤得八分之一，方合命名之义。又此二方，皆以两方合为一方。照方三分之，则桂枝汤方之品，分得其二，麻黄汤方之品，分得其一，推之，越婢亦然。若照五分、八分计之，当每味各增一铢。

桂枝二越婢一汤方《伤寒论》《玉函经》

桂枝（去皮）　芍药　甘草各八十铢　生姜一两三铢　大枣四枚（擘）　麻黄十八铢（去节）　石膏二十四铢（碎，绵裹）

上七味，咬咀，以水五升，先煮麻黄一二沸，去上沫，内诸药，煮取二升，去滓，温服一升。本方当裁为越婢汤、桂枝汤，合饮一升，今合为一方，桂枝二越婢一。

[案]此石膏、生姜相辅法，为辛甘发散之剂。

柴胡桂枝汤方《伤寒论》《玉函经》　治心腹卒中痛。

柴胡四两　黄芩　人参各一两半　半夏二合半　桂枝　芍药　生姜各一两半　甘草一两　大枣六枚

上九味，以水七升，煮取三升，去滓，温服一升，日三服。

[案]此合小柴胡汤，桂枝汤二方，而各减其半也。其二方同者，

姜、甘、枣三味，例不重出。《外台·卷七》于柴胡桂枝方下煎服法毕，后有又云人参汤，作如桂枝法，加半夏、柴胡、黄芩，复如柴胡汤法，今着人参作半剂，卅字义不可晓。泉谓：又云乃又方之误，今乃令之误。盖此方合柴胡桂枝二方，各减其分两之半，而其药除与桂枝汤方同者，止柴、芩、半、参四味。又一方以理中合柴胡汤方中之半夏、柴、芩三味。人参汤即理中别名，其合如桂枝汤合柴胡汤方中之三味，故云：又方人参汤，作如桂枝法，加半夏、柴胡、黄芩也。又以人参汤，药皆三两，今亦用其半，故云复如柴胡汤法，令着人参作半剂也。据此知《金匮》原文；当有柴胡人参汤方，其药则柴胡四两，黄芩一两半，半夏二合半，人参、白术、干姜、甘草各一两半，为七味，乃与《外台》合。盖寒疝腹中痛，亦两歧之症，故出两歧之治。其表证多者，当用柴胡桂枝汤；其里证多者，当用柴胡人参汤。而不离一柴胡者，为其在半表半里者也。《外台》义极精，惜知者少耳。然则经文当云：寒疝心腹卒中痛者，柴胡桂枝汤主之；柴胡人参汤亦主之。

乌头桂枝汤方《金匮要略》 治寒疝腹中痛，逆冷，手足不仁，若身疼痛，灸刺诸药不能治者。

乌头大者五枚（熬，去皮，不必咬咀）

上一味，以水二升《东洋本》作蜜二斤，煎减半，去滓，以桂枝汤五合解解当作和之，令得一升后《千金》作许，初服二合；不知，即服三合；又不知，复加至五合，其知者如醉状，得吐者为中病。

[案]此桂枝汤合大乌头煎为一方也。经方自有合二方为一方之例。如桂枝麻黄各半汤、桂枝二麻黄一汤、桂枝二越婢一汤，三方皆以原方分两相配合者；桂枝去芍药加麻黄附子细辛汤、柴胡桂枝汤、厚朴七物汤，三方皆以原方药味相配合者，此方则二方另煎，

煎成后相配合者，为经方之三大例。《外台·卷七》录仲景此方，既云：乌头、白蜜、桂枝三味，且云：桂枝四两，复于前煎服法毕后，另列桂枝汤，原方且云：五味煮，去滓，和前乌头蜜，前后相戾，义不可晓。复于前煎服法毕后注云：范汪同。后煎服法毕后注云：《千金》同。今以校之《千金》则云：桂枝汤方在伤寒中，且无桂枝四两之文。而云以桂枝汤五合解之，与《外台》合，而《外台》别范汪原方，则无桂枝五味之语。当是《外台》所据《金匮》原文，实有二方，前方以乌头煎加桂一味，后方合乌头煎、桂枝汤二方为一方，二方中间当有又方二字，另行传写，脱去，故至戾也。《金匮》赵本于前方无桂枝四两之文，于后方无和前乌头蜜，似所谓水二升半煎桂者，即谓后方桂枝五味矣，与《外台》又戾，想是林亿校时所改也。然仲景书，本有一方二法之例，此亦其一，盖此条症列两歧，故两出治，前方治逆冷不仁之意，多为里证也：后方治限满身痛之意，多为表证也。经义何等周匝，幸有《外台》可证。此为乌头桂枝合用之祖方。《外台》七引《肘后》卒心痛方，桂心一两，乌头一两，炮，描细，蜜和丸如梧子大，服三丸，此即前方小变之也。《千金》乌头汤，治寒疝腹中绞痛，贼风入腹攻五脏，拘急不得转侧，叫呼发作有时，使人阴缩，手足厥逆方。乌头十五枚，桂心六两，生姜一斤，芍药四两，甘草二两，大枣十枚。上六味，㕮咀，以水七升，煮五味取三升，去滓，别捣乌头，去皮四破，蜜三升，微火煎，令减五六合，内汤中，煮两小沸，去滓，服一合，日二，间食。强者三合，心如醉状为知；不知增之。是直用桂枝汤加乌头也，而分两又不与原方同，此即后方小变之也。

桂枝去桂加苓术汤方 《伤寒论》《玉函经》

芍药　生姜各三两　甘草二两　大枣十二枚（擘）　茯苓　白术各二两

上六味，咬咀，以水七升，煮取三升，去滓，温服一升，小便利，即愈。

[成注]头项强痛，翕翕发热，虽经汗下，为邪气仍在表也。心下满微痛，小便利者，为欲成结胸。今外症未罢，无汗，小便不利，则心下满微痛，为停饮也。与桂枝汤以解外，加苓术利小便，行留饮。

[泉案]翕翕发热，无汗，正桂枝之的，治不应反去之，此方去桂者，以汗下并用，表里俱伤，不任发泄放也。大法芍、姜治表，苓术治里。

真武汤方《伤寒论》《玉函经》一名元武汤　治腹痛，四肢沉重疼痛，小便不利，吐利。

生姜三两（切）　芍药三两　茯苓三两　白术二两，《外台》亦三两　附子一枚（炮，去皮脐，作八片），《外台》二枚，是亦三两

上五味，以水八升，煮取三升，去滓，温服七合，日三服。七合，日三服，三七止二升一合，经文三字当为二之误，若咳者，加五味子半升，细辛、干姜各一两；若小便利者，去茯苓；若下利者，去芍药，加干姜二两；若呕者，去附子，加生姜，足前成半斤。

[成注]真试，北方水神也，而属肾，用以治水焉。水气在心下，外带表而属阳，必应发散，故治以真武汤。青龙汤，主太阳病，真武汤，主少阴病，少阴肾水也，此汤可以和之，真武之名得矣。茯苓味甘平，白术味甘温，脾恶湿，腹有水气，则脾不治。脾欲缓，急食甘以缓之。渗水缓脾，必以甘为主，故以茯苓为君，白术为臣，芍药味酸微寒，生姜味辛温。《内经》曰：湿淫所胜，佐以酸辛，除湿正气，是用芍药、生姜酸辛为佐也。附子味辛热，《内经》曰：寒淫所胜，平以辛热，温经散湿，是以附子为使也。水气内渍，至

于散则所行不一，故有加减之方焉。若咳者，加五味子、细辛、干姜，咳者水寒射肺也。肺气逆者，以酸收之，五味子酸而收也。肺恶寒，以辛润之，细辛、干姜辛而润也。若小便利者，去茯苓，茯苓专渗泄者也。若下利者，去芍药加干姜，酸之性泄，去芍药以酸泄也；辛之性散，加干姜以散寒也。呕者，去附子加生姜，气上逆则呕，附子补气，生姜散气，两不相损，气自顺矣。增损之功，非大智孰能贯之。

[泉案]此桂枝去桂加苓术汤，去甘、枣加附子也。以其症属寒湿，故加附子。又以其腹痛，故附、芍并用。四逆汤加减曰：腹中痛加附子。柴胡汤加减曰：腹中痛，加芍药是也；以小便不利，故加茯苓。柴胡汤加减曰：小便不利者，加茯苓是也，以吐利，故加生姜。理中加减曰，吐多者，加生姜是也，以沉重疼痛，故用术。《经》云：湿家身烦痛，可与麻黄汤，加术四两是也。苓、术一类，芍、附一类，附、姜一类，井然有序。然苓、芍、附皆在可去之列。独术、姜不去，姜又重于术。凡水气，是津液因寒所郁而成者，以姜辛散寒，术甘胜水，故姜为君，而术为臣，为诸治寒湿者之祖方。姜、苓并用，与茯苓甘草汤治水同义。姜，术既为此方不去之品，则以治沉重疼痛为要，当从《外台》术亦三两，是成氏君苓，误也。此方五味，独生姜、白术不去，而术实与苓相济，为治小便不利之用，伤寒定例如是。再除附与芍相济，为治疼痛及腹痛之用，止生姜一味矣。经方生姜多以治吐，则此经文自下利者，下字当为吐字之误。何以言之？下利在或症中云加干姜，若先言自下利，不嫌于复乎？且何以正方中无干姜也，故知下字误矣。或曰理中加减法云吐多者，去术；下多者，还用术。今方中有术，其为下，不为吐明甚。应之曰：吐多去术，吐少不去术，况术本与苓同，治小便不利，安可去乎？吐成于胃，而生于冲脉，水寒上抑，胃不得

申，则冲脉之气逆而为吐，生姜治吐，正其主药矣。姜性虽轻，得术、附以鼓之，亦猛然顿起也。观加减法中，呕加生姜，足前成半斤，益信。

麻黄连轺赤小豆汤方《伤寒论》《玉函经》

生梓白皮《千金》二升　赤小豆各一升　连轺　生姜　麻黄（去节）各二两　杏仁三十枚（去皮尖），从《玉函》，成本四十枚　甘草二两　大枣十二枚（擘）

上八味，以潦水一斗，先煮麻黄一二沸，去上沫，内诸药，煮取三升，去滓，分温三服，半日服尽。分温以下八字，《玉玉》作温服一升。

[成注]《内经》曰：湿上甚而热，治以苦温，佐以甘平。以汗为、故止，此之谓也。又煎用潦水者，亦取其水味薄，则不助湿气。

[泉案]此大青龙汤去桂、石加梓、豆、翘三味也。《本经》梓白皮苦寒，主热诲。《肘后》治时气温病，头病壮热。《外台》引《小品》温病，热未除，重被暴寒，寒毒入胃，热结不散，变哕，单煮梓皮饮之。温病积饮冷，冷结胃中，热入肾中，变壮热大哕者，服梓皮，温哕得止也，是梓白皮善解热结，故以之为君。《本经》小豆酸平，主下水。陶隐居云：小豆性逐津液，久服令人枯燥。《证类》引《小品》治疽初作，以赤小豆末，醋傅之消，是赤小豆善解湿结也。赤豆当归散，以之为君者，与此同法。连轺，小注连翘根也。宋·郭雍本根作房，是成本误也。《图经》曰：连翘一名连苕，苕、轺同召声，连翘当一名连轺，非根之专名，从《千金》为是。《本经》连翘味苦平，主结热。陶隐居曰：连翘，今用茎及花、子，以其主结热，故合小豆为臣，梓、豆、轺三味并用，为解湿热结之大剂。

197

风引汤方《金匮要略》附方　除热瘫痫。

紫石英　滑石　赤石脂　白石脂　寒水石　石膏各六两　大黄　干姜　龙骨各四两　桂枝三两　甘草　牡蛎各二两

上十二味，杵，粗筛，以韦囊盛之，取三指撮，井花水三升，煮三沸，温服一升。巢氏云：脚气宜风引汤。

[案]《外台·十五》录深师紫石汤方，与此药味同，惟六石各八两为异，煎服法小异大同。注云：此本仲景《伤寒论》方，是林亿附此方者据此也。此以桂枝甘草龙骨牡蛎汤合备急丸，去巴豆加六石也。考《本草》紫石，镇心除邪，滑石利小肠除热，赤石、白石亦分治心肺，但主泄利。赤白要之，赤入血分，白入气分，与二石英皆治惊悸也。寒水石、石膏、滑石皆除热利小便，石膏、石脂皆取其润散落，为膏凝者，为脂凝者，重为散者，故石膏但能清热，石脂则能攻积，以二石脂推石膏、寒水石，自当以软石膏为寒水石，硬石膏言为石膏；石脂用赤白以分治气血；则石膏用硬软以分清气血，气清血浊。石膏硬则入血分，寒水石软则入气分，可例推也。经方自是白石脂作英者，误。盖经意以紫石与滑石同用者，以紫石入血治心，滑石入气治小肠，一脏一腑之义也。二膏治热，二脂攻积，六石共为君；大黄，干姜，一泄一守为臣；龙骨、牡蛎，一入一软为佐；桂枝、甘草治惊悸为使。风引之病，既由于风，故方从桂枝来。引者，一缓一急之谓。缓故用龙、蛎之收，急故用姜、黄。风则生热，故用四石及大黄之寒以清之，热则生痰，故用二脂、滑石以攻之，二脂承紫石来，二膏承滑石来；风性善壅逆，故用紫石之重以治逆，滑石之利以治壅，此方之妙如此。近徐大椿说：此乃脏腑之热，非草木之品所能散，故以金石重药清其里，似尚于方义未周。《千金·卷十四》紫石散方，药味制法并与此经同，惟甘草、桂心，牡蛎各五两为异。据《千金》及《外台》，则此方当

名紫石散及汤，不名风引也。另有风引汤，皆各异。《千金》又将此方除石膏、滑石、紫石、赤石四味，治少小中风，状如欲绝者，亦不名风引。《衍义·卷四》及《纲目·卷八》紫石英下皆较有张仲景风引汤，治风热瘈疭及惊痫瘈疭，药味不与此同。

麻黄附子甘草汤方《伤寒论》《玉函经》《金匮要略》名麻黄附子汤 治少阴表证。

麻黄二两（去节） 甘草二两（炙） 附子一枚（炮，去皮，破八片）

上三味，以水七升，先煮麻黄一二沸，去上沫，内诸药，煮取三升，去滓，温服一升，日三服。

[成注]麻黄、甘草之甘，以散表寒；附子之辛，以温经气。

[泉案]此温阳散寒之专方。凡附子，炮补、生散，通例如此。

麻黄附子细辛汤方《伤寒论》《玉函经》 治发热，脉沉。

麻黄二两（去节） 细辛二两 附子一枚（炮，去皮，破八片）

上三味，以水一斗，先煮麻黄减二升，去上沫，内诸药，煮取三升，去滓，温服一升，日三服。

[成注]《内经》曰：寒淫于内，治以甘热，佐以苦辛，以辛润之。麻黄之甘，以解少阴之寒，细辛、附子之辛，以温少阴之经。

[泉案]此麻黄附子甘草汤去甘草加细辛也。为温散寒湿之方，但较重于彼，以其卫气为湿所困，不得发越，故加细辛以透之，细辛善透阻遏之气，故仲景于陈寒二饮皆用之。气之阻遏者，则恶甘味之壅补，故去甘草。二方本自一法，但一则仅为寒湿在表，故无发热症，而不妨用甘草；一则重为寒湿所郁，故有发热症，而必用细辛之辛以透之。

三黄汤方《金匮要略》附方。　治中风，手足拘急，百节疼痛，烦热心乱，恶寒。经曰：不欲饮食。

麻黄五分　独活四分　黄芩三分　细辛　黄芪各二分

上五味，以水六升，煮取二升，分温三服。一服小汗，二服大汗。心热加大黄二分；腹满加枳实一枚；气逆加人参三分；悸加牡蛎三分；渴加栝蒌根三分；先有寒加附子一枚。

[案]此方《金匮》本之《千金》。《千金》于此方标曰：仲景三黄汤，《千金翼》亦云此仲景方，是孙氏所据《金匮》足本有之，林亿因据补耳。此麻黄附子细辛汤去附子，加独活、黄芩、黄芪也。心乱不欲饮食，胃热也。《本经》黄芩治诸热，《别录》黄芩治胃中热。甄权云：黄芩治关节烦闷是也。拘急疼痛，卫虚也，细辛、独活主之。《本经》细辛，治百节拘挛，风湿痹痛。烦热恶寒，表实也，麻黄黄芪主之。此主治乃里热表寒之症，故加减法有加大黄、加附子者，各随其偏重者治之，方中五味为表胜设，方下加减为里胜防，惟先有寒者，表寒大胜，故须生附，乃全用少阴方也。又此方辛、芪同分，为助气散寒之一法，当归四逆，辛、归并用，为行血散寒之一法，合之，则归、芪为后世归耆建中之祖。

大黄附子汤方《金匮要略》　治胁下偏痛，发热，其脉紧弦。

大黄三两　附子三枚（炮）　细辛二两

上三味，以水五升，煮取二升，分温三服。强人煮取二升半，分温三服，服后如人行四五里，进一服。

[案]此麻黄附子细辛汤去麻黄加大黄也。此偏痛是风湿痹着，故用细辛；紧弦为寒实，故用大黄以下闭，附子炮以温中。凡发热者，为邪气散漫不结，不应紧弦，且痛反如是者，寒结于是而抑其卫气也，与发痈之脉数，身热有痛处法同，胁下为半表里之分，寒

结于是，不能全发于表，故以炮附拓之，与薏苡附子败酱散同法，其用大黄，又与大柴胡同法。

还魂汤方《金匮要略》 救卒死，客忤死。

麻黄三两（去节，一方四两） 杏仁（去皮尖）七十个 甘草一两（炙）

上三味，以水八升，煮取三升，去滓，分三服，各本无三服二字，今从《外台》补，令咽之，通治诸感忤。

[案]此麻黄甘草汤加杏仁也。《证类》引《药性论》云：杏仁能治腹痹不通，发汗，主温病，治心下急满痛，除心腹烦闷，疗肺气咳嗽，上气喘促。而《病源》释客忤之状，与此主疗相当，故此方能治客忤。《千金》云：此方主卒忤，鬼击飞尸，诸奄忽气绝复觉，或已无脉，口噤不开，去齿下汤，汤入口不下者，分病人发左右，足路肩引之，药下复增取一升，须臾立愈。是此方能治一切中恶也。《千金》此方无甘草，有桂心二两，则用麻黄汤亦可也。《肘后》有甘草，又有桂心二两，则全是麻黄汤方可矣。《局方》名此为三拗汤，近张氏璐谓：即治风水，杏子汤亦通。泉谓：此治喘之主方，后世定喘诸方皆祖此。《摄生方》载银杏散，用银杏十个，麻黄二钱半，甘草炙，二钱，水煎服。即此方以银杏易杏仁也。古者杏与银杏有可通用者，如下疳、狗咬皆用银杏嚼涂是也。要之，此方治一切气病，重则奄忽闷绝，轻则痹急满痛皆主之。其治喘者，喘亦气病之一也。然须气病在膈上者宜之，若在膈下者弗效。本方加桂枝为麻黄汤，治伤寒，以桂枝主发汗也；加石膏为麻杏石甘汤，治有汗，渴，以石膏主救津也。麻黄汤：麻三两，杏七十个，与此同；麻杏石甘汤：麻四两，杏五十个；大青龙：麻六两，杏四十个；厚朴麻黄汤：磨四两，杏半升；麻杏苡甘汤：麻四两，杏二两；文蛤汤：麻三两，杏五十个。

麻黄杏子甘草石膏汤方《伤寒论》《玉函经》《千金》名甘草汤

石膏半斤（碎，绵裹，依例当为半升）　麻黄四两　杏仁五十枚　甘草二两（炙），《玉函》一两，误

上四味，以水七升，先煮麻黄减二升，去上沫，内诸药，煮取二升，去滓，温服一升。

[案]此还魂汤加石膏也。法自麻黄、白虎二方合用来，以外无热，故用麻黄汤，而去桂枝；以内无烦渴，故用白虎汤，而去知母，各有精义。以此方视越婢，主治大同，但此喘则加杏仁，彼不喘自无杏仁。经方用药之例，我严如此。

文蛤汤方《金匮要略》　治吐后大渴，及脉紧头痛。

文蛤　石膏各五两　杏仁五十枚　麻黄　生姜　甘草各三两　大枣十二枚

上七味，以水六升，煮取二升，温服一升。汗出，即愈。

[案]此大青龙去桂枝，合文蛤散二方也。《本经》文蛤咸平无毒，主须满。盖吐后微渴者，液子虚常也；吐后大渴者，痰之壅热也；脉紧头痛，而体痛无汗者伤寒也；脉紧头痛，而心下硬有汗者伤食也。今俱无，故知为痰热之壅，文蛤善治热痰，故主之，痰热之聚，必因于风，故石膏与蛤同分。麻黄得石膏，则止为宣热之助，生姜得石膏，则止为平逆之助，皆不嫌以热济热也，况又有文蛤咸降，以领之平。

越婢汤方《金匮要略》　治风水恶风，一身悉肿，脉浮不渴，续自汗出，无大热者。

石膏半斤　麻黄六两　生姜三两　甘草二两　大枣十二枚

上五味，以水六升，先煮麻黄，去上沫，内诸药，煮取三升，

分温三服。恶风加附子一枚。

[案]此亦甘草麻黄汤之加法也。与麻杏甘石汤同体，故亦治汗出，无大热之症。但彼喘，故用杏仁；此不喘，即不用杏仁，为治风热壅气之主方。《外台》以治内极热，则身体津脱，腠理开，汗大泄，属风气，下焦脚弱所主。虽身热不同，其为有热，汗出，则同。风水之无大热，热盛于里也。内极之身体热，热蒸自里也，故治法同。此与桂枝症同，为汗出恶风之治，且脉浮不渴，无大热亦相似，而一则桂、姜，而以芍敛之，一则麻、姜，而以石平之，全在肿不肿之别，不肿则气不热壅，其汗出，作寒散论，故芍敛之；肿则气热壅，其汗出，作热理论，故石平之。《外台》有治多汗方，用石膏、甘草者本此。

越婢加半夏汤方《金匮要略》 治咳上气，喘，目如脱状，脉浮大。

石膏半斤　麻黄六两　生姜三两　甘草二两　大枣十二枚（原作十五枚，今正。）　半夏半升

上六味，以水六升，先煮麻黄，去上沫，内诸药，煮取三升，分温三服。

[案]此方加半夏者，与小青龙加石同法。彼方治咳上气喘，烦躁脉浮，与此主治相似，俱为胃热犯肺之病。小青龙方中有半夏，而无石膏；越婢方中有石膏，而无半夏。观二方加法，则胃热犯肺者之治，当半夏、石膏并用也。竹叶石膏汤症，虚烦气逆，亦半夏、石膏并用。徐大椿说：此方与小青龙加石膏汤，为治喘之主方。泉谓：肺受风寒而喘者，麻黄、杏仁并用，治在肺；肺受胃热而喘者，半夏、石膏并用，治在胃，又皆卫分之治法也。厚朴麻黄汤，麻、杏、半、石合用，是肺分既受风寒，复受胃热者之治法。凡欲穷经方，必合数方以治一方，始了然于圣人用意之精矣。又《局方》

玉真丸，以石、半合硝、硫，治肾厥之头痛，亦平胃之意，故亦用石、半，其硝、硫，特因肾有大寒故也。

越婢加术汤方《金匮要略》　治皮水。

即越婢原方加白术四两，煎服法同。

[案]术、石并用者，为《本事方》苍术、白虎之祖。古人用术，不分苍、白也；术、麻并用者，与麻黄加术汤同意，术、姜并用者，与茯苓泽泻汤同意。

麻黄杏仁薏苡甘草汤方《伤寒论》《玉函经》《金匮要略》　治身疼，发热，日晡剧。

薏苡半两，《外台》半升　麻黄半两（去节，汤炮），《外台》四两　杏仁十枚（去皮尖，炒）　甘草一两（炙），《外台》各二两

上剉麻豆大，每服四钱匕，水一盏半，煎取八分，去滓，温服。有微汗，避风。

[案]此还魂汤加薏苡也。以此身疼至日晡，肺王克肝之时而剧，知为肝病，肝主筋，则此疼是筋急所致，薏苡善缓急，故主之。其必用还魂汤者，以其身疼兼发热，总属表证耳。

牡蛎汤方《金匮要略》附方

牡蛎四两　麻黄四两（去节）　甘草二两　蜀漆二两

右四味，以水八升，先煮蜀漆、麻黄，去上沫，得六升，内诸药，煮取二升，温服一升。若吐者，勿更服。

[案]此麻黄甘草汤加牡蛎、蜀漆也。考《外台·卷五》引张仲景《伤寒论》曰：疟多寒者，名为牡疟，牡蛎汤主之。是王焘所据《金匮要略》善本，固有此方，林亿亦据《外台》而附之。此治心下

有痰之疟之专方。牡蛎善软痰结，蜀漆善越痰气。

麻黄醇酒汤方《金匮要略》附方 治黄疸。

麻黄三两（去节）

上一味，以水美清酒五升，煮取二升半，顿服尽。冬月用酒，春月用水。

[案]《外台》及《证类》引仲景《伤寒论》并有此方及论。林亿取入附方本此，此方似当专以麻黄汤为名。云：冬用酒，春用水，则非一定用酒也。录者嫌与四味之麻黄汤同称，故连醇酒命之欤？独提冬、春二季者，以见余二季，当如本方。

排脓汤方《金匮要略》

桔梗三两　甘草二两　生姜一两　大枣十枚（擘）

上四味，以水三升，煮取一升，温服五合，日再服。

[案]此桔梗汤之正方也。仲景以生姜戟喉，大枣滞气，皆与咽痛不宜，故《伤寒论》少阴病，去此二味为桔梗汤方，犹桂枝去芍药汤，即桂枝甘草汤之正方也。为疡科诸排脓方之祖。腹内痈欲成脓者，皆可用之。近世用甘草排脓者，皆取节。

排脓散方《金匮要略》

枳实十六枚（疑误）　芍药六分　桔梗二分

上三味，杵为散，取鸡子黄一枚，以药散与鸡子黄相等，揉和令相得，饮和服之，日一服。

[案]此桔梗去甘草合枳芍散方也，为肠痈成脓者之专方。《要略》于枳芍散方下云：并主痈胀。谓产后瘀血滞气，变生肠痈也，法与此合。用鸡子黄者，所以治热疮，与苦酒汤同意。

白散方《伤寒论》《玉函经》《金匮要略》一名桔梗白散　治寒实结胸，无热症者。

桔梗　贝母各三分，《玉函》各十八铢　巴豆一分（去皮心，熬黑研如脂），《玉函》六铢

上三味为散，内巴豆，更于臼中杵之，以《玉函》及《外台》无内巴以下十字白饮和服，强人半钱匕《玉函》脱匕字，羸人减之。病在膈上必吐，在膈下必利，不利进热粥一杯，利过不止，进冷粥一杯《外台》吐下有脓血二字，冷粥作冷水，义长。

[成注]辛散而苦泄，桔梗、贝母之苦辛，用以下气，巴豆之辛，用以攻实。

[泉案]此桔梗汤去甘草，加贝母，巴豆也。贝母能散气结，肺主气，故于肺痈宜。《外合》引仲景《伤寒论》曰：咳而胸满振寒，脉数，咽干不渴，时出浊唾腥臭，久久吐脓如粳米粥，为肺痈，桔梗白散主之是也。盖肺痈亦胸中结实，得寒乃成，与寒实结胸症异因同，故治同，此方用桔梗，又与少阴咽痛同义。少阴咽痛，亦寒结胸中所致，但彼为虚结，一桔梗足矣，此为结实，则桔梗不足以散之，而又不能离桔梗以为治，故于桔梗汤去甘草，加巴、贝以泻实。《外台》范汪大甘遂丸，治悬饮方中，用贝母、巴豆取此。又走马汤，巴、杏并用，此方巴、贝并用，皆所以治心胸间痰，除巴豆从同外，则杏仁、贝母，为后世杏、贝并用，治肺之祖。

经方例释中

承气汤方《伤寒论》《玉函经》《金匮要略》，一名调胃承气汤。仲景书中凡但言承气汤者，即此，胃气以通行为平调，实则不通，结则不行，硝善解结，黄善泄实，结解实泄，则胃调矣，故一名调胃承气汤，近吴江徐氏作《伤寒类方》，以大承气汤建首，而此方属之，未免倒置，今不取。

芒硝半升，《成本》及《千金》半斤，误　大黄四两（去皮，清酒浸）　甘草二两（炙）

上三味，㕮咀，以水三升，煮取一升，去滓，内芒硝，更上火微煮令沸，少少温服。

[成注]《内经》曰：热淫于内，治以咸寒，佐以苦甘。芒硝咸寒以除热，大黄苦寒以荡实，甘草甘平，助二推陈而缓中。

[泉案]此大黄甘草汤加芒硝也。以硝为君，故能调胃，以硝制结热，胃恶热喜通放也。为诸承气之祖，亦为解热结方之祖。徐氏曰：芒硝善解热结之邪。大承气用之解已结之邪，此方用之解将结之邪。

大黄硝石汤、硝、黄并四两。疗鲙症方，硝、黄并二两。大陷胸丸，硝五分、黄八两，汤硝一升、黄六两。大承气，硝五合、黄四两。桃仁承气，硝二两、黄四两。据此，诸方除并重外，硝皆轻于黄，此方亦尔。《千金》有大承气汤，即此方加枳实五枚煎服，不与此同，虽曰同名，自是别方，当即大承气所自出之方。《伤寒论》调胃承气凡九症，言谵语者三，言烦者再，言热者三，言满者一，皆是热气弥漫，将结实也。小承气凡四症，言汗、吐、下者各一，言脉滑疾者一，皆是损津致实，非自结也。大承气凡三十余症，或言燥屎，或言便坚，或言干燥，或言潮发，皆是已结实也。三方之分如此。

大陷胸汤方《伤寒论》《玉函经》 治心下至少腹硬痛。

甘遂一钱匕《玉函》一钱，考古一钱，准今七厘六毫，古一钱匕，准今五分六厘。轻重悬殊，今从《伤寒》 芒硝一升 大黄六两（去皮）

上三味，以水六升，先煮大黄取二升，去滓，内芒硝，煮一两沸，内甘遂末，温服一升，得快利，止后服。

[成注]结胸由邪在胸中，处身之高分，邪结于是，宜若可汗。若所谓结者，若系结之结，不能分解者也。诸阳受气于胸中，邪气与阳气相结，不能分解，气不通，壅于心下，为硬为痛，是邪气固结于胸中，非虚烦属实之所同，是宜攻下之剂可理。低者举之，高者陷之，以平为正。结胸为高邪，陷下以平之，故治结胸，曰陷胸汤。甘遂味苦寒，苦性泄，寒胜热，虽曰泄热，而甘遂又若夫间之，遂直达之气，陷胸破结，非直达者不能透，是以甘遂为君；芒硝味咸寒，《内经》曰：咸味下泄为阴。又曰：咸以软之。气坚者以咸软之，热胜者以寒消之，是以芒硝为臣；大黄味苦寒，将军也，荡涤邪寇，除去不平，将军之功也。陷胸涤热，是以大黄为使。利药之中，此为骏剂，伤寒错恶，结胸为甚，非此汤则不能通利之，剂大而数少，取其迅疾，分解结邪，此奇方之制也。《黄帝针经》曰：结虽久，犹可解也。在伤寒之结，又不能久，非陷胸汤，孰可解之？

[泉案]甘遂名遂者，取行水之义。《周礼·地官》遂人凡治野夫间有遂。注：遂，田首受水小沟。《考工记》广二尺，深二尺，谓之遂。遂为水行之道，故成氏取譬焉。错杂也，错恶，谓诸恶症也。结胸之水，非病于水，究是因病饮停，故以主黄而臣以硝，使去结

热，而佐以甘遂行水，故其分独轻，观方下煎法自明。成注未免倒置。

大黄甘遂汤方《金匮要略》 治妇人少腹满，小便微难，不渴，在产后者。

大黄四两 甘遂 阿胶各二两

上三味，以水三升，煮取一升，去滓，顿服，其血当下。

[案]此以大黄治血，甘遂治水，而阿胶则引其下行也。即大陷胸汤去硝加胶，实大陷胸汤所由出也。

大陷胸丸方《伤寒论》《玉函经》

大黄半斤 芒硝 葶苈（熬） 杏仁各半升（去皮尖，熬黑） 甘遂一钱匕 白蜜二合

上六味，捣筛二味，内杏仁、芒硝，合研如脂，和散，取如弹丸一枚；别捣甘遂末一钱匕，白蜜二合，水二升，煮取一升；温，顿服之。一宿乃下；如不下，更服，取下为效。禁如药法。

[成注]大黄、芒硝之苦咸，所以下热；葶苈、杏仁之苦甘，所以泄满；甘遂取其直达，白蜜取其润利，皆以下泄满实物也。

[泉案]此大陷胸汤增大黄二两，减芒硝半升，加葶苈、杏仁也。汤方硝、黄同分，意在泻胃实；丸方黄重硝轻，又加葶、杏泻肺，意在泻胸实，二方分际如此。《外台》引《广济》大黄丸，治胸肋妨闷，内中客气，大便苦难，其方即将大承气加葶苈、杏仁二味者，即此方加枳、朴也。范汪大甘遂汤、治悬饮方，用葶苈，杏仁。延年旋覆花丸方，亦用葶苈，杏仁。《时后·卷四》治水肿，有专用葶苈、杏仁二味者，皆取此。凡大黄、甘遂并用之方，此最峻。

209

己椒苈黄丸方《金匮要略》 治腹满，口苦干燥。

防己　椒目　葶苈（熬）　大黄各一两

上四味，末之，蜜丸如桐子大，先食饮服一丸，日三服。稍增，口中有津液。渴者，加芒硝半两。

[案]《肘后·卷四》治水肿方，有用防己、葶苈、甘草三味作汤者，本此，为肺肾并泻治法。《普济方·十九》代卅钱防御命孙兆诊之，脉得沉紧数，其证目下鼻准皆肿，唇色紫，腹大肿，外阴器大如升；按之如石，告曰：病名石水，方以此丸主之。据此知是方即治石水腹满者，即石水症。

十枣汤方《伤寒论》《玉函经》《金匮要略》 治伤寒中风，下利呕逆，其人漐漐汗出，发作有时，头痛，心下痞坚满，引胁下痛，干呕短气及悬饮，咳唾引胁下痛。

芫花（熬）　甘遂　大戟

上三味，等分，各别捣为散，以水一升五合，先煮大枣肥者十枚，取八合，去滓，内药末，强人服一钱匕，羸人半线，平旦温服之；若下少病不除者，明日更加半钱。得快下后，糜粥自养。三书所载文不同，今参正。

[案]三书中，有青龙、白虎、真武三汤，而无朱雀汤，此即是也。《外台》癖饮方，引深师朱雀汤，疗久病癖饮，停痰不消在胸膈上，液液时头眩痛，苦挛，眼睛、身体、手足、十指甲尽黄，亦疗胁下支满，饮辄引胁下痛，其方即十枣汤。然则唐以前，固有名十枣为朱雀者，适与青龙等方同法，四宿盖古义也。此治胁下有水气之专方。芫花治水气下利。小青龙加减法曰：若下利者，去麻黄加芫花是也。甘遂治水气在胸，故陷胸汤二方及丸方，并主甘遂。《要略》甘遂半夏汤症，亦以下坚满也。大戟主水气在腹，腹满急痛，

吐逆头痛，三味并用，为行水之峻剂。《外台》范汪方，大甘遂丸，用芫花、甘遂、大戟三味，以治悬饮取此，《三因方》控涎丹，以此方去芫花加白芥子，变汤为丸，亦下痰之峻剂。芫花云熬者，《宣明方》云：仲景乡俗异语云炒作熬。凡言熬者，皆干炒也。

大承气汤方《伤寒论》《玉函经》《金匮要略》

厚朴半斤（炙，去皮） 枳实五枚（炙） 大黄四两（酒浸） 芒硝三合

上四味，以水一斗，先煮二物取五升，去滓，内大黄，更煮取二升，去滓，内硝，更上微火一两沸，分温再服。得下，余勿服。

[成注]《内经》曰：燥淫所胜，以苦下之。大黄、枳实之苦，以润燥除热。又曰：燥淫于内，治以苦温。厚朴之苦，下结燥。又曰：燥淫所胜，治以咸寒。芒硝之咸，以攻蕴热。又曰：承顺也。伤寒邪气入胃者，谓之入府，府之为言聚也。胃为水谷之海，荣卫之源，水谷会聚于胃，变化而为荣卫，邪气入于胃也，胃中气瘀滞，糟粕秘结，壅而为实，是正气不得舒顺也。《本草》曰：通可去滞，泄可去邪，塞而不利，闭而不通，以汤荡涤，使塞者利，而闭者通，正气得以舒顺，是以承气名焉。王冰曰：宜下必以苦，宜补必以酸，言酸收而苦泄也。枳实苦寒，溃坚破结，则以苦寒为之主，是以枳实为君。厚朴味苦温，《内经》曰：燥淫于内，治以苦温，泄满除燥，则以苦温为辅，是以厚朴为臣。芒硝味咸寒。《内经》曰：热淫于内，治以咸寒。人伤于寒，则为病热，热气聚于胃，则谓之实，咸寒之物，以除消热实，故芒硝为佐。大黄味苦寒。《内经》云：燥淫所胜，以苦下之。热气内胜，则津液消而肠胃燥，苦寒之物以荡涤燥热，故大黄为使，是以大黄有将军之号也。承气汤下药也。用之尤宜审焉，审知大满、大实、坚有燥屎，乃可投之也。如非大满，则犹生寒热，而病不除，况无满实者，而结胸痞气之属，由是

而生矣。是以《脉经》有曰：伤寒有承气之戒。古人亦特谨之。

[泉案]此调胃承气汤去甘草加朴、枳；厚朴三物汤，加芒硝也。朴君枳臣，成注非是。《外台》有将此方去朴加杏入，改作丸方者，亦可审症用之。近年希尧曰：大承气汤，痞、满、燥、实四症全治，大黄主实，芒硝主燥，枳实主痞，厚朴主满。小承气汤，治痞、满、实而不燥者；调胃承气，治燥、实而不痞、满者，年说极精。俗医以元明粉烊化，炒枳实，盖师此。《千金》曰：大承气汤，治正阳阳明，脉迟汗出，不恶寒，身重短气，腹满而喘，有潮热者。《伤寒论七篇》曰：正阳阳明者，胃家实是也。注：邪自阳明经传入府者，谓之正阳阳明。经曰：阳明病，脉迟，虽汗出，不恶寒者，其身必重，短气腹满而喘，有潮热者，此外欲解，可攻里也。手足濈然而汗出者，此大便已硬也。大承气汤主之，即是正阳阳明，胃家实也，然则大承气乃正阳阳明之专方也。《论》又曰：太阳阳明者，脾约是也。注：邪自太阳经传入府者，谓之太阳阳明。经曰：太阳病，若吐、若下、若发汗后微烦，小便数，大便因硬者，与小承气汤。即是太阳阳明脾约症也，然则小承气乃太阳阳明之专方也，故脾约丸即此方加芍药、二仁为之。《论》又曰：少阳阳明者，发汗利小便已，胃中燥烦实，大便难是也。注：邪自少阳经传入府者，谓之少阳阳明。经曰：伤寒脉弦细，头痛发热者，属少阳，少阳不可发汗，发汗则谵语，此属胃，即是少阳阳明病也。《活人书》曰：少阳受病，口苦咽干，目眩，宜小柴胡汤以解表，不可发汗，发汗则谵语，谵语属胃，胃和则愈，胃不和则烦而躁，宜调胃承气汤，然则调胃承气乃少阳阳明之专方也。三承气分主三阳明，正阳阳明病最重，故大其制；太阳阳明病次重，故少其制；少阳阳明病最轻，故又小其制。三方皆大黄，以皆实也，正阳阳明兼满且结，故硝、枳、朴并用；太阳阳明但满不结，故用枳、朴，不用硝；少阳阳明

但结不满，故用硝，不用枳、朴，此为三承气主治之例。近张氏璐谓小承气主少阳阳明，调胃承气主太阳阳明，误。《普济方·卷十》秦职赵令仪忽患吐逆，大小便不通，烦乱，四逆，无脉，凡一日半，与大承气汤一剂，夜半大便通，脉渐生，翌日乃愈。此关格病，极难治，兆所见者，唯此一人。

桃仁承气汤方《伤寒论》《玉函经》

桃仁五十枚（去皮尖） 大黄四两 芒硝二两 桂枝二两（去皮） 甘草二两（炙）

上五味，以水七升，先煮四味，取二升半，去滓，内芒硝，更上微火，沸，下火，先食温服五合，日三服。当微利。《伤寒》《玉函》煮法互有详略，今参正。

[成注] 甘以缓之，辛以散之。少腹急结，缓以桃仁之甘；下熊蓄血，散以桂枝之辛，大热之气，寒以取之。热毒博血，故加二物于调胃承气汤中也。

[泉案]《经方》用硝者，独此益重。以其血结下焦，血结为有形，下焦为最远，不比胃家实之，燥屎在中焦也。

大黄牡丹汤方《金匮要略》 治肠痈，小腹肿痞，小便数如淋，发热，汗出恶寒，脉迟紧。

大黄四两 牡丹一两 桃仁五十枚 瓜子半升，《尤本》作冬瓜仁，《千金》有作芥子者，疑芥即俗苽字之误 芒硝三合

上五味，以水六升，煮取一升，去滓，内芒硝，再煎沸，顿服之。有脓当下；如无脓，当下血。

[案] 此桃仁承气汤去桂枝、甘草，加丹皮，瓜子也，为肠痈之专方。此方丹皮、桃仁同用者，即与桂枝茯苓丸方同义。以丹皮能

治瘀血内漏故也。瓜子或作冬瓜子。然《本草》白瓜子,主治与肠痈大殊。惟苏恭引《别录》云:甘瓜子,主腹内结聚,破溃脓血,最为肠胃、脾内壅要药脾当为腹。腹内壅,即腹内痈也,壅古痈字。甘瓜即甜瓜。苏恭所释,主治与此方意合,是此方瓜子,甘瓜子非冬瓜子明矣。又《纲自·三十三》录《圣惠方》云:肠痈已成,小腹肿痛,小便似淋,或大便难,涩下脓,用甜瓜子一合,当归炒一两,蛇蜕皮一条,㕮咀,每服四钱,水一盏半,煎一盏,食前服,利下恶物为妙,是甘瓜子之治肠痈,又章章矣。《圣惠》当即本之此方,以此推之,《千金》治多年损伤不差,熬瓜子末,温酒服之。《炮炙论》序曰:血泛经过,饮调瓜子,皆即甘瓜子,亦明矣。仲景立文瓜子、瓜蒂同直称瓜,则瓜子之瓜,自是瓜蒂之瓜,瓜蒂既为甜瓜蒂,则瓜子自当为甜瓜子,循文求义,亦可无疑。苇茎汤瓜瓣,亦当与此方同。

败蒲煎方《金匮要略》 治坠马及一切筋骨损《要略》经文倒置,今正。
大黄一两(切,浸,捣成汁) 甘草如中指节(多,剉) 桃仁四十九枚(去皮尖,熬) 败蒲席一握三寸 乱发如鸡子大(烧灰) 绯帛如手大(烧灰) 久用炊单布一尺(烧灰)

上七味,以童子小便量多少煎汤成,内酒一大盏,次下大黄,去滓,分温三服。先剉败蒲席半领煎汤,浴,衣被盖,须臾通利,数行痛楚,立差。利及浴水赤,勿怪,即瘀血也。

[案]此桃仁承气汤去桂、硝,加蒲、发、帛、布四味也。甄权云:败蒲席,治从高坠下损,瘀在腹,刺痛。《说文新附》绯帛赤色也。古者,染赤多用茜,茜善治血,绯帛盖取治血去瘀之意。《拾遗》绯帛,治诸疮本此。《百一选方》云:有人开甑热气熏面,即浮肿、目闭。一医取久用炊单布为末,随傅随消,以此物受汤火之气

久，故用此引出汤毒。

抵当汤方《伤寒论》《玉函经》《金匮要略》

水蛭三十枚（熬）　虻虫三十枚（熬，去翅、足）　桃仁二十枚（去皮尖），《千金》二十五枚　大黄三两（酒浸，论作酒洗）

上四味，为末为末二字，成本作刬如深豆大，《千金》作㕮咀，以水五升，煮取三升，去滓，温服一升。不下，再服。

抵当丸方《伤寒论》《玉函经》

水蛭二十枚（熬）　虻虫二十五枚，《千金》二十枚　桃仁三十枚（去皮尖），《千金》二十五枚　大黄三两

上四味，杵为末，蜜和合，分为四丸。以水一升，煮一丸，取七合，顿服之。晬时，当下血；不下，更服。成本脱"为末，蜜和合，顿"六字，今从《千金》正。

[案]此一方二法也。汤法以散为汤，丸法以丸为汤，为合丸、散于汤之法。二方为一切瘀血内结之总治，故以治妇人经闭，腹痛大效。《千金》荡胞汤，亦祖此。

百劳丸方三书无。《古方选注》云：许州陈大夫流传，出自仲景，今据补。　治一切劳瘵积滞，未经药坏者。

大黄四钱　桃仁（去皮尖）　水蛭　虻虫各十四枚　人参二钱　当归　乳香（去油）　没药（去油）各一钱

上为细末，炼蜜为丸，桐子大都作，一服可百丸，五更用百劳水下，取恶物为度，服白粥十日。

[案]此抵当丸加参、归、乳、没四味也。《别录》乳香，微温，无毒，去恶气，伏尸开宝；没药苦平，无毒，主破血。是乳香利气，

没药利血，故能治瘵。外科取此二味为末，名海浮散，为一切疡症要方。又劳虫皆尸所为，故去伏尸者，能杀劳虫。李珣说：二物皆波斯国松脂。

大黄䗪虫丸方《金匮要略》 治羸瘦，腹满不能饮食，内有干血，肌肤甲错，两目暗黑。

干地黄十两 芍药四两 大黄十分（蒸） 甘草三两 黄芩二两 桃仁 杏仁 虻虫各一升 蛴螬百枚 䗪虫半升 水蛭百枚 干漆一两

上十二味，末之，炼蜜丸如小豆大，酒服五丸，日三服。

[案]此抵当丸之加法也。近徐大椿说：血干则结而不散，非草木所能下，必用食血之虫以化之，此方专治瘀血之症。瘀不去，则正气永无复理，故去瘀即所以补虚也。泉谓：此治近世所谓干血劳最宜。大黄最轻，不应专方名。《纲目·四十一》蛴螬发明下颂云：张仲景治杂病，大䗪虫丸方中用之，取其去胁下坚满也。据此知此方本名大䗪虫丸，俗本衍黄字耳。《千金》有治月水不通，脐下坚，大如盘，发热往来，下利羸瘦，方用生地黄三十斤，取汁，内干漆，为末一斤，微火煎，令为丸，每服酒下如梧子大三丸，即取此。

下瘀血汤方《金匮要略》 治妇人产后腹痛。

大黄二两 桃仁二十枚 䗪虫二十枚（去足，熬）

上三味，末之，蜜和为四丸，以酒一升，煎一丸，取八合顿服之，新血下如豚肝。

[案]此用抵当之法。即抵当丸去蛭、虻，加䗪虫也。《纲目》亦名大黄䗪虫丸，以丸作煎。

小承气汤方《伤寒论》《玉函经》《金匮要略》

大黄四两　厚朴二两（炙，去皮），《要略》三两，误　枳实大者三枚（炙）

上三味，以水四升，煮取一升二合，去滓，分温二服。初服汤，当更衣；不尔，尽饮之。若更衣，勿复服。

[成注]大热结实者，与大承气；小热微结者，与小承气；以热不大甚，故于大承气汤去芒硝。又以结不至坚，故亦减厚朴，枳实也。

[泉案]此大黄甘草汤去甘草，加朴、枳也。《千金》枳实去穰毕，以一分准二枚，三枚当古平九铢，当今平二分七厘五毫。今枳实大者，重一钱五分，盖未去穰也。此方朴重于枳五分之四，枳特佐朴，以泄气耳！

麻仁丸方《伤寒论》《玉函经》《金匮要略》一名脾约丸，俗谓之脾约麻仁丸。

麻仁二升　大黄一斤　杏仁一升（去皮尖，熬，别作脂）　厚朴一尺（炙，去皮）　枳实八两（炙）　芍药八两，一本麻仁二斤，杏仁一斤，一本麻仁二斤，杏仁半斤；《要略》枳实一斤；《外台》麻仁一升；《金匮》《玉函》杏仁、厚朴俱一斤；一本芍药六两，今从《正脉本》及《成本》录此，盖脾约症，津枯肠燥，自当以麻仁润肠为主，故专主方名。杏仁既用一升，麻仁自当倍为二升。若二斤则太多，经方药例极重，不过一斤作二斤者误，补以尺计，与厚朴大黄汤同，经方固有此例也。

上六味，为末，炼蜜为丸，桐子大，饮服十丸，日三服；渐加，以知为度。

[成注]约者，结约之约，又约束之约也。《内经》曰：饮入于胃，游溢精气，上输于脾，脾气散精，上归于肺，通调水道，下输膀胱，水精四布，五经并行，是脾主为胃行其津液者也。今胃强脾弱，约束津液，不得四布，但输膀胱，致小便数而大便硬，故曰：其脾为约。麻仁味甘平，杏仁味甘温。《内经》曰：脾欲缓急，食甘

以缓之，麻仁、杏仁润物也。《本草》曰：润可去枯，脾胃干燥，必以甘润之物为之主，是以麻仁为君，杏仁为臣。枳实味苦寒，厚朴味苦温。润燥者必以甘，甘以润之；破结者，必以苦，苦以泄之；枳实，厚朴为佐，以散脾之结约；芍药味酸微寒，大黄味苦寒，酸苦涌泄为阴，芍药、大黄为使，以下脾之燥结。肠润结化，津液还入胃中，则大便可，小便少而愈矣。

[泉案]《论·八篇》云：太阳阳明者，脾约是也。注：邪自太阳经传入府者，谓之太阳阳明。经曰：太阳病，若吐、若下、若发汗后，微烦，小便数，大便因硬者，与小承气汤。即此太阳阳明脾约病也。据此小承气，亦治脾约病；脾约丸，特脾约病中之一治，非专治也。惟小承气治脾约，故脾约丸，亦自小承气来。

厚朴大黄汤方《金匮要略》 治胸满。

厚朴一尺　大黄六两　枳实四枚

上三味，以水五升，煮取二升，分温再服。

厚朴三物汤方《金匮要略》 治痛而闭。《千金》云：治腹满气胀。

厚朴八两　大黄四两　枳实五枚

上三味，以水一斗二升，先煮二味，取五升，内大黄，煮取三升，去滓，温服一升，以利为度。《千金》云：腹中转动者，勿服；不动者，更服一方，加芒硝二两。

[案]三物，即大承气之去芒硝者，分两悉与彼方同，乃腹满痛、便闭之主方。小承气与此同品，而不主腹满痛者，以小承气，大黄为君，朴为臣，枳为佐；厚朴大黄汤，黄为君，枳，朴为臣；三物朴为君，大黄为臣，枳为佐，不同其法。《纲目·三十五》腹胀脉数，厚朴三物汤，转动更服，不动勿服。张仲景《金匮要略》考，今《金

匮》无腹胀脉数，厚朴三物主之之文。而李言之，凿凿可见。今《金匮》脱略不少。所云勿服，更服者，与《千金》反。《千金》云：一方加芒硝，即大承气。《千金》列厚朴大黄汤方于痰饮云：治支饮胸满。

四逆汤方《伤寒论》《玉函经》《金匮要略》 治四肢逆冷，发热恶寒。

甘草二两（炙） 干姜一两半 附子一枚（生去皮，破），《伤寒》作破八片，今从《玉函》《千金》附子去皮毕，以半两准一枚

上三味，以水三升，煮取一升二合，去滓，分温再服。强人可大附子一枚，干姜三两。

[成注]四逆者，四肢逆而不温也。四肢者，请阳之水，阳气不足，阴寒加之，阳气不相顺接，是故手足不温，而成四逆。此汤申发阳气，却散阴寒，温经暖肌，是以四逆名焉。甘草味甘平。《内经》曰：寒淫于内，治以甘热，却阴扶阳，必以甘为主，是以甘草为君。干姜味辛热。《内经》曰：寒淫所胜，平以辛热，逐寒正气，必先辛热，是以干姜为臣。附子味辛大热。《内经》曰：辛以润之，开发腠理，致津液通气也。暖肌温经，必凭大热，是以附子为使，此奇制之大剂也。四逆属少阴，少阴者肾也，肾肝位远，非大剂则不能达。《内经》曰：远而奇偶，制大其服，此之谓也。

[泉案]方云强人云云，即通脉四逆汤方也。盖本一方二法，彼方独称大者，可见泛称附子者，皆其小者也。凡用附子，炮则级肌温经，生则散寒发表，亦仲景之定例。成注犹未分别。

人参四逆汤方《伤寒论》《玉函经》

甘草二两（炙） 干姜一两半 附子一枚（生用） 人参一两

上四味一方有哎咀二字，以水三升一方作五升，煮取一升二

合，去滓，分温再服。

茯苓四逆汤方 <small>《伤寒论》《玉函经》《千金》一名四顺汤</small> 治汗。若下后烦躁，即人参四逆汤方，加茯苓四两，煮服法同。

[案]此方不言加人参者，与桂枝加大黄，不言加芍药一例。《本草》茯苓，主逆气烦满，故以为君，此救误之方。《广济》于四逆汤方下云：若吐后，吸吸少气，及下而腹痛者，加人参一两。

通脉四逆汤方 <small>《伤寒论》《玉函经》</small>

干姜三两<small>（强人可四两）</small> 甘草二两<small>（炙）</small> 附子大者一枚<small>（生用去皮，破八片）</small>

上三味，以水三升，煮取一升二合，去滓，分温再服。其脉即出者愈。面色赤者，加葱九茎；腹中痛者，去葱加芍药二两《玉函》无去葱二字；呕者，加生姜二两；咽痛者，去芍药加桔梗二两《玉函》无去芍药三字，《伤寒》二两作一两，今参正；利止脉不出者，去桔梗加人参二两《玉函》无去桔梗三字。

[成注]葱味辛，以通阳气；芍药之酸，通寒利。腹中痛，为气不通也，辛以散之，呕为气不散也，咽中如结，加桔梗则能散之；利止脉不出者，亡血也，加人参以补之。经曰：脉微而利止，亡血也，四逆加人参汤主之。脉病皆与方相应者，乃可服之。

[泉案]此与四逆汤药味同，而干姜特倍之，故主治异。

四逆症，里寒而外亦恶寒，阳气虽虚而不大甚，故制轻。通脉症。里寒而外有热，为阴盛格阳于外，阳气将脱，危亡立见，故制重。且干姜主里寒，附子生者，主外寒。四逆症，外内皆寒，故姜重于附，而甘又重于姜；通脉症，里寒外热，故姜重于附，而甘转轻于姜。且据干姜下云：强人可四两，是四逆以甘草为君；而通脉以干姜为君，二方之别以此。

通脉四逆加猪胆汁汤方《伤寒论》《玉函经》

猪胆汁四合　附子大者一枚（生用）　干姜三两　甘草二两（炙）

上三味，以水三升，煮取一升二合，去滓，内猪胆汁。分温再服。如无猪胆，以羊胆代之。《玉函》无后法。

理中汤方《伤寒论》《玉函经》《金匮要略》名人参汤；《千金》名治中汤；钱乙名调中汤。

人参　白术　甘草（炙）　干姜各三两

上四味，捣筛为末，蜜和丸，如鸡子黄大，以沸汤数合，和一丸，研碎，温服之，日三服，夜二服。腹中未热，益至三四丸，然不及汤。汤法以四物依两数切，用水八升，煮取三升，去滓，温服一升，日三服。若脐上筑者，肾气动也，去术加桂四两；吐多者，去术加生姜三两；下多者，还用术；悸者，加茯苓二两《外台》引范汪有茯苓，理中汤有木瓜无术；渴《外台》渴上有先是时三字欲得水者，加术，足前成四两半；腹中痛者，加人参，足前成四两半；寒《外台》寒上有若寒二字者，加干姜，足前成四两半；腹满者，去术加附子一枚经不言炮，系用生者。《外台》枚下有炮，去皮，破六片六字，误衍。服汤后，如食顷，饮热粥一升许，微自温，勿发揭衣被。

[成注]心肺在膈上，为阳；肾肝在膈下，为阴，此上下藏也。脾胃应土，处在中州，在五藏曰孤藏，属三焦曰中焦，自此焦独治在中，一有不调，此丸专治，故名曰理中丸。人参味甘温。《内经》曰：脾欲缓，急食甘以缓之，缓中益脾，必以甘为主，是以人参为君。白术味甘温。《内经》曰：脾恶湿，甘胜湿，温中胜湿必以甘为助，是以白术为臣。甘草味甘平。《内经》曰：五味所入，甘先入

221

脾，脾不足者，以甘补之，补中助脾，必先甘剂，是以甘草为佐。干姜味辛热，喜温而恶寒者，胃也，胃寒则中焦不治。《内经》曰：寒淫所胜，平以辛热。散寒温胃，必先辛剂，是以干姜为使。脾胃居中，病则邪气上下左右，无所不至，故又有诸加波焉。若脐上筑者，肾气动也，去术加桂，气壅而不泄，则筑筑然动，白术味甘补气，去白术则气易散，桂辛热，肾气动者，欲作奔豚也，必服辛味以散之，故加桂以散肾气，以辛入肾，能泄奔豚气故也；吐多者，去白术加生姜，气上逆者，则吐多，术甘而壅，非气逆者之所宜也。《千金方》曰：呕家多服生姜，此是呕家圣药。生姜辛散，是以吐多者加之；下多者，还用术。气泄而不收则下多，术甘壅补，使正气收而不泄也。或曰：湿胜则濡泄。术专除湿，是以下多者加之；悸者加茯苓，饮聚则悸，茯苓味甘，渗泄伏水是所宜也；渴欲得水者，加术，津液不足则渴，术甘以补津液；腹中痛者，加人参，虚则病。《本草》曰：补可去弱，即人参、羊肉之属是也。寒多者，加干姜，辛能散寒也；腹满者，去术加附子。《内经》曰：甘者令人中满，术甘壅补，于腹满家则去之。附子味辛热，气壅郁腹为之满，以热胜寒，以辛散满，故加附子。《内经》曰：热者寒之，寒者热之，此方谓也。

[泉案]此方自甘草干姜汤来，虽参术并重，而经方例，凡主药皆不去。加减法中云：去术者三，则术非主药可知，独人参不言去，是人参为主药，故得专方名也。理中主治之症，皆系因虚生寒，虚胜于寒，故以人参补虚为主。或曰：经方主药必重于他药，今此方等分，何以知人参为主？曰：小青龙汤方亦等分诸药，皆在减例，独干姜、五味子、细辛不去，小青龙能治饮，持此三味即为主药，以彼例此自明。腹满者，去术加附子。即《外台》之四顺汤也，与四逆汤相对，延年有理中加麦芽丸，治宿食不消之霍乱最宜，《广

济》有理中加高良姜桂心丸，治转筋之霍乱最宜。而方加附，不去术，为附子理中丸及汤；悸者加茯苓，依此去姜为四君子丸及汤。《千金》于方下云：若转筋者，加石膏三两，此可见古方用药，恒不嫌寒热杂见。成注于方下加减云：去术者，皆以甘补壅气释之，云加术者，皆以甘补释之。然揆之方义殊不然也。参、甘之甘补且不去，何独去术？参甘之甘补未尝加，何独加术？窃谓古方本，但云术无白字，《脉经》术附子汤可证也。此方当是苍术。《本经》于术云：苍者尤良，知古人并不分苍白，犹芍药、茯苓之不分赤白，临用以意消息耳。苍术性升散，脐上筑则肾气逆，吐多则胃气逆，皆不宜于升，故去之。其加桂、加生姜者，正以平散也。若腹满，则里寒已结，不可复升散，升散则实实虚虚，必益其满，故去术也，其加附子，正以温中也。下多者，脾为寒湿所陷，正须苍术以升散之。云还用术者，承上吐多，去术言也。渴欲得水者，精液为湿所搏，聚而不布，故口燥欲得水。云欲得者，非果能饮也，但须升散之，则肺气畅，而水道调，即不渴，故加术，以为此方之主药。若是白术生津，则与经文寒多不用水者，用理中汤意相背矣。以不用水合欲得水观之，则非果能饮也，明甚。推之，五苓散方，术亦当是苍术，苍术升脾散湿。此方用之者，上以助桂枝之解表，下以助四苓之渗里，为中权转运之枢，实胜于白术之仅仅培脾也。术附子汤方，术亦当是苍术，与桂枝去桂加茯苓术汤同意。《于金方》于脉虚浮上，有下已二字，仿宋本大便坚，小便自利，作脐下、心下坚，知术附子症，因下后，风湿与寒并陷于心腹间，与桂枝去挂加苓木症，因下后，风寒陷于心下，为满者一例，故二方相似也。然则彼方亦当是苍术，而凡苓术并用，诸方皆仿此矣。麻黄加术汤，越婢加术汤，两方术亦当是苍术，麻黄加术，与术附子汤同法，皆逐湿也。越婢加术，与五苓散同法，皆胜湿，以布津液也。经文亡

223

津液，故令渴一语，极宜细玩。理中之治霍乱，惟于伤寒为宜，他如哺食变生之霍乱，当于消导及吐下诸方中求之。《外台》许仁则说：干霍乱，以备急丸为主方是也，治以理中，必速其死。伤寒之霍乱，表实里虚；哺食之霍乱，表虚里实，以此别之。而本方加减法之为用可推矣！余别有理中、四逆方义解，详所著《研经言》。

桂枝人参汤方《伤寒论》《玉函经》 治协热，利不止，心下痞坚。

桂枝（去皮） 甘草（炙）各四两 人参 白术 干姜各三两

上五味，以水九升，先煮四味，取五升，去滓，内桂更煮，取三升，去滓，温服一升。日再，夜一服。《伤寒》无两，去滓字，今从《玉函》。

[成注]表未解者，辛以散之；里不足者，甘以缓之。此以里气大虚，表里不解，故加桂枝、甘草于理中汤。

[泉案]此理中汤合桂枝甘草汤为一方也。桂枝为主药，例当四两，甘草亦四两，何也？盖此条太阳外症未除，医反下之，里全无邪，下所不当下，为重虚其里，此痞坚：虚气所结，于甘草泻心症心下痞同。彼论云：此非结实。实字从《千金翼》引，今本作热，但以胃中虚，客气上逆，故使硬也，甘草泻心汤主之。彼方甘草四两，此方盖用彼方法也。近徐大桥说：桂独后煮，欲其于治里证药中越出于表，以散其邪也。泉谓：治里药宜多煮；治表药宜少煮，桂独后煮，取少煮也。故煮四味，水减大半，煮一味，水减少半。

胶姜汤方《金匮要略》缺方，今补 治妇人陷经漏下，黑不解。

干姜三两 阿胶

上二味，以水五升，取马通汁一升，合煮，取一升，分温再服。

[案]此为血出不止之主方，下血尤宜。后人以炮姜止血取此，柏叶汤，取此方加柏叶，故以命方名。有彼方不得不有此方，故依例并依名补之。又《千金》治妊妇欲痢，辄先心痛腹胀，日夜五六十行，方中胶、姜各三两。

柏叶汤方《金匮要略》 治吐血不止。

柏叶 干姜各三两 艾三把

上三味，以水五升，取马通汁一升，合煮，取一升，分温再服。

[案]《外台·卷二》录此方下云：一本有阿胶无艾。泉谓：无艾有胶者，即胶姜汤方；有艾无胶者，《要略》此方也。仲景止血药例，多以胶艾并用。《千金》有于芎、归、胶、艾四味方中，入马通汁一升者，治妊娠伤胎下血数升，然则胶、艾、马通三味为主。彼方加入芎、归，为行血之用，此方加入柏、姜，为守血之用，故柏、姜等分歇。《纲目·十五》艾，不录此方，三十四柏叶云吐血不止。张仲景柏叶汤，用青柏叶一把，干姜二片，阿胶一撮，炙。上三味，以水二升，煮一升，去滓，别绞马通汁一升，合煮，取一升，绵滤，一服尽之。此与《外台》云一本正同，而分两、煎法，不与今《金匮》同，疑李所据为善本，然姜用二片，不合全书通例，但方以柏叶名，终当是胶姜汤方加柏叶也。柏叶治风案。《别录》柏叶苦、微温，无毒，主吐血、衄血、利血、崩中赤白。甄权主小便血，是柏叶主一切血出也，故以之为君。仲景以金疮亡血，王不留行散方用干姜，而于此吐血亦书之，后世炮姜，主吐血取此。吐者，胃必虚寒，故以干姜为臣。《千金》以干姜，治吐血不止，为末，和童便服。又以干姜削尖煨，纳鼻中止衄，皆取此。《别录》艾苦，微湿，无毒，止吐血，下利，妇人崩血。陶止伤血。甄止崩血，肠痔血。

《圣惠》止鼻血，是亦通治血出之药，故以之为佐使。《别录》马通微温、无毒，主吐血，下血，鼻衄，金疮出血，妇人崩中。《千金》《外台》治吐血及衄血方，皆有专用马通者，故以为引。考此方皆用温药治血病者，以其书为伤寒之杂病也。

大建中汤方《金匮要略》　治心腹大寒痛，呕不能食。

干姜四两　　人参二两（一方一两）　　蜀椒二合（去汗）　　胶饴一升

上三味，以水四升，煮取二升，去滓，内胶饴，微火煎，取一升半，分温再服。如一炊顷，可饮粥二升，后更服。当一日食糜，温覆之。

[案]此胶饴为君，干姜为臣，人参、蜀椒为佐，乃辛甘发散之大剂，故有温覆之法。所以名建中者，有胶饴也，与小建中命名同意。此方专治心腹寒急之症，故《外台》引《小品》当归汤，治心腹绞痛，诸虚令气满。方用干姜四两，人参三两，蜀椒一两半，即师此也。

乌海丸方《伤寒论》《玉函经》《金匮要略》　治吐蛔，心痛及久痛。

乌梅三百个　　黄连一斤　　干姜十两　　附子（炮一云八两）　　细辛　　桂枝（去皮）　　人参　　黄檗各六两　　当归　　蜀椒（炒，去汗）各四两

上十味，异捣筛，合治之。以苦酒渍乌梅一宿，去核，蒸之五升米下，饭熟取捣成泥，和药令相得，内臼中，与蜜杵二千下，丸如梧桐子大，先食饮服十丸，日三服。稍加至二十丸，禁生冷、滑物、臭食等。

[成注]肺主气。肺欲收，急食酸以收之，乌梅之酸，以收肺气。脾欲缓，急食甘以缓之，人参之甘，以缓脾气。寒淫于内，以辛润之，以苦坚之，当归、桂、椒、细辛之辛，以润内寒。寒淫所胜，

平以辛热，姜，附之辛热以胜寒，蛔得甘则动，得苦则安，黄连、黄檗之苦以安蛔。

[泉案]此黄连汤去甘、枣、半，加梅、柏、附、辛、归、椒六味也。亦自泻心来，梅、连并用，为酸苦泄热之法。《肘后》有黄连乌梅丸，治下利。《外台》诸治诸痢不欲食者，亦梅、连并用祖此。附、辛并用，与少阴病方同；归、椒并用，为温经除痹之法。阳毒升麻汤症，赤斑是臂烂，与此胃寒同理，故彼方归、椒各一两，亦并用法也。乌梅君也，姜、连臣也，诸六两者佐，四两淡也。

肾着汤方《金匮要略》一名甘姜苓术汤

茯苓　干姜各四两　甘草　白术各二两

上四味，以水五升，煮取三升，分温三服。腰中即温。

[案]此干姜甘草汤倍干姜，加苓、术也。但仲景于苓、术并用者，俱系脾虚肾侮之小便不利。今肾着小便自利，而亦用此法者，以水之着于外，与着于内症虽不同，其为水着则一，正如太阳病有汗，太阴病无汗，皆得用桂之例。又以肾病多，故苓倍于术。

干姜附子汤方《伤寒论》《玉函经》

干姜一两　附子一枚（生用，去皮，破八片）

上二味，以水三升，煮取一升，去滓，顿服之。

[成注]寒淫所胜，平以辛热。虚寒大甚，是以辛热剂胜之也。

[泉案]此方姜倍于附，而附用生，乃表里俱虚寒之治法也。干姜温胃，附子散寒。仲景于误下后，亡其胃阳者，多用干姜；于误汗后，亡其卫阳者，多用附子。特补卫之附炮，而泄卫之附生，以此为别。此症昼剧夜差，是里虚甚于表虚，而表分犹带寒邪，故制方如此。其烦躁者，正以卫虚被寒所抑，而不能自振也，生附所以

托之。

白通汤方《伤寒论》《玉函经》 治下痢，脉微，及表热内寒，脉浮滑。

葱白四茎 干姜一两 附子一枚（生用，去皮，破八片）

上三味，以水三升，煮取一升，去滓，分温再服。

[成注]《内经》曰：肾恶燥，急食辛以润之。葱白之辛，以通阳气；姜、附之辛，以散阴寒。

[泉案]此干姜附子汤加葱白也。通脉四逆加减法曰：面色赤者，加葱九茎，但言葱者，青白并用，通下焦之阳也。此去青用白，泄下焦之阳也。以少阴有寒故尔，引申之为少阴发汗之用，如《肘后》葱鼓汤方是也。

白通加人尿猪胆汁汤方《伤寒论》《玉函经》 治下利，厥逆无脉，干呕烦者。

葱白四茎 干姜一两 附子一枚（生用，去皮，破八片） 人尿五合 猪胆汁一合

上三味，以水三升，煮取一升，去滓，内人尿、胆汁，和令相得，分温再服。无胆亦可用。

[成注]《内经》注曰：若调寒热之逆，令热必行，则热物冷服，下嗌之后，冷体既消，热性便发，由是病气随愈，呕哕皆除，情且不违，而致大益。此和人尿、猪胆汁咸苦寒物于白通汤热剂中，要其气相从，则可以去格拒之寒也。

[泉案]用尿，胆者，取咸入肾，善走骨之义。凡引火归元，无过人尿直透骨髓，无过胆汁、白通，葱白与生附同为发散少阴之用，犹恐寒邪已深入里，葱、附不足以达，故取咸苦相济，以泄而渗之，所以搜剔少阴部中邪藏之处者至矣，此方义奥如此。注

家仅以为热药为寒病所拒，以同气相求之法诱之，非也，不然《纲目·五十》录《拾遗》方，有治瘦病咳嗽者，用猪胆和人尿、姜汁、橘皮、诃子皮同煮饮。彼症无厥逆，并无格拒之足虑，何用尿、胆相和乎？又《图经》治伤寒劳复，身热大小便赤如血色方，胡黄连、栀子，蜜三味，以猪胆汁为丸，生姜汁、乌梅、童便浸半日，去滓，服。此当治女劳复。又瑞竹堂方，治骨蒸方，用猪胆、童便，与柴、前、连、梅、韭及猪髓为方神效。详见还魂汤方，虽与此症寒热不同，其为渗泄至阴之邪则同，所以肾部贵咸苦渗泄者。观王太仆注《素问》，盐之味咸者，其气能令器津泄。及赵以德注《金匮》，肾水，阴下湿如牛鼻汗。两处文义即知之。又鸡、鱼等物杀时，挖破其胆，即全肉皆苦，顷刻之布其散速矣。《普济方》治疗肿，用干猪胆和生葱捣敷，乃葱、胆并用之义。崔元亮海上方，治骨蒸热鬼气，以童便五大斗，带子青蒿五斗，同煎至三斗，去滓，再煎至二斗，入猪胆一枚，同煎至一斗，欲服时，取炙甘草二、三两，以煎和捣干，杵为丸，服二十丸，渐加至三十丸止。又《十便良方》治骨蒸烦热，以青蒿一握，猪胆汁一枚，杏仁四十枚，以童便一大盏，煎五分，温服。此猪胆、人尿同用者也。《纲目·十二》郑氏家传消渴方，粉草二两，以猪胆汁浸，炙人参一两，脑子半钱，丸如芡子大，每服一丸。又甘草下引《圣惠》方，治小儿热嗽，以甘草二两，猪胆汁浸五宿，炙研蜜丸如绿豆大，每服十丸。《幼幼新书》以此方为末，米泔调，婴儿用汤灌之，此单用猪胆者也。

附子汤方《金匮要略》有论无方，今补　治妇人怀孕，发热腹痛，少腹恶寒如扇。

附子三枚（炮）　生姜三两　甘草二两（炙）　大枣十二枚

上四味，以水六升，煮取三升，去滓，分温三服。

[案]此方三书所无。但桂枝附子汤、术附子汤，二方皆从此方来，既有所生之方，不应反无所由生之方，且此方与桂枝去芍药汤、排脓汤二方一例作法，自是古经方有之，故或加桂枝为桂枝附子汤；或加术为术附子汤，与栝蒌桂枝汤、桂枝人参汤二方命名一例，以彼例此自应有之，特以种景论列不详，仅见于《要略·妇人妊娠篇》，而又失其方，故后人不知也。此方以附子主腹痛，少腹寒如扇；生姜主发热恶寒，与症相符，铢锱不爽，无复疑也。近张璐说：即《伤寒论·少阴篇》之附子汤，则人参、白术、茯苓、芍药四味，于症不相主，当古人名同实异之方极多，不可牵合。

桂枝附子汤方《伤寒论》《玉函经》《金匮要略》

桂枝四两（去皮） 附子三枚（地，去皮，破八片） 生姜三两（切） 甘草二两（炙） 大枣十二枚（擘），《玉函》十五枚

上五味，以水六升，煮取一升，去滓，分温三服。

[成注]风在表者，散以桂枝、甘草之辛甘；温在经者，逐以附子之辛热；姜、枣辛甘行荣卫，通津液，以和表也。

[泉案]此与桂枝去芍药加附子汤同法，皆桂重于附，桂为主，故仍治桂枝症，而附子但能温经也。此方特大其制耳。

术附子汤方《伤寒论》《玉函经》《金匮要略》

白术四两 附子三枚（炮） 生姜三两，《玉函》二两 甘草二两（炙），《玉函》三两 大枣十二枚

上五味，以水六升，煮取三升。各本作二升，今从《外台》。去滓，分温三服。一服觉身痹，半日许再服，三服都尽，其人如冒状赵本冒作瞀，而其注云，阳虚不胜夫邪，药之相逐而然，则仍是冒字之义，疑瞀字为传写之讹，勿怪，即是附子与术并走皮中，逐水气，未得除，故使

之耳。法当加桂四两，其人大便坚，小便自利，故不加桂也。_{东洋本}
_{药水各减半。}

[案]术附子汤四字《玉函经》《脉经》《外台》《近效方》并如是
作。今《伤寒》《要略》二书，作白术附子汤，然古人用术，不分苍
白，犹芍药、茯苓之不分赤白也。《近效》以此方，治风虚头重眩，
苦极不知食味，暖肌补中。

防己黄芪汤方《金匮要略》一名汉防己汤，《外台》名防己汤　治脉浮身重，
汗出恶风。

黄芪一两一分（去芦）　防己一两　白术三分　甘草二分（炙）

上剉麻豆大，每抄五钱匕，生姜四片，大枣一枚，水盏半，煎
取八分，去滓，温服；良久再服。喘者，加麻黄半两；胃中不和者，
加芍药三分；气上冲者，加桂枝三分；下有陈寒者，加细辛三分。
服后当如虫行皮中，从腰下如冰，坐被上，又以一被绕腰，温令微
汗，差《要略》本方论云；成痛者，加芍药。

[案]此术附子汤去附子加防、芪。故以防、芪为主名，方有差
等，防己视黄民五分减一，白术视防己四分减一，甘草视白术三分
减一，每物减法有差等，此一方所独也。此亦以散为汤之法，而不
尽依方用亦一法。诸方加减皆言症，此方除喘外，皆不言一定之
症，亦变例也。气上冲加桂枝者，为邪甚于上，欲传于里，而里不
受也，故以桂枝汤发之。伤寒太阳病下之，其气上冲者，可与桂枝
汤。《外台·风水篇》防己汤，防己、白术各四两，黄芪五两五乃二
之误，甘草、生姜、大枣与桂枝汤同，其防己作木防己。风湿篇作
汉防己，是用木、用汉可随宜也。术四两，则仍原方之旧，明系自
术附子汤来。《要略》煎服法如彼者，或一方二法耳。《千金》汉防
己四两，黄芪五两，术、姜各三两，甘二两，枣十枚，以治风痹是

此方，乃痹之主方。

黄土汤方《金匮要略》　治下血，先便后血。

灶中黄土半升　干地黄　甘草　阿胶　黄芩　白术　附子（炮）各三两

上七味，以水八升，煮取三升，去滓，分温三服。

[案]此术附子汤加土、地、胶、芩四味也。土、胶并用，为近世土炒阿胶成珠之所本，盖以血分有湿，脾土虚弱，故于温补法中兼清滋也。经但云灶中黄土，不言灶心黄土，是凡在灶中者，皆是后世用伏龙肝义实祖此。胶、地并用者，取之复脉汤；胶、芩并用者，取之黄连阿胶汤；术、地并用，为《局方》黑地黄丸之祖。御药院方，土蒸地黄法取此。《别录》伏龙肝，辛、微温，治妇人崩中，吐血，止咳逆血。陶注及《广济》，历皆以伏龙为灶神之称。言肝者，贵之也。或谓：砌灶时，纳猪肝于灶中，俟其日久与土为一，乃取用之。虽本之，《纲目》恐太泥。《千金》录此有干姜，无附、地。方下则云：仲景有干地黄八两，据此似经方，无附子也。又以此方去胶、术、附，加芎、归、芍、竹四味，治吐衄血。《千金》崔氏黄土汤，即此方去术、附，加发灰、牛膝、槲皮、干姜四味。《外台》深师黄土汤，即此方去阿胶、术、附，加青竹皮、桂心、芍药、芎、归五味，治鼻衄，主五脏热气结所为，或吐血者。

芍药甘草附子汤方《伤寒论》《玉函经》

附子一枚（炮）　芍药　甘草各一两

上三味，㕮咀，以水三升，煮取一升五合，去滓，分温三服。

[案]此芍药甘草汤减原分四分之一，加附子也。以恶寒为表虚，

故加附子以温经，为真武汤之祖。此方与桂枝加附子汤，相似而不同，何以言之？太阳病发汗，遂漏不止，小便难，其人恶风，四肢微急，难以屈申者，桂枝加附子汤主之，是表不解而恶寒者，当用桂枝加附子汤，以桂枝治表热，附子治恶寒。此方仿桂枝加附子汤大意，而不用桂枝，是知病虽不解，而表已无邪也。桂、附同为辛热之物，而经方茯、芍并用，与桂、芍并用大反。阳旦汤桂、芍并用，表实有邪也；此方附、芍并用，表虚无邪也。

附子汤方《伤寒论》《玉函经》 治口中和，背恶寒，及体痛，手足寒，骨节痛，脉沉者。

附子二枚（去皮，破八片） 白术四两 茯苓 芍药各三两 人参二两

上五味，㕮咀，以水八升，煮取三升，去滓，温服一升，日三服。

[成注]辛以散之，附子之辛以散寒；甘以缓之，茯苓，人参、白术之甘以补阳；酸以收之，芍药之酸以扶阴。所以然者，偏阴偏阳则为病，火欲实，水当平之，不欲偏胜也。

[泉案]此真武去姜加参，以不吐，故去姜；以津虚，故用参。此外附、芍一类，苓、术一类，以恶寒、体痛，故用附、芍；以脉沉、肢寒，故用苓、术，为后世四君子汤之祖。术附汤症，身体疼痛，与此亦合，况此方附重于芍，术重于苓，合之，正是术、附合用法，其不言小便不利，而用苓者，以口中和，脉沉，皆是湿象故也。于此可悟此方为寒湿搏于津液之治法。又新加汤症，体痛、脉沉迟，参、芍并用，与此亦可参。但彼方参、芍与姜并用，而此不用姜者，以背恶寒，手足厥为阳虚，不可更发散其气也。真武汤症无表寒，故附用炮者，此有表寒，故附用生者，经方意义之深奥如此。又桂枝去桂加苓术汤，苓、术、芍、姜同用者，以彼有翕翕发

热一症，故宜于发散也。

乌头汤方《金匮要略》 治疼痛，不可屈伸。

乌头三枚（咬咀，以蜜二升，煮取一升，即出乌头。东洋本乌头五枚） 麻黄 黄芪 芍药 甘草（炙）各三两。

上五味，咬咀四味，水三升，煮取一升，去滓，内蜜煎中更煎之，服七合。不知，更服之徐大椿云：其煎法精妙可师，风寒入节，非此不能通达阳气。

[案]此以芍药甘草汤为主，而合大乌头煎，加麻黄、黄芪也。或曰：是麻黄附子甘草汤，加黄芪、芍药，即芪芍桂酒汤之意，然按分两非是也。《千金》以此方，乌头易以附子，去芍加姜、枣为大枣汤，盖从此脱胎也。此治寒入骨节之主方，不独治厉节脚气也。凡疼痛不可屈伸者，皆宜之。麻黄、黄芪并用，实始于此。

四逆散方《伤寒论》《玉函经》 治四逆。

甘草（炙） 柴胡 芍药 枳实（炙）各十分，当云二两十二铢

上四味，捣筛二字从成本补为散，白饮和，服方寸匕，日三服。咳者，加五味子、干姜各五分，并主下利《玉函》作久痢；悸者，加桂枝五分；小便不利者，加茯苓五分；腹中痛者，加附子一枚，炮令拆；泻痢下重者，先以水五升，煮薤白三升，取三升，去滓，以散三方寸匕，内汤中，煮取一升半，分温再服。

[成注]热淫于内，治以甘苦，以酸收之，以苦发之。枳实、甘草之苦甘，以泄里热，芍药之酸，以收阴气，柴胡之苦，以发表热。肺寒气逆则咳，五味子之酸，收热气；干姜之辛，散肺寒。并主下痢者，肺与大肠为表里，上咳下痢，治则颇同。悸者，气虚而不能通行，心下筑筑然悸动也。桂，犹圭也。引导阳气，若执以

使。茯苓味甘而淡，用以渗泄。里虚遇邪则痛，加附子以补虚。泻痢下重者，下焦气滞也，加薤白以泄气滞。

[泉案]四逆散，治寒湿痹于胸中，上焦不开致成四逆者，故多用荡涤破积之药，四味半皆苦寒者，经曰攻里不远寒是也。成氏谓：热邪传入少阴，果尔，则加减法中，何以反用姜、附、桂、薤等热物耶？其误明矣。此方之制，截取大柴胡之半，加甘草为之。以腹痛，故去黄芩；以不呕，故去半夏、生姜；以泻痢，故去大黄，是此方乃大柴胡之减法也。《局方》以此去枳，加归、芩、术为逍遥散，治抑郁不乐。又《局方》黑地黄丸，以五味子、干姜二味，同术、地用。《外台》以此合栀豉汤，名薤白汤，治伤寒下痢，如烂肉汁，赤白滞下。

甘遂半夏汤方《金匮要略》　治脉伏，自利，心下坚满。

甘遂（大者）三枚　半夏十二枚（以水一升，煮取半升，去滓）　芍药五枚　甘草（如指大）一枚

上四味，以水二升，煮取半升，去滓，以蜜半升，和药汁煎取八合，顿服之。

[案]此芍药甘草汤，加甘遂、半夏也。故以二味主方名，甘遂行水，半夏泻水，为治伏水之专方。此症用此方者，后人有为之。魏之绣《续案·二十一》，吴孚先治西商王某，病留饮，得利反快，心下续坚满，鼻色鲜明，脉沉，以为留饮欲去不尽故也。即以此全方服之，痊。其芍药用白者，蜜用五匙。徐氏轨范曰：甘遂、甘草同用，下饮尤速。

黄芩汤方《伤寒论》《玉函经》　治下痢。

黄芩三两　芍药当作桂枝　甘草（炙）各二两　大枣十二枚

上四味，以水一斗，煮取三升，去滓，温服一升。日再，夜一服。

[成注]虚而不实者，苦以坚之，酸以收之，黄芩、芍药之苦酸，以坚敛肠胃之气；弱而不足者，甘以补之，甘草、大枣之甘，以补固肠胃之弱。

[泉案]此芍药甘草汤加黄芩也。近徐大椿说：黄芩汤，治热痢之主方，信然。张璐说：黄芩汤，本治温病之方，未当。《千金》加葛根、麻黄，为解肌汤。此方芍药当作桂枝，何以言之？经曰：太阳与阳明合病，必下利，与葛根汤。若呕者，葛根加半夏汤主之不加生姜者，以本方已有，又曰：太阳与少阳合病，自下利者，与黄芩汤。若呕者，黄芩加半夏生姜汤主之。二文病证相似，俱自太阳来，入阳明，则主葛根，入少阳，则主黄芩，二方之主药一例。葛根汤既以桂枝汤为本，则黄芩汤亦当取桂枝，若以芍药易桂枝，为桂、甘、枣三味，即桂枝汤去芍、姜也。以呕者加半夏、生姜例之，则黄芩汤，实以桂枝去芍药汤为本，所以然者，以二症皆自太阳来，故皆当主桂枝。若芍药，虽桂枝汤中用之；要自为治太阴病之专药。论曰：太阳病，医反下之，因而腹满时痛者，属太阴也，桂枝倍加芍药汤主之。观彼条意可以晓然矣。余证见后方。

黄芩加半夏生姜汤方《伤寒论》《玉函经》《金匮要略》 治呕、利并作。

黄芩三两　芍药　甘草各二两　大枣十二枚　半夏半升　生姜三两

上六味，以水一斗，煮取三升，去滓，温服一升。日再、夜一服。

[案]《外台》录此方，芍药作桂枝，由是推之，则黄芩汤，芍药亦桂枝也。芩、桂并用，与经文太阳与少阳合病义合，疑《伤寒》及《玉函》皆误，当从《外台》。《要略》泽漆汤，即黄芩加半夏生姜

汤去大枣，加泽漆、人参、紫菀、白前四味者，亦有桂枝无芍药，亦足证。《外台》之有据矣。本论黄芩人参汤，亦芩、桂并用，无芍药，增人参、干姜、半夏，是以黄芩汤合干姜人参半夏丸方，与此方异流同源。近王士雄说：黄芩加半夏生姜汤，乃热霍乱之主方，信然。

小柴胡汤方《伤寒论》《玉函经》《金匮要略》《千金》《外台》或名黄龙汤 治往来寒热，胸胁满，默默不欲饮食，烦呕。

柴胡半斤　黄芩三两　半夏半升（洗）　生姜三两（切）　人参三两　甘草二两（炙）　大枣十二枚（擘）

上七味，以水一斗二升，煮取六升，去滓，再煎，取三升，温服一升，日三服。若胸中烦不呕者，去半夏、人参，加栝蒌实一枚。若渴者，去半夏，加人参，合煎成四两半，栝蒌根四两。若腹中痛者，去黄芩，加芍药三两。若胁下痞坚者，去大枣，加牡蛎四两。若心下悸，小便下利者，去黄芩，加茯苓四两。若不渴，外有微热者，去人参，加桂三两，温覆微发其汗《伤寒论》无温覆以下六字，今从《玉函》。若咳者，去人参、大枣、生姜，加五味子半升，干姜三两。

[成注]伤寒邪气在表者，必渍形以为汗；邪气在里者，必荡涤以为利；其于不外不内，半表半里，既非发汗之所宜，又非吐下之所对，是当和解则可矣。小柴胡为和解表里之剂也。柴胡味苦平、微寒，黄芩味苦寒。《内经》曰：热淫于内，以苦发之。邪在半表半里，则半成热矣，热气内传，攻之不可，则迎而夺之，必先散热，是以苦寒为主，故以柴胡为君，黄芩为臣，以成彻热发表之剂。人参味甘温，甘草味甘平，邪气传里，则里气不治，甘以缓之，是以甘物为之助，故用人参、甘草为佐，以扶正气而复之也。半夏味

辛，微温，邪初入里，则里气逆，辛以散之，是以辛物为之助，故用半夏为佐，以顺逆气而改邪也，里气平正，则邪气不得深入，是以三味佐柴胡以和里。生姜味辛温，大枣味甘温。内经曰：辛甘发散为阳。表邪未已，迤逦内传，既未作实，宜当两解，其在外者，必以辛甘之物发散，故生姜、大枣为使，辅柴胡以和表，七物相合，两解之剂当矣。邪气自表未欲为实，乘虚而凑，则所传不一，故有增损以御之：胸中烦而不呕，去半夏、人参，加栝蒌实。烦者，热也；呕者，气逆也。胸中烦而不呕，则热聚而气不逆，邪气渐成实也。人参味甘为补剂，去之使不助热也。半夏味辛为散剂，去之以无逆气也。栝蒌实味苦寒，除热必以寒，泄热必以苦，加栝蒌实，以通胸中郁热。若渴者，去半夏，加人参、栝蒌根，津波不足则渴。半夏味辛且燥，渗津液物也，去之，则津液易复。人参味甘而润，栝蒌味苦而坚，坚润相合，津液生而渴自已。若腹中痛者，去黄芩，加芍药，宜通而塞为痛，邪气入里，里气不足，寒气壅之，则腹中痛。黄芩味苦寒，苦性坚，而寒中去之，则中气易和。芍药味酸微寒，酸性泄，而利中加之，则里气得通，而痛自已。若胁下痞坚，去大枣，加牡蛎。《内经》曰：甘者令人中满。大枣味甘温，去之，则坚浸散，咸以耎之；牡蛎味酸咸寒，加之，则痞者消，而坚者耎。若心下悸，小便不利者，去黄芩加茯苓。心下悸，小便不利，水蓄而不行也。《内经》曰：肾欲坚，急食苦以坚之。肾坚，则水益坚，黄芩味苦寒，去之，则蓄水浸行。《内经》曰：淡味渗泄为阳。茯苓味甘淡，加之，则津液通流。若不渴，外有微热，去参加桂。不渴，则津液足，去人参，以人参为主内之物也。外有微热，则表证多，加桂以取汗，发散表邪也。若咳者，去人参，大枣、生姜，加五味子、干姜。肺气逆则咳。甘补中，则肺气愈逆，故去人参、大枣之甘。五味子酸温，肺欲收，急食酸以收之。气逆不收，故加五味子之酸。生姜，干姜一物也。生者温，而干者热。寒气内淫，则散以辛热，盖诸咳皆本于寒，故去生姜加干姜。是相假之，以正温热之功，识诸此者，小小变通，触类而长焉。

[泉案]此黄芩加半夏生姜汤，去芍药，加人参、柴胡也。后世人参柴胡汤取此。《千金》有栝蒌汤，治伤寒中风五、六日以上，但胸中烦不呕不呕，原作干呕，干呕不应，去半夏，明是误字，今以意正，用栝蒌、黄芩、柴胡、生姜、甘草、大枣六味，亦本此。

柴胡去半夏加栝蒌根汤方《金匮要略》附方　治疟病渴，亦治劳疟。

柴胡八两　栝蒌根四两　人参　黄芩　甘草各三两　生姜二两　大枣十二枚（擘）

上七味，以水一斗二升，煮取六升，去滓，煎取三升，温服一升，日三服。

柴胡桂枝干姜汤方《伤寒论》《玉函经》

柴胡半斤　栝蒌根四两　牡蛎（熬）四两　黄芩　桂枝各三两　干姜　甘草（炙）各二两

上七味，以水一斗二升，煮取六升，去滓，再煮取三升，温服一升，初服微烦；复服汗出愈。

[案]此小柴胡本方中加减法也。法云：若渴者，去半夏，加人参、栝蒌根四两；若胁下痞坚者，去大枣，加牡蛎四两；若不渴，外有微热者，去人参，加桂三两；若咳者，去人参、大枣、生姜，加五味子、干姜二两；以柴、芩、参、半、甘、姜、枣七物，去半夏、大枣、人参、生美四物，加栝蒌根、牡蛎、桂枝、干姜四物，则如是也。实与小柴胡无异，无咳症，而用干姜者，以下后也，下后用干姜，仲景之定例。下后阳虚，不可发散，故去生美。彼法

曰；小便不利者，去黄芩，加茯苓四两，疑黄芩即茯苓二字之误。

柴胡加龙骨牡蛎汤方《伤寒论》《玉函经》 治胸满烦惊，小便不利，谵语，一身尽痛，不可转侧。

柴胡四两 黄芩 人参各一两半 半夏二合半 生姜一两半 大枣六枚 龙骨 牡蛎（熬） 黄丹 桂枝（去皮） 茯苓各一两半 大黄二两

上十二味《伤寒》无黄芩作十一味，以水八升，煮取四升，内大黄，更煮取二升，去滓，温服一升《伤寒》作内大黄，切如棋子，更煮一二佛，去滓、本方，柴胡汤内加龙骨、牡蛎、黄丹、桂、茯苓、大黄也。今分作半剂详此文，是方中应有甘草，为十三味也。

[成注]柴胡汤，除胸满而烦，加龙骨、牡蛎、铅丹，收敛神气而镇惊；加茯苓以行津液，而利小便；加大黄以逐胃热，定谵语；加桂枝以行阳气，而解身重错杂之邪，所由悉愈矣。

[泉案]此小柴胡汤去甘草，减原分之半，加龙骨、铅丹、大黄三味，其茯苓、桂枝、牡蛎三味，元在本方加法中。

大柴胡汤方《伤寒论》《玉函经》《金匮要略》

柴胡半斤 黄芩三两 半夏半升（洗） 生姜三两（切） 大枣十二枚（擘） 枳实四枚（炙） 芍药三两

上七味，以水一斗二升，煮取六升，去滓，再煎，温服一升，日三服。一方加大黄二两。若不加，恐不名大柴胡汤。《玉函》有大黄二两，云一方无大黄，然不加不得名大柴胡汤也，成本无大黄，一方以下十六字，恐是后人误加，《外台》以经方大、小柴胡汤二方，改作大、小前胡汤，诸药皆同，其大前胡汤方，亦无大黄，又散剂须用生姜，下剂不须生姜。成本生姜五两太重，无取，作三两，则仍小柴胡之旧为得。

[成注]虚者补之,实者泻之。此言人所共知,至如峻缓轻重之剂,刚又临时消息焉,大满、大实、坚有燥屎,驶剂则不能泄。大、小承气汤峻,用以泄坚、满者也。如不至大坚、满,邪热甚,而须攻下者,又非承气汤之可投必也,轻缓之剂攻之。大柴胡汤缓,用以逐邪热也。经曰:伤寒发热七、八日,虽脉浮、数者,可下之,宜大柴胡汤。又曰:太阳病,过经十余日,反二、三下之,后四、五日柴胡证仍在者,先与小柴胡。呕不止,心下急,郁郁微烦者,为未解也,可以大柴胡汤,下之则愈。是知大柴胡,为下剂之缓者也。柴胡味苦平、微寒,伤寒至于可下,则为热气有余,应火而归心,苦先入心,折热之剂,必以苦为主,故以柴胡为君;黄芩味苦寒。王冰曰:大热之气,寒以取之。推除邪热,必以寒为助,故以黄芩为臣;芍药味酸苦、微寒,枳实味苦寒。《内经》曰:酸苦涌泄为阴。泄实折热,必以酸苦,故以实枳、芍药为佐;半夏味辛温,生姜味辛温,大枣味甘温,辛者散也,散热气者必以辛,甘者缓也,缓正气者必以甘,故半夏、甘草、大枣为之使也。一方加大黄,以大黄有将军之号,而功专于荡涤,不加大黄,恐难攻下,必应以大黄为使也。用汤者,审而行之,则十全之功可得矣。

[泉案]此小柴胡去人参、甘草,合枳实芍药散方也。以人参、甘草味甘。甘者令人中满,非除满实者所宜,故经方以用甘草为定例,独至攻下之剂罕有用甘草者,况人参为尤补乎?《外台·卷一》集验方,有加知母,萎蕤二味用之者。

柴胡加芒硝汤方《伤寒论》《玉函经》
柴胡 黄芩 人参 甘草 生姜 半夏 大枣俱如原方 芒硝六两
上八味,以水一斗二升,煮取六升,去滓,再煎取三开。
温服一升,日三服。不解,更作服。

[案]《成本》不列此方，但于加减方中载之。今依其义衍之如此。《玉函经》载此方，作柴胡二两十六铢，黄芩、人参、甘草、生姜各一两，半夏五枚，大枣四枚，芒硝二两。上七味，以水四升，煮取二升，去滓，分二服，以解为差；不解，更作服。所详药分及水分，减《伤寒论》三分之二。《外台》载此方，并与《玉函》同，独芒硝二合为异。云：或作半夏二十铢，芒硝二两，是别本。《外台》芒硝亦同《玉函》也。孙奇校曰：出《玉函经》一方，芒硝三合，桑螵蛸五枚，大黄四分，煮取一升半，温服五合，微下愈。本云柴胡汤，再服以解外，取愈一方取愈一方当作取余一分外加芒硝、大黄、桑螵蛸是也。孙此校甚精，惟大黄四分，于今《玉函》止得四分之一为异。然柴胡君药尚止二两，则大黄自当减半。孙所据《玉函》系善本，较今何义门刊本为长。

柴胡加芒硝大黄桑螵蛸汤方《玉函经》

柴胡二两（当有十六铢三字）　黄芩　人参　甘草　生姜各十八铢（当云各一两，甘草十六铢）　半夏五枚　大枣四枚　芒硝三合　大黄四分　桑螵蛸五枚

上前七味，以水四升，煮取二升，去滓，下芒硝、大黄、桑螵蛸，煮取一升半，去滓，温服五合，微下即愈。本方柴胡汤，再服以解其外，余一服，加芒硝、大黄、桑螵蛸。本上当有一字，本方二字，当从《外台》，孙校作本云余一服三字，《外台》作一方，《外》方字即分字之误，余一份即余一服之谓，外字属下读。

[案]此柴胡加芒硝汤，复加大黄、桑螵蛸也。方中诸药各具分两，既不同小柴胡汤，原方又不同柴胡加芒硝汤。本方于诸加法方为别，是一法，盖古人用方，皆无一定分两，当是临症酌夺耳。仲景三书，经方虽俱注定分两，当亦是专取其症之宜用是分两者也。

若症减，则分两亦当减，理固如是。观仲景之用桂枝汤，或加桂为五两，或倍芍为六两，或加芍、姜为各四两，或去其一味为四味，或加一味为六味，其大方如小柴湖、小青龙、真武、理中、通脉诸方，俱有加减，是药味且可多之少之，况分两乎？观于此方，盖益信矣。经云：煮取一升半，温服五合，是分三服也。而云本方柴胡汤，再服以解其外，余一服加芒硝、大黄、桑螵蛸，是于三服中，分前二服，照原方柴胡八两，以下诸药之在柴胡者，后一服始入三味，于去滓，煮取二升之药中，再煮取一升半，仍分三服也。且本方以下二句，即《伤寒论》先宜小柴胡汤以解外，复以柴胡加芒硝汤之别法，非别有柴胡加芒硝、大黄、桑螵蛸汤症也。故《玉函》有方无论耳。此症胸胁满而呕，微利，则小便不利，可知利不可止，而小便不利，则当通桑螵蛸温养肾水，于小便利者能止之，如《千金翼》以桑螵蛸一味，治妇人遗尿是也。于小便不利者能利之，如《圣惠》以此味合黄芩，治小便不通。《产书》以一味，治妇人转胞，小便不通，及此经是也。《圣惠》螵，芩同用取此。《本经》桑螵蛸咸甘平，主伤中疝瘕、阴萎、益精生子，女子血闭，腰痛，通五淋，利小便水道，此经所本也。而利小便者，宗之《别录》治遗尿。甄权止小便利，此《千金翼》所本也，而止小便者。宗之要之，不利为涩，利者为虚，惟温养肾气者，能使涩者润而利，利者煖而节也。

鳖甲煎丸方《金匮要略》 治久疟不差，结为症瘕。

鳖甲十二分（炙），如此大剂，主药太少，当从《千金》作十二片　赤硝（十二分）　柴胡　蜣螂（熬）各六分　芍药　牡丹（去心）　䗪虫（熬）各五分　蜂巢四分（炙）　乌扇（烧）　黄芩　鼠妇（熬）　干姜　大黄　桂枝　石苇（去毛）　厚朴　紫葳　阿胶各（三分）　瞿麦　桃仁（各二

分）葶苈（熬）　半夏（洗）　人参各一分，《千金》无鼠妇、赤硝，有海藻三分，大戟一分，蛀虫三分，义长

　　上二十三味，为末，取锻灶下灰一斗，清酒一斛五斗，渍灰，候酒尽一半当是斗字之误，著鳖甲于中，煮令泛泛字无义，当从《千金》作令烂泯泯烂如胶漆，绞取汁，内诸药，煎为丸，如梧子大，未食二字从《千金》改服七丸，日三服。苏颂称此为大鳖甲丸。

　　[案]此小柴胡去甘、姜、枣三味，合桂枝茯苓丸，去苓加诸药也。煅灶灰，本草主症瘕坚积，去邪恶气。陶注：即今锻铁灶中灰尔，兼得铁力，以疗暴症，大有效，本方所用即是也。《证类》以百草霜当之，然百草霜《图经》谓：即灶额上墨。今人多取铛下墨用之，虽无定说，要非锻灶灰也。《卫生宝鉴》云：凡鳖甲，以煅灶灰一斗，酒五升，浸一夜，煮令烂如胶漆用佳。桑柴灰尤妙，然则此方，用煅灶灰者，为煮鳖甲设《宝鉴》酒五升太少，当有脱字。紫葳、瞿麦并列，根、子俱用也。非如《唐本草》以紫葳为凌霄华，亦非如近人以紫葳为鼠尾草。《圣济·三十五》名此为鳖龟肉煎丸，鳖甲作生鳖肉半斤，治如食法。《圣惠》亦以鳖肉，酒煮治痃癖积块。但李九华云：鳖肉主聚，鳖甲主散，自当用甲为是。《肘后》以酒调鳖甲末，治老疟取此。《脉经》谓：治疟之法，但得虚其津液，故本方多用发汗，利小便之药。余自咸丰三年秋，病疟后得大聚，至光绪四年未消，中历廿余载，遍检方书治积之方，无过此方之纯。余于巳正未末，及临卧分三服，每服照此加三粒为十粒，辄至次早，食下搁住不行，余思其故，乃临卧时服丸，即卧丸，即停留上焦，剥削上焦阳气，积久阳虚，故食不下也。余两服，即于食无妨者，以昼日行动，药即直趋下焦病所耳。后裁去临卧时一服，次早食渐下，其巳未两服，偶遇食迟，即觉腹中攻动有性，若次早服之，即无此性，为食所杂故也。方下未食两字有以也。服古方须知节度，

故附记于此。

王不留行散方《金匮要略》 治金疮。

王不留行十分（八月八日采） 蒴藋细叶十分（七月七日采） 桑东南根白皮十一分（三月三日采） 甘草十分 川椒三分（除目及闭口，炒去汗） 干姜二分 厚朴二分 黄芩二分 芍药二分（甘草十分，十乃六之剥文，《纲目》作八分，八亦六之剥文、周本作十八即六字之误分为二字者，缘此方药以六为杀，六六三十六，故椒举成数为三分，三六十八，故姜以下皆举成教为二分，必甘草六分，乃上下诸药皆合）

上九味，桑根皮以上三味，烧灰存性，勿令灰过，后六味三字从《纲目》补。各别杵筛，合治之为散，服方寸匕。小疮即粉之，大疮但服之，产后亦可服。如如当为慎风寒，桑东根勿取之。前三物皆阴干百日。

[案]《证类·卷七》曰：张仲景治金疮，八物王不留行散，小疮粉其中，大疮但服之，产妇亦服。苏所据方止八味，今方九味，未知衍何味也。《本经》王不留行苦平，无毒，主金疮，止血，逐痛，出刺。甄云：治风毒，通血脉。蒴藋即陆英，苦寒、无毒。《别录》主风瘙瘾疹，身痒，可作浴汤、甄权于陆英正亦云然。盖陶、苏、甄三家，皆谓陆英一名蒴藋也。梅师以蒴藋，治一切风疹，云无不差。《千金》以治五色丹毒及痈肿恶肉，云能去痣疵，皆本《别录》。盖蒴藋似藜，《左传》藜藋并称藜灰，能去痣蚀肉。故《千金》云云。《别录》桑根白皮甘寒、无毒，可以缝金疮，即《本经》崩中绝脉之引申义。《广利》以此一味，治金刃伤疮。云：烧灰，和马粪，涂及熬汁饮，皆可。《本经》甘草虽主金疮，但此方下云：前三物，则甘草必不与王、蒴、桑同分，疑云十分者误也。《本经》蜀椒，逐皮肤死肌。《外台》治疮肿作痛，以椒同荞麦粉，醋和傅之。韦宙独行方，

245

以生椒和面裹煨，罨疮，治诸疮中风，令汗出取此。《本经》干姜止血，而扶寿方，以生姜嚼敷刀斧金疮，勿动，次旦即生肉甚妙，是椒、姜并用，防金疮中风而溃也。《本经》芍药除血痹，止痛。《别录》散恶血。甄云：能蚀脓。《广利》以治金疮血出。黄芩主恶疮，疽蚀，火疡，大明排脓。李楼以治灸疮血出。厚朴除血痹。甄云：去宿血，是三味皆理血中之气，故合椒、姜为佐使，九味之中，不专主金疮者，多可见甘草，止作和药用，或以之生肌耳。

当归散方《金匮要略》妇人妊娠，宜常服。

当归　芎䓖　黄芩　芍药各一斤　白术半斤

上五味，杵为散，酒服方寸匕，日再服。妊娠常服即易产，无疾苦。产后百病悉主之。

[案]此黄芩汤去甘草，加归、芎、术也。一法作丸，名安胎丸，后人以芩、术为安胎圣药本此。《千金》有治妊娠腹中满痛。又心不得饮食方，用白术六两，芍药四两，黄芩三两，煎服，令易生，月饮一剂为善，即此方去芎、归也。

当归芍药散方《金匮要略》　治妇人妊娠，腹中疠痛。

芍药一斤　泽泻半斤　茯苓　白术各四两　芎䓖三两　当归三两（此方外两递减半，芎、归宜二两）

上六味，杵为散，取方寸匕，酒和，日三服。

[案]此方当归止三两，不应反冠芍药一斤之上，命名疑当归二字衍。此当归散去芩，加泻、苓也。去芩者，以腹痛，故小柴胡之旧例也。疠痛，由肾气之上僭，故以泻、苓泄而抑之。

胶艾汤方《金匮要略》　治妇人妊娠，腹中痛。

干地黄六两　　苟药四两　　当归　　艾叶各三两　　芎䓖　　阿胶　　甘草（炙）各二两

上七味，以水五升，清酒三升，合煮取三升，去滓，内胶，令消尽，温服一升，日三服。不差，更作。一方加干姜一方以下五字，从东洋本补。

[案]此为诸血疾之总治。凡补血、行血之药荟萃于此，辛甘发散为阳，故以为血痹之专方。《千金》录此方云：胶艾汤，治妊娠二、三月至七、八月，其人顿仆失踞，胎转不下，伤损腰腹，痛欲死。若有所见，及胎奔上抢心，短气，是此方所主。腹中痛，因伤胎而致也。《千金》以此方去芎，治产后下赤白，腹中疗痛。《外台》治折跌损伤，亦用此方。《千金》治妊娠二、三月以上至八、九月，胎动不安。腰痛已有所见者，以此方去地、芎二味用之。又有治妊娠腰腹痛方，即前方去艾，加竹茹。张璐说：虚寒用艾，烦热用竹，然则此方艾叶可易也。《局方》取此方中地、芎、归、芎为一方，名四物汤，治一切血热、血虚、血燥诸症。以《千金》两言有所见及下赤、白，参之可见仲景治瘀血法，已下者，用此，其未下者，用下瘀血汤，故此方不用桃仁。

黄芩汤方《金匮要略》附方，《玉函》有方无论　治干呕下利。

黄芩　人参　干姜各三两　桂枝一两，《外台》二两　半夏半升　大枣十二枚

上六味，以水七升，煮取二升，去滓，分温再服。

[案]《外台》录深师黄芩人参汤，有生姜、甘草，无干姜、半夏，治伤寒吐下后，内外有热，烦渴不安。《千金》阴旦汤，以此方去人参、半夏，加苟药、甘草，与此三方大体相似，论法当以深师方为正。深师方，即桂枝去苟药汤，加芩、参，取加味为名，故曰

黄芩人参汤，此方即彼方去生姜、甘草，合半夏干姜散方也。《外台·卷六》杂疗呕吐方，录张仲景《伤寒论》有曰：干呕下利，黄芩汤主之，此正林亿附入《金匮》之所本。但彼但称为黄芩汤，无人参一字，有者，师方名也。

泽漆汤方《金匮要略》 治咳而脉沉。

泽漆三斤（以东流水五升，煮取一斗五升） 白前 柴参 生姜各五两 半夏半升 甘草 黄芩 人参 桂枝各三两

上九味，㕮咀，内泽漆汁中，煮取五升，温服五合，至夜尽。

[案]此即黄芩人参汤以生姜易干姜，加泽漆、白前、紫参三味。《本经》泽漆味苦、微寒，主皮肤热，大腹水气，四肢浮肿。是泽漆能泻水，于脉沉义合，故以为君。《别录》白前味甘、微温，主胸胁逆气，咳嗽上气，呼吸欲绝，是白前能降气。紫参《本经》味甘、微寒，主心腹积聚，寒热邪气，通九窍，利小便。是紫参能治心腹积聚，白前、紫参与生姜并用，为能散寒、降气、破积，故以为臣。半夏、人参，甘草，甘辛为佐；桂枝、黄芩，苦辛为使。紫参一作紫菀。《本经》紫菀味苦温，主咳嗽上气，胸中寒热结气，主治较紫参为切。《外台·卷二十》有白前汤，白前、泽漆根、紫菀、半夏四味，治水肿之咳，其方即用此方之半，而亦为紫菀，是《要略》别本作紫菀，由来旧矣。《外台》百部根饮竹叶、饮羊肺汤，深师白前汤，诸方并作紫菀，以《外台》方推之，则此方乃以黄芩人参汤去枣，合白前汤全方也。泽漆即大戟苗。《外台》云：用根则即大戟也。故白前汤，或直作大戟。仲景云：泽漆者，以根全治里，而苗犹及半表，于咳之上出尤宜。

侯氏黑散方《金匮要略》 治大风四肢繁重，心中恶寒不足者。

菊花四十分　白术　防风各十分　桔梗八分,《外台》无桔梗有钟乳　黄芩五分　细辛　干姜　桂枝　茯苓　当归　芎䓖　牡蛎(熬)　矾石(如马齿者,烧令汁尽)　人参各三分

上十四味,杵为散,酒服方寸匕,日一服。初服二十日,温酒调服。禁一切鱼肉、大蒜,常宜冷食一本食作服,今从东洋本正冷食为食,一切冷物非冷饮,此药也六十日止,即药积在腹中不下也,热食即下矣,冷食自能助药力。

[案]此石发家服食之方也。《病源·寒食散发候》云皇甫云:寒食药者,世莫知焉。或曰华花,或曰仲景,考之于实,佗之精微,方类单省,而仲景经有侯氏黑散,紫石英方,皆数种相出入,节度略同,然则寒食草、石二方,出自仲景,非佗也。据此知侯氏黑散,乃服食之药,故有冷填肠胃之说,所以然者,石药性热,热极生风,故经以黑散入之中风门,大约服石之风,开于汉季,盛于隋唐,故仲景出治而后。《外台》一书,用此方者,尤不一也。自宋以来,服石者鲜,此方几乎息矣。近喻昌说:中风主方踵之者,见其药不对症,专取菊花一味,以为本之仲景,而此方之义湮,幸有《病源》可考,用者审诸云侯氏者,侯姓所传也。其人盖在仲景以前,《伤寒论》序所谓:博采众方者,此类是也。《千金》无此二方,有寒食钟乳散,与此二方相似。此当为治风眩之方。《本经》菊花治风眩,菊本作蘜,从鞠,鞠,䓖也。言能穷治风邪也。《金匮》续命黑散,风引、防己、术附方,皆治风眩。续命、风引、防己,徐嗣伯说:术附经有明文,惟黑散未经。入道本方以菊花为主,重于他药十倍。《本经》甘寒,治风眩是也;术、防风,亦治风眩。术补防泻以为臣,风善壅气,桔梗、黄芩,一温一寒以为佐;风性挟寒,细辛、干姜,一开一守;风善生痰,牡蛎、矾石以治痰,一软一收;以风之所壅在荣卫也。而人参以补,其虚而托之,桂枝、茯

苓以治气，一升一降；当归，芎劳以治血，一行一散，九味皆为之使，治风之法尽之矣。其用术、防治眩，与桂芍知母汤同；其用桂、苓、归、芎治血气，与奔豚汤同；其用辛、姜、桂、苓治载水，与饮家方同；其用蛎、矾治痰水，与《千金》治口喝方同；其用桔梗、桂枝、姜、防，与紫石散同；而人参、桔梗，又为疏补并济法，与薯蓣丸同，意绪之周无过于此，经文当云：风眩四肢繁重，心中恶寒不足者，侯绪氏黑散主之。烦重者，气血寒痰之壅也；恶寒者，风邪之内迫也。不足，故用参、姜、术、苓，合理中法，其用菊、术、防、芎、参、桂、茯七味者，与徐嗣伯天雄散同，是半皆治眩晕倒旋也，不离桂、术、防三味。徐嗣伯治眩十方，八方用防风，是防风风眩要药也。

黄连汤方《伤寒论》《玉函经》　治腹中痛，欲呕吐。

黄连　桂枝各三两　人参二两　半夏五合　干姜　甘草（炙）各一两　大枣十二枚，《成本》《伤寒》连、桂、甘、姜各三两，参二两，《玉函》连、桂、参各二两，姜、甘各一两，今参正

上七味，以水一斗，煮取六升，去滓，分五服。日三服，次二服。成本作温服一升，日三夜二服，以煮取六升计之，日三夜二，止服五，何以独剩一升不服，明为误也，今从《玉函》。

[成注]上热者，泄之以苦，黄连之苦以降阳；下寒者，散之以辛，姜、桂、半夏之辛以升阴；脾欲缓，急食甘以缓之，人参、甘草、大枣之甘以益胃。

[泉案]此黄芩人参汤去黄芩，加黄连，从其所易为名也。《千金》以此方去姜、半、人参三味，加生地、竹叶、赤石脂，名生地黄汤，治产后著寒、热下痢，是此方本治有寒有热之症。彼病在肠，故用地、脂涩之；此病在胃，故用参、姜，意义略相似。后世有进

退黄连汤，即此方而以连、桂、姜等，为增损者。此风寒在半表里间，而将又下陷者，以在半表里，故不分风寒，而混称邪气，古人称谓之。例如胸中热半表也，腹中痛是邪气下陷，欲呕吐是胃尚能拒邪，故既以桂枝治表，连、干和胃，而复以参、甘填中，以助其拒而不使陷，方义之精如此，而连、半并用，合小陷胸法，又藉以荡涤胸胃；姜、参并用，合大半夏及半夏人参汤法，往复回环，妙难言尽。

奔豚汤方《金匮要略》 治奔豚气上冲胸，腹痛，往来寒热。

甘李根白皮一升　生葛五两　半夏　生姜各四两　黄芩　芍药　芎䓖　当归　甘草各二两，《外台》无芩、芎，有桂枝、人参。一作无芍药，有茯苓，似皆较此为长。黄芩非腹痛所宜，当即茯苓二字之误，而桂于气上冲胸宜，参于邪陷之腹痛宜

上九味，以水二斗，煮取五升，去滓，温服一升。日三，夜二服。

[案]此黄芩加半夏生姜汤去大枣，加李、葛、芎、归四味也。亦即葛根加半夏汤，去麻、桂、枣，加李、芎、芎、归。李下气，葛散邪，芎、归理血，姜、半理气，以病在气分多，血分少，故姜、半倍芎、归、芍，主腹痛，芩主往来寒热，井然有序。《别录》李根白皮大寒无毒，主消渴，止心烦逆，奔豚气。考李根皮，本治瘀血热冲之病，故此方以之为君，实奔豚之正治也，合而言之，乃半表半里之邪，内搏于肾，而成奔豚者宜之。腹痛者，邪所结也，寒热半表邪也，邪搏于肾而成奔豚者，犹邪搏于肺而成息奔。俗医谓：喘有治肺、治肾之别者，正息奔，奔豚之谓也。在中者，即支满、即痞气也，三者皆气积也。若肥气为血积，故鳖甲煎丸方多用食血之虫，伏梁为食积，故《病源》屡言食不消成伏梁。此方治伤

寒所致之奔豚也。若惊恐奔豚，与忧思奔豚，不可全用此方，当有以消息之。余曾病忧思奔豚，深悉其状，气霍霍振起者，是故曰如豚之奔。

猪肤汤方《伤寒论》《玉函经》　治下利后，咽痛，胸满心烦。

猪肤一斤

上一味，以水一斗，煮取五升，去滓，加白蜜一升，白粉五合，熬香，和令相得，温分六服。

[成注]猪，水畜也，其气先入肾。少阴客热，是以猪肤解之。白蜜以润燥除烦，白粉以益气断利。

[泉案]此甘草粉蜜汤之变法也。彼方主甘草，则和脾；此方主猪肤，则益肾，为润燥缓急之方。或曰：肤当为膏字之误。《外台》治伤寒咽痛，有用猪膏者，无用猪肤者，惟《证类》引《圣惠》录此同。《千金》治产难，血气上抢心，母面无颜色，气欲绝方，即此方去粉，加酒二升者，亦作猪膏，须成煎者，与此方熬香，令相得同义。其方下又云：治产后恶血，上抢心痛烦急者，以地黄汁代酒。然则此方，治肾气上抢急切，少阴病之咽痛，亦当是肾气逆者，故烦满欤。《千金》阴疮膏，以猪膏与粉同熬。其膏蜜同熬者，如《千金翼》治产后虚汗，猪膏、蜜、姜汁各一斤，酒五合，煎三上三下，服方寸匕。《千金》治口疮塞咽，用猪膏、蜜各一斤，黄连末一两，令煎取汁熬稠，每服枣许，日三服。万氏治肺热暴瘖，猪脂炼过，入蜜一斤，再炼少顷，滤净，冷定，不拘时挑服一匙即愈。无疾，常服亦润肺。此数方，似从此方化出，而万氏方尤相合。《千金》云：凡云猪膏一斤者，一升二合。又《千金·卷五》治小儿口疮不得吮乳方，用腊月猪脂一斤，蜜二斤，甘草如指大三寸，三味合煎，含咽，与此只差甘草一味。

酸枣仁汤方《金匮要略》 治虚烦不得眠。

酸枣仁二升（深师四升） 知母 茯苓 芎劳各二两 甘草一两（炙），深师有干姜二两，又方有麦冬、干姜。《证类》引《图经》云：一方更加桂一两各本、《金匮》分两不同，今从《图经》正

上五味，以水八升，先煮枣仁，取六升深师以水一斗煮枣，取七升，内诸药，煮取三升，分温三服。

[案]此茯苓甘草汤去桂、姜，加枣、芎、知三味也。《神农本经》酸枣主邪结气聚，不言治不眠。《别录》始言烦心，不得眠，而自此经已下，诸治烦不得眠者，皆用仁，是《本经》用实，《别录》用仁不同也。然甄权云：筋骨风，炒仁煎汤服，与《本经》治四肢痠疼、湿痹合，则实与仁性用亦等。大抵皆散结破聚，烦不得眠，当是寒热结聚所为。凡仁又专能散透，故得主此症也。苏恭、寇宗奭之论，未为当矣。又《图经》云：今医家用之，睡多，生使，不得睡，炒热，生、熟便尔顿异。而胡洽治振悸不得眠，有酸枣仁汤；深师治虚不得眠，烦不可宁，有酸枣仁汤，二汤并生用，疗不得眠，岂便以煮汤为熟乎？泉谓：雷敩《炮炙论》凡使酸枣仁，取叶拌黄半日了，去皮尖了，任研用，是用酸枣仁，皆宜取熟者。此经虽无熬及蒸字样，其为熟者，自明。后医始有用生者，故《证类》引《简要济众方》曰：胆风毒气，虚实不调，昏沉多睡，用酸枣仁一两，生用，合姜、茶为散，服是也。要之，邪气结聚于膈上，则不得眠；于膈下，则好眠。枣仁既散结聚，自然不得眠与好眠者皆治，原不分生、熟。正如桂枝治风，卫实无汗者，得之风行而汗出；卫虚有汗者，得之风尽而汗止。凡药自有以相反为用者也，知酸枣之所以治眠、不眠，而方中芎、知并用之义了然矣，知寒芎温，所以用芎者，白术散加减法曰：心下毒痛倍芎劳，毒痛正邪气固结也。若知母能降上炎之火，其治烦，与白虎汤同义。即苓亦治烦，知清肺，

苓抑背，所以去心之克我，与我克者尔此与深师异者，深师治吐、下后，心烦乏气不眠。以吐下后，故加干姜。如仲景诸下后方，皆用干姜之例，以乏气，故加麦冬，如竹叶石膏汤，以麦冬治少气之例，古人之重于加减如此。胡洽以此方去知、芎，加参、术各二两，生姜六两，名同，治振悸不眠。《简便方》以此方去知、芎、甘，加参为散，治睡中汗出。可见知、芎相联也。胡洽用参、术，是四君子加姜、枣，以其有振悸，故与真武同义。《简便》以汗出，故用参。据《图经》所云：一方及胡洽方推之，本方即不去桂、姜亦得。

生姜半夏汤方《金匮要略》 治胸中似喘不喘，似呕不呕，似哕不哕，心中愦愦无奈。

半夏半升　生姜汁一升

上二味，以水七升，煮取二升，内生姜汁，煮取一升半，小冷，分四服。日三夜一服。止，停后服。

[案]此诸用半夏者之祖方。其用生姜倍于半夏者，一是制半夏毒；一是治病，与小半夏用生姜不同，煮法先煮半夏，后内姜汁，明是两用也。《千金》曰：呕家多服生姜，此是呕家圣药，是散其逆气也。《要略》曰：呕者用半夏，以去其水，水去呕则止，是下其痰饮也。合彼二文观之，此方之义了然矣。

干姜人参半夏丸方《金匮要略》 治妇人妊娠，呕吐不止。

干姜　人参各一两　半夏二两

上三味，末之，生姜汁糊丸，如梧子大，饮服十丸，日三服。

[案]此半夏汤合大建中之半，变法为丸也，故以所加为主名。宋·朱端章《卫生家宝产科备要·卷六》人参丸方，妇人妊娠呕吐不止，名曰阻病，成以寻常治呕吐药治之，非也，宜服此方。出仲

景《金匮》极妙，其方用半夏粬炒，干姜炮，别一方三味各一两，不用生姜汁，糊丸为异。

小半夏汤方《金匮要略》 治呕。

半夏一升，《外台》五两　生姜半斤

上二味，以水七升，煮取一升半，分温再服。再当为三。

[案]此为治呕之专方，亦主方也，为诸半夏、生姜同用之祖。其用生姜者，以为呕家之圣药，非是制半夏毒使然，与生姜半夏汤不同。凡心下痞，肠鸣，呕吐等症，并皆宜之。仲景之例，以里虚而气逆者，半夏、人参并用，人参补虚故也；邪陷而气逆者，半夏、生姜并用，生姜散寒故也，此半夏汤之所以有大、小也。仲景于邪在卫而气逆者，生姜与半夏同用；若邪在营而气逆者，生姜与紫苏同用，半夏厚朴汤是也。盖以生姜散邪，半夏主卫逆，紫苏主营逆，皆于散中寓降。《外台》有小半夏汤，即此汤原方加桂枝，治胸满有气，心腹胀，中冷。《千金》云：有人常积气结而死，其心上温，以此汤少许，汁入口遂活。盖即扁鹊半夏吹鼻之法，由斯以推，知半夏汤乃散气、下气之方，所以能治饮者，以津随气行故也。

小半夏加茯苓汤方《金匮要略》

即小半夏汤，原方加茯苓四两，煎服法同四两或作三两。

[案]此化痰水为溺之方。

半夏厚朴汤方《金匮要略》 治咽中如有炙脔。

半夏一升　生姜五两　茯苓四两　厚朴三两　干苏叶二两，《千金》

五两

上五味，以水七升，煮取四升，分温四服。日三，夜一服。

[案]此小半夏加茯苓汤加厚朴、苏叶也，为下气降痰之主方。痰随气升者宜之。《千金》以此方治妇人胸满，心下坚，咽中帖帖如有炙肉，吐之不出，咽之不下，主治较详，《三因》减生姜名四七汤，亦名七气汤。凡半夏、苏叶同用诸方，如《外台》引《广济》柴胡厚朴汤、紫苏汤是也。《易简方》参苏饮，从《广济》紫苏汤来，《局方》苏子降气汤，即此方去茯苓，加前胡、陈皮、当归、沉香、甘草五味为之。

赤丸方《金匮要略》 治寒气厥逆。

茯苓 半夏各四两（洗，一作桂枝） 乌头二两（炮） 细辛一两，《千金》作人参

上六味，末之，内真朱为色，炼蜜丸如麻子大，先食，酒饮下三丸，日再夜一服；不知，稍增之，以知为度。

[案]此与苓甘五味姜辛半夏汤同体，但彼以咳，故用五味，姜；此以厥逆，即用乌头，亦与寒疝乌头煎同义。《外台》将此方去细辛，加人参、附子，名神丹丸，即依《千金》此方加附子也。此方药止四味，而方下云：右六味，各本如此，当是久有脱者，考《千金》，此方有附子二两，射罔如枣大一两，与六味数合。《别录》射罔苦、有大毒，主尸注症坚，及头中风痹。真朱，近世谓即矾红。然《别录》丹砂下注云：作末者，名真朱。知古以真朱为丹砂，此经当同，为后世朱砂为衣之祖。

半夏干姜散方《金匮要略》 治干呕，吐逆，吐涎沫。

半夏 干姜等分

上二味，杵为散，取方寸匕，浆水一升半，煎服七合，顿服之。

[案]此生姜半夏汤，变汤为散，加干姜也。上焦有寒，其口多涎，故用干姜温中。徐氏轨范云：此治胃寒之吐。

大半夏汤方《金匮要略》 治胃反呕吐。

半夏三升（洗完用） 人参三两 白蜜一升，《千金》有白术一升，生姜三两

上三味，以泉水各本脱泉字，今从《外台》补一斗二升，和蜜扬之二百四十遍，煮药，取二升半，温服一升，余分再服。

[案]此生姜半夏汤加人参也。胃反属胃虚，故用人参以补虚，而以蜜助之，尤妙在用甘澜水。

人参半夏汤方 三书无，今据《本草纲目》补 治食入即吐。

半夏一两五钱 人参一两 生姜十片 白蜜三合

上以水一斗，以杓扬之二百四十遍，取三升，入白蜜三合，煮一升半，分服水一斗，取三升，当是专用有珠者。

[案]此方三书并无。《纲目·卷十二》食入即吐，人参半夏汤，张仲景《金匮》方。今《要略》无者，传写脱之，此与前方只多生姜一味，而分两悬殊，当非大半夏之异文，乃别方也。此方姜、蜜同用，为辛甘发散阳剂。甄权云：或以姜汁同蜜各一合，水和，顿服。常服，面如花红。孟诜云：白蜜与姜汁熬炼，治癫甚效。《外台·卷六》引仲景《伤寒论》云：呕，心下痞坚者，大半夏汤主之，当即《金匮》之逸文。以此心下痞坚，乃虚气上逆，与甘草泻心症同法。甘草泻心汤不用生姜，以彼准此，知大半夏与人参半夏汤二方之不同矣。

半夏麻黄丸方《金匮要略》 治心下悸。

半夏　麻黄_{等分}

上二味，末之，炼蜜丸如小豆大，饮服三丸，日三服。

[案]徐大椿说：此治饮在心下悸者。泉谓：心下悸者，气分被水所塞也，故以生半夏之散水，麻黄之疏壅治之。《本经》二味皆破坚积，此方用麻黄，与皮水用麻黄甘草汤，同为治水结坚积之法。

附子粳米汤方《金匮要略》　治腹中寒气，雷鸣切痛，胸胁逆满，呕吐。

附子一枚（炮）　半夏半升　粳米半升　甘草一两　大枣十枚，《千金》有干姜

上五味，以水八升，煮米熟，汤成，去滓，温服一升，日三服。

[案]此亦泻心之类。以《内经》半夏秫米汤为主，以粳米易秫米，佐以甘、枣，如诸经方之例，古经方必有以半夏、粳米、甘草、大枣四味为方者，此方即加附子为之耳。诸症皆半夏主之，附子特治中寒之因；何以言此为泻心类也？半夏泻心汤，除干姜、黄连、黄芩、人参四味自成一汤外，适半夏、甘草、大枣三味，故知为同类也。方以附子粳米命名，亦以此。《外台》引张仲景《伤寒论》曰：霍乱四逆，吐少呕多者，附子粳米汤主之，此《伤寒论》逸文，义与此同。又引《小品》解急蜀椒汤，主寒疝气，心痛如刺，绕脐腹中尽痛，白汗出欲绝，即此方加蜀椒、干姜，是合用大建中之半也。此与麦门冬汤，竹叶石膏汤，三方皆主气逆，故并以半夏秫米汤为主；麦门冬汤，治虚气逆；竹叶石膏汤，治热气逆；此方治寒气逆，三方分际如此。

麦门冬汤方《金匮要略》　治大逆上气，咽喉不利。

麦冬七升，《千金》二升，去心　人参二两　半夏一升　粳米三合　甘草二两　大枣十二枚

上六味，以水一斗二升，煮取六升，去滓，温服一升。日三，夜一服温服一升，日三夜一是四升也，当云取四升，作六升，则当夜三服方合。

[案]此附子粳米汤去附子，加麦冬、人参也。为里虚浮逆之上气治法。后世参、麦并用者取此，《千金》或专取麦冬、粳米二味治上气。

竹叶石膏汤方《伤寒论》一名竹叶汤　治虚羸少气，气逆欲吐。

竹叶二把　石膏一斤（碎）　麦冬一升（去心）　人参三两　半夏半升（洗）　粳米半升　甘草二两（灸）此方竹叶二把，当为一把，石膏一斤，当为一升。《千金》有治伤寒虚羸少气呕吐方，石膏、麦冬、半夏各一升，竹叶一把。人参一两，照服法与伤寒同。方下云；一方有生姜三两。又有竹叶汤云，治汗后虚烦不可攻，用石膏亦一升，亦有生姜，据此二文，竹叶一把，石膏一升当矣。以病后热少，不应用一斤之多，故知《成本》斤，升形近之误也。《外台》引此方，竹叶亦一把，有生姜四两

上七味，以水一斗，煮取六升，去滓，内粳米，煮米熟，汤成，去米，温服一升，日三服。

[案]此麦门冬汤去大枣，加竹叶、石膏也，故以竹叶、石膏二味主方名。《千金》《外台》引华佗说名竹叶汤，云诸虚烦热者，与伤寒相似，然不恶寒，身不疼痛，故知非伤寒也，不可发汗；头不痛，脉不紧数，故知非里实也，不可下；如此内外皆不可攻，而强攻之，必遂损竭，多死难全也。此虚烦，但当与竹叶汤，伤寒后虚烦，亦服此汤。然则竹叶石膏汤，乃虚烦之主方。仲景用以治伤寒余疾者，引申之义也。又此以热伤气而少气，热上逆而呕吐，故用竹、石治热，参、麦治少气，半、米治呕吐。《外台》引范汪茱萸煎

方加注曰：少气加麦冬取此，此方引申之，亦治伤暑发渴、脉虚。《千金》加小麦，知母、栝蒌、茯苓、黄芩，名竹叶汤。赢用石膏者，独孙真人知其义，故于无比山药丸方下云：欲肥者，加燉煌石膏。《外台》治脾热口干方，亦竹、石同用。宏景曰：张仲景竹叶汤，所用淡竹。

白虎汤方 《伤寒论》《玉函经》《金匮要略》

知母六两　　石膏一斤（碎）　　甘草二两（炙）　　粳米六合，本方《千金》作石膏一升。《外台》亦云；石膏、粳米各一升，一升适如鸡子大也。成注：不君石膏，而君知母，恐成本原作一升，传写误作一斤

上四味，以水一斗，煮米熟，汤成，去滓，温服一升，日三服。

[成注]白虎，西方金神也。应秋而归肺，热甚于内者，以寒下之；热甚于外者，以凉解之；其有中外俱热，内不得泄，外不得发者，非此汤则不能解之也。夏热秋凉，暑暍之气，得秋而止，秋之令日处暑，是汤以白虎名之，谓能止热也。知母味苦寒。《内经》曰：热淫所胜，佐以甘苦。又曰：热淫于内，以苦发之。欲彻表热，必以苦为主，故以知母为君；石膏味甘、微寒，热则伤气，寒以胜之，甘以缓之，热胜其气，必以甘寒为助，是以石膏甘寒为臣；甘草味甘平，粳米味甘平，脾欲缓，急食甘以缓之，热气内馀，消烁津液，则脾气躁，必以甘平之物缓其中，故以甘草、粳米为之使。

[泉案]《本经》知母，主消渴热中，除邪气，肢体浮肿，下水。《大明本草》谓：其通小肠。是知母能消水也。《本经》石膏，主中风寒热，心下逆气，惊，喘，口干舌焦不能息，腹中坚痛又硬。石膏利小便，是石膏亦能消水也。合观二药所主症，皆水气所致，故皆利水，使小便清长，可知白虎亦治渴后水多之方也。第其义与猪苓

汤则异，彼方渗泄近燥，是治水停于已然者，此方滋清近润，是防水停于未然者，但以白虎为解渴方，犹浅也。观经文于汗后，渴用之，必加人参，益可思矣。又经云：大渴欲饮水者，其腹必满，而自汗出，小便利，其病欲解，此意正白虎所由制软。

白虎加人参汤方《伤寒论》《玉函经》《金匮要略》近名人参白虎汤

知母六两　石膏一斤　甘草二两（炙）　粳米六合　人参三两

上五味，以水一斗，煮米熟，汤成，去滓，温服一升。日三服。

[案]此白虎汤加人参也。人参用三两，取诸理中汤方。

白虎加桂枝汤方《金匮要略》　治身热，骨节烦疼，时呕。

知母六两　石膏一斤　甘草二两（炙）　粳米六合　桂枝三两（去皮）

上剉，每五钱，水一盏半，煮至八分，去滓，温服，汗出愈。

[案]此白虎汤加桂枝也。桂枝用三两，取诸桂枝汤方。《外台·卷五》温疟门录《千金》此方，方下云，《伤寒论》云：用秫粳米，不熟稻米是也，《玉篇》秫恶米也，秫粳米谓粳米之青腰白脐者，故以恶米称之。据《外台》此文则论文白虎汤及此汤，皆当粳米，上有秫字，浅人不解删之耳！秫粳米与《千金》麦奴丸，麦奴同义，取消饮食之滞也。又青腰白脐，乃米之伤于风者，故于中风病为宜。

温经汤方《金匮要略》　治妇人曾经半产，下血，唇口干燥。

麦门冬一升（去心）　半夏半升（从东洋本）　生姜　吴茱萸各三两　桂枝　芍药　当归　芎䓖　人参　阿胶　丹皮　甘草各二两

上十二味，以水一斗，煮取三升，去滓，分温三服。亦主妇人少腹寒，久不受胎，兼治崩中去血，或月水来过多，及至期不来。

[案]此麦门冬汤去米、枣，合吴茱萸汤去枣，又合胶艾汤去地、艾，加桂、丹二味也。而桂、丹并用，又为桂枝茯苓丸下症之法，殆妇人方中之大剂软，故为调经，崩中漏下，带下之总方。《本经》麦冬，主心腹结气。近徐大椿说：此结气为燥结之气。泉谓：唇口者，胃之部，唇口干燥，则燥结之气在胃。麦门冬主胃络绝伤，是润胃之药，合半夏散结平逆，为润降之法，故二味为君。吴萸、生姜能散久寒，而味辛，辛亦润也，故以二味为臣。参、桂、芍、丹、芎、归、胶、甘八味等分者，参、桂治气，一补一泄，芍、丹、芎、归治血，芍、丹去瘀，芎、归生新，胶、甘为和药，趋下之，故八味为佐使。又桂、芎、胶息风，血畏风也，芎、归辛润，血恶燥也。参甘甘而补脾，脾统血也。丹又除热，血畏热也，芍除痹，血恶滞也。诸法无所不备，而治血之药已尽之矣。

猪肚黄连丸方《玉函经》附遗　治消渴饮水。

黄连末五两　栝蒌根　白粱米各四两　知母《心镜》三两　麦门冬各三两，《心镜》二两，河间各四两

用雄猪肚一枚，入诸药，缝定蒸熟，捣丸如梧子大，每服三十丸，米饮下。

[案]此白虎汤去石、甘，合小陷胸去半夏，加麦冬也。《千金》名猪肚丸，有茯神，云七味捣为散，内肚中，线缝，安置甑中蒸极烂，捣为丸，若硬加少蜜，和丸如梧子大，饮汁下三十丸，日再渐加至四、五十丸。《外台》同。又凡《千金》《外台》所录诸治消方，无不自此脱胎，则此乃消渴之专方也。《证类》引《图经》云：张仲景有猪肚黄连丸，名与此方同，而不详其法。《纲目·卷五十》引《食医心镜》云：张仲景猪肚黄连丸，治消渴，其方药悉与此合。《儒

门事亲》刘河间治三消方，有此方，不言仲景方，无粱米，治同，栝蒌无根字，是合用小陷胸之半也。《肘后》治霍乱吐下后，大渴多饮，以黄粱米五升，水一斗，煮得三升，澄清饮之，勿饮馀饮，是粱米治渴也。

半夏泻心汤方《伤寒论》《玉函经》《金匮要略》

半夏半升，《外台》五两。《千金》云：半夏一升，洗毕称五两为正，必此方本用一升，故《外台》作五两，与《千金》说正合，经文半升疑误　干姜三两　黄连一两　黄芩三两　人参三两　甘草三两　大枣十二枚（擘），《外台》作桂心三两

上七味，以水一斗，煮取六升，去滓，再煎，取三升，温服一升，日三服。

[成注]凡陷胸汤，攻结也；泻心汤，攻痞也。气结而不散，壅而不通为结胸，陷胸汤为直达之剂，塞而不通，否而不分为痞，泻心汤，为分解之剂，所以谓之泻心者，谓泻心下之邪也。痞与结胸，有高下焉。结胸者，邪结在胸中，故治结胸，曰陷胸汤；痞者，留邪在心下，故治痞，曰泻心汤。黄连味苦寒，黄芩味苦寒。《内经》曰：苦先入心，以苦泄之。泻心者，必以苦为主，是以黄连为君，黄芩为臣，以降阳而升阴也。半夏味辛温，干姜味辛热。《内经》曰：辛走气，辛以散之。散痞者，必以辛为助，故以半夏、干姜为佐，以分阴而行阳也。甘草味甘平，大枣味甘温，人参味甘温，阴阳不交曰痞，上下不通为满，欲通上下，交阴阳，必和其中，所谓中者，脾胃是也。脾不足者，以甘补之，故用人参、甘草、大枣为使，以补脾而和中。中气得和，上下得通，阴阳得位，水升火降，则痞消，热已而大汗解矣。

[泉案]方既以半夏主名，则当君半夏，以生姜泻心，甘草泻心

二方例之。可见成君，黄连盖误。

生姜泻心汤方《伤寒论》《玉函经》　治心下痞，干噫食臭。腹中雷鸣，下痢。

　　生姜四两　半夏半升（洗）　黄芩　人参　甘草（炙）各三两　干姜　黄连各一两　大枣十二枚

　　上八味，以水一斗，煮取六升，去滓，再煎，取三升，温服一升，日三服。

　　[案]比半夏泻心汤减干姜，加生姜为君也。以加生姜，故减干姜。

甘草泻心汤方《伤寒论》《玉函经》《金匮要略》　治下痢日数十行，谷不化，腹中雷鸣，心下痞坚满，干呕，心烦。

　　甘草四两　半夏半升（洗）　黄芩　干姜各三两　黄连一两　大枣十二枚，本方《要略》有人参三两。林亿校《伤寒论》云：当有人参

　　上六味，以水一斗，煮取六升，去滓，再煎取三升，温服一升，日三服。

　　[成注]前以汗后胃虚，是外伤阳气，故加生姜；此以下后胃虚，是内损阴气，故加甘草。

　　[泉案]此半夏汤合姜芩连参汤加甘草一两也。生姜泻心汤症，经云：胃中不和，不和是挟实，故加生姜以散之。甘草泻心症，经云：胃中虚，虚则急而逆，故加甘草以缓之，人参补虚有者是也。

旋覆代赭汤方《伤寒论》《玉函经》

　　旋覆花三两　代赭一两　生姜五两　半夏半升　人参　甘草各二两　大枣十二枚（擘）

上七味，以水一斗，煮取六升，去滓，再煎，取三升，温服一升，日三服。

[案]此生姜泻心汤增生姜一两，去芩、连、干姜，加旋、代也，故二味得主方名。方以生姜、旋覆为君。《本草》生姜温中下气，旋覆花治结气，胁下满，温中下气。然则此方乃治气虚寒结之症，与肝着同义。又以其挟食呕气，故加代赭以治噫。或曰：此噫依《证类》当为癔，乃病声，非嗳气也。考《外台·三十五》紫丸方，用代赭治小儿癖。紫双丸方，芒硝紫丸方，亦用之治同，是古多以代赭治食积也。以此论之，噫气未始，非嗳气也。谓噫字通癔，则可，谓噫为即病声之癔，则不可。又《本草》代赭苦寒，主贼风，腹中毒，邪气。《别录》谓：其除五脏血脉中热。然则此方用之者，以伤寒余邪留胃，故合旋覆，为除散已结之邪也。邪结则得食不消，所以又关饮食软。其用人参者，所以敌结邪也。《论》于凡邪从表入里之症，多用人参以托之，乃其定例，并不分寒热。

厚朴生姜半夏甘草人参汤方《伤寒论》《玉函经》《千金》名厚朴汤 治腹胀满。

厚朴 生姜 半夏各半斤（半夏当半升） 甘草二两 人参一两

上五味，咬咀，以水一斗，煮取三升，去滓，温服一升。日三服。

[案]此旋覆代赭汤去旋、赭、枣，加厚朴，故《千金》以厚朴专方名。《普济·卷十一》殿中丞郭中妹病胀，兆案《甲乙经》。三焦胀者，气满于皮肤中，谷然不坚，遂与仲景此汤，是从伤寒而引申之，以治他病也。

生姜甘草汤方《金匮要略》附方 治肺萎，咳唾涎沫不止，咽澡不渴。

生姜五两　人参三两　甘草二两（炙）　大枣十二枚（擘）

上四味，切，以水五升，煮取一升半，分再服。忌海藻、菘菜。

[案]此亦林亿所附。然考《外台秘要·卷十》肺痿门，录此方称集验，而注云：仲景《伤寒论》同是。玉焘所见，《金匮》固有此方，林之附其据此欤。又集验一方，无人参，余同。

吴茱萸汤方《伤寒论》《玉函经》《金匮要略》　治食谷欲呕，及呕而胸满，及吐利，手足逆冷，烦躁欲死，及干呕吐涎，头痛。

吴茱萸一升（洗）　生姜六两　人参三两　大枣十二枚，《千金》茱、姜要皆减半，参云一两，则本作二两也，经云三两当误。《图经》录人参一两，枣十二枚，义长

上四味，以水七升，煮取二升，去滓，温服七合，日三服。

[成注]《内经》曰：寒淫于内，治以甘热，佐以苦辛。吴茱萸、生姜之辛以温胃；人参、大枣之甘以缓脾。

[泉案]此生姜甘草汤去甘草，加茱萸也，故名吴茱萸汤。经曰：辛甘发散为阳。此方辛甘相合，为治呕吐之专方；亦治久寒之专方。吐利谓吐之利者，如下之利者称下利也。《伤寒论》当归四逆汤加法，若其人内有久寒者，当归四逆加吴茱萸生姜汤主之，是茱萸、生姜专主久寒也。《要略》温经汤，亦吴茱萸、生姜并用，主妇人少腹寒，久不受胎，是亦久寒之症故也。《外台》引《小品》竹叶汤，治霍乱，加减法曰：上气加吴茱萸，以吴茱萸主寒气上逆故尔。然仲景治久寒有二法，在上焦以此方为主；在下焦，则又用乌头细辛赤石脂丸，治寒气厥逆是也。防己黄芪汤方下亦曰：下有陈寒者，加细辛，此其明证。《肘后·卷四》以此方，治食后噫醋及醋心。《千金》亦治噫而酢咽。又治卒心痛方，以此方去参、枣，加豉、酒，煎服。

九痛丸方《金匮要略》附方，《千金》名附子丸　治九种心痛。

附子三两（炮，去皮），《千金》二两　狼毒（炙香），《千金》四两，生　巴豆（去皮心，熬，研如脂），《局方》炒，取霜　人参　干姜（炮），《千金》二两　吴茱萸各一两（汤炮），《外台》引《千金》六味各一两，各本狼毒作狼牙，考《本经》狼牙。不治心痛，惟狼毒破积聚宜之。今从《千金》及《和剂局方》改正。《纲目》狼毒下录《和剂局方》狼牙，下不录此方　知明本《金匮》尚不误

上六味，末之，炼蜜丸如梧子大，酒下。强人初服三丸。日三服；弱者二丸。

[案]此吴茱萸汤去姜、枣，合备急丸去大黄，加附子、狼毒二味也。包罗万象之方，渐开《局方》《圣济》一派。《千金》《外台》以此方治卒中恶，腹胀痛，口不能言。又治连年积冷流注，心胸痛，并冷气上冲，落马，坠车，血疾等皆主之，忌口如常法。《肘后》治心腹连痛作胀，用狼毒二两，附子半两，捣筛，蜜丸梧子大，一日服一丸，二日二丸，三日三丸止。又从一丸至三丸止，以差为度，即取此。又治腹中疼痛，水谷阴 阴乃古癖字，即近世所谓癥也，古以癥为隐疹，故以癖为癥结，心下停痰，两胁病满，按之鸣转，逆害饮食，即将前方加旋覆花为丸。又治阴疝，丸缩入腹，急痛欲死，即将前方加防风为丸，并皆祖此。据《肘后》当狼毒于附子也，分两当如《千金》为准。《肘后》云：各减半耳。

又还魂汤方《金匮要略》　治同前还魂汤。

韭根一把　乌梅二七枚　吴茱萸半升（炒）

上三味，以水一斗煮之，以病人栉内中，煮三沸，栉浮者生，沉者死，煮取三升，去滓，分饮之《纲目》作分三服。

[案]韭与薤同类。凡方用葱白、薤白、韭白者，皆取滑利，非根即韭白也。气涩则闭，闭则死，故用滑物以开之。乌梅敛津，津

敛则滑矣。茱萸辛，辛亦润也，此方之义如是。乌梅之酸也，有邪则搜邪，无邪则敛津，治疟方用之者，以搜邪也，邪被搜而散，所谓酸泄也。后人思食丸用之者，以敛津也，津被敛而溃，所谓酸收也。乌梅往往兼此二用。《千金》以生韭汁，治食百物中毒及漏脯，亦取其滑利而下也。《外台》疗米症羸瘦方，用葱白、乌梅二味为饮，取此。《局方》疗温疟、劳疟方，有乌梅引子，亦葱白、乌梅并用。《肘后·卷四》治胸痹，已差，复发用根五斤，捣，绞计取饮，乃仲景栝蒌薤白汤之变法。《瑞竹堂方》治骨蒸，用猪髓及胆一枚，童便一盏，柴胡、前胡、胡连、乌梅各一钱，韭白七根，同煎七分，温服，不过三服，神效。正此方去茱加味者。

橘皮竹茹汤方《金匮要略》　治哕逆。

橘皮二升或作二斤　竹茹二升　生姜半斤　人参一两　甘草五两　大枣三十枚（擘）

上六味，以水一斗，煮取三升，去滓，温服一升，日三服。

[案]此生姜甘草汤加橘皮、竹茹也，故以二味主方名，为哕逆之主方。《外台》以此方去甘、枣，加朴、术，治妇人妊娠呕吐不下食，一则脾虚，故倍甘、枣；一则脾不虚，故去甘、枣，不下食，朴、术主之。

调气饮方《玉函经》附遗　治赤、白痢，小腹痛，不可忍，下重，或面青，手足俱变者。

黄连（末）五钱　阿胶三钱（用黄蜡三钱同溶化，入黄连末），搅匀，分三次热服，神妙。

[案]此乃黄连、阿胶并用者之祖。血热者宜之。《外台》必效方，黄连二两，阿胶四片，二味以酒二升，合黄连，煎十五沸，去滓，

然后内阿胶，令烊，温服三升，即将此方小变之也。《千金》将此方加当归、黄檗、陈米，名胶蜡汤，治产后下痢。《局方》龙脑鸡苏丸，即以此方为本，合小柴胡去姜、半、枣，加地、冬、薄荷、木通、蒲黄五味，地、木又即导赤也，治一切血中之热。《肘后》将此方去蜡，加龙骨、艾，治休息痢。范汪将此方去腊，加苦参，治得病羸劣，服药不愈，因作肠滑，下痢脓血，日数十行，腹中绞痛，身热如火，头痛如破，其脉如涩。延年驻车丸，将此方去蜡，加当归、干姜，治赤、白冷热痛，腹痛。《证类·卷十六》引《图经》曰：《续传信》方，著张仲景调气方云，治赤、白，无问远近，小腹疠痛不可忍，出入无常，下重痛闷，每发面青，手足俱变者，黄连一两去毛，好胶手许大，碎蜡如弹子大，三味以水一大升，先煎胶，令散，次下蜡；又煎，令散，即下黄连末，搅相和，分为三服，惟须热吃，冷即难吃，神妙，此胶功用，皆谓今之阿胶也。此即附遗所本，而分两、煮服皆，未详。然《续传信》实附遗为密。《纲目·卷三十九》录此方，悉与附遗同。李氏但注出《金匮》。苏颂曰阿胶，以阿县城北井水作者，为真造之。阿井水煎乌驴皮，如常煎胶法，其井官禁，真胶极难得，都下货者甚多，恐非真寻方书所说，所以胜诸胶者，大抵以驴皮得阿井水乃佳耳。又今时方家用黄明胶，多是牛皮。《本经》阿胶，亦用牛皮，是二皮亦通用。然今牛皮胶，制作不甚精，但以胶物不堪入药。据此诸文，是唐、宋以来，始有以阿井水煎驴皮者。陈苏谓：其胜于诸胶，然详苏说，亦有以阿井水煎牛皮者，不尽用驴皮。古阿胶，即近世黄明胶。陶所谓：厚而清者是也。其用驴皮胶者，独《外台》《广济方》疗瘫缓风，及诸风手足不遂，腰脚无力者，一方余不多见，蜜与蜡同物，而蜜主润肠，蜡主下痢。相反者，时珍所谓：味甘者，性缓质柔；味淡者，性涩质坚也。陶隐居《本草注》云：出东阿，故曰阿胶。凡三种清薄者，书用厚而清者，名为盆覆胶，作药后，皆火炙，丸散须极燥，入汤微炙尔。浊厚者可，胶物不入药用，用一片鹿角即成胶，不尔不成也。据此则阿胶为牛皮胶之总名。并无取阿井水，以黑驴皮煎造之说，与今法大殊。今法自《拾遗》《图经》始。陈藏器云：阿井水煎成胶，人间用之者，多非真也。诸胶皆能疗风，止泄补虚，驴皮胶，主风为最。

大黄黄连泻心汤方《伤寒论》《玉函经》一名大黄泻心汤

大黄二两　黄连一两

上二味，㕮咀，以麻沸汤二升渍之，须臾，绞取汁，分溫再服。

[案]林亿校《伤寒论》云：此方当有黄芩一两。经曰：心下痞，按之濡，其脉关上自浮，大黄黄连泻心汤主之；若心下痞，而复恶寒汗出者，附子泻心汤主之；盖恶寒汗出，阳虚之症，故加附子以固阳，而其方除附子、大黄、黄连外，尚有黄芩，若大黄黄连泻心汤中本无黄芩，则恶寒汗出后，不应反加黄芩，自是此方本三味，故附子泻心汤以此方加附子，即为四味，其迹显然，林校是也。且诸泻心汤方，皆君芩佐连，不应此方专用连，不用芩，且论文于此汤，或省称泻心汤，如本以下之，故心下痞，与泻心汤是也。而《要略》泻心汤，亦有黄芩，尤为明证。今《伤寒》《玉函》皆无之者，传写脱之耳。以此论之，古必有以黄连，黄芩二味名泻心者，故此方加大黄，《玉函》名为大黄泻心汤也。证之他方，如葛根芩连汤，以芩连加入葛根、甘草。姜芩连参汤，以芩、连合用理中之半，似皆以芩连汤为本者。《宣明方·卷六》伤寒门，录大黄黄连泻心汤有黄芩，彼书虽不尽据仲景，然既是伤寒门之大黄黄连泻心汤，自是本之仲景也。又许叔微《伤寒九十论·第四十五》称此为

泻心汤，尤足证此方，即《金匮》泻心汤方也。刘又以此治消渴。

黄连黄芩汤方三书无，今以经验方补，说见前方案语　治暴赤、白痢，如鹅鸭肝者，痛不可忍。

黄连　黄芩各一两

上二味，以水二升，煮取一升，分三服。热吃，冷即凝矣。

[案]此为诸泻心方之祖。依例定名为黄连黄芩汤，黄芩治胸中之热，黄连治心中之热，是泻心当以黄连为主也。此方加葛根、甘草，为葛根芩连汤；加大黄，为大黄泻心汤；加人参、干姜，为姜连芩参汤。又此为心腹痛之因热者之专方。若但痛在腹者，去芩。观伸景于胃中有邪气，腹中痛，欲呕吐者，用黄连汤及柴胡汤。方下加减云：腹中痛者，去黄芩云云可见也。古者于寒痛用附子，热病用黄连。若寒热互受之痛，则附子泻心去芩，可推而知也。于寒痛属气者，用木香；热痛属血者，用黄连；若气血不和，寒热错出者，则木香、黄连并用，《局方》香连丸之所以为良方也。此症既云痛不可忍，则当去芩，而不去者，以下血如鹅鸭肝，则血因热矣。芩正治此瘀血耳。

葛根黄芩黄连汤方《伤寒论》《玉函经》　治太阳、阳明合病，自下利。

葛根半斤　黄芩　黄连各三两　甘草二两（炙）

上四味，㕮咀，以水八升，先煮葛根减二升，内诸药，煮取二升，去滓，温分服。

[案]此方名冠以葛根，古必有以芩、连二味为一方者。大黄泻心汤，亦即其方加大黄。此以芩、连治痢，葛根治喘，为表里两解法，乃阳明经邪入府之专方。用葛根，与太阳、阳明合病，自下

271

利，葛根汤主之同义；用黄芩，与太阳、少阳合病，自下利，与黄芩汤同义；用黄连，与胃中有邪气，与黄连汤同义，且据此方知芩、连，盖治上焦所致之热痢也。宋本伤寒，于太阳、阳明合病下云：用前第一方，一云用后第四方。夫后第四方乃此方，非七味葛根汤方。《绎经》云：合病，自当太阳、阳明二经同治，非如并病之可专治外一经也。七味葛根汤，是专治太阳，绝不治阳明，与论实未合，惟此方葛治大阳，芩治少阳，连治阳明最合，盖太阳既与阳明合病，则必借逐少阳，此方于此症，无一味不切，宋本是也。此论既是此方，则下论葛根加半夏汤方，亦当是此方加半夏也。且据宋本，则此汤亦本称葛根汤。仲景自有同名异实之方，如二黄芩汤，二大陷胸汤，二甘草汤皆是，无足为异。郭维本太阳与阳明合病者，必自下利，葛根汤主之。一云用葛根茯苓黄连汤，云方未见，疑即葛根黄芩黄连汤。泉谓：用茯苓甚合。黄芩二字，与茯苓相似致误。盖古说原有以此证用葛根黄芩黄连汤者。

葛根加半夏汤方据宋本《伤寒论》补，说见前方案语　治下利，且呕成本作不下利，但呕。误，今从《脉经》。

葛根半斤　黄芩　黄连各三两　甘草二两　半夏半升（洗）

上五味，煎服法同。

[案]此呕，乃太阳未发之汗，停于半表所为，故从泻心法，即于半夏泻心中去姜、参、枣，加葛根，实非麻桂之所宜，亦非生姜所宜，后人泥于姜、半治呕，见此方有半，七味葛根方有姜，遂或张冠李戴耳！

泻心汤方《金匮要略》　治心气不足，吐血、衄血。

大黄二两　黄连　黄芩各一两

上三味，以水三升，煮取一升，顿服之。

[案]此方伊尹名三黄汤，仓公名火齐汤，许叔微名三黄汤。云治三焦实热，一切有余火症。大便秘结者，后人亦有以蜜作丸，名三黄丸；加栀子，为大金花丸；本方去大黄，加黄檗，名金花汤，作丸名三补丸；本方去大黄，加栀子，名黄连解毒汤；作丸名金花丸。本方去大黄，加栀子、黄檗，名栀子金花汤，并治热毒内蕴；本方合栀子豉汤，名三黄栀豉汤，治热病时疫，头痛壮热。近世用此方，精详如此。《千金》以此方改作丸，名加减三黄丸，疗男子五芳、七伤，消渴，不生肌肉。妇人带下，手足寒冷者。春三月黄芩四两，大黄三两，黄连四两；夏三月，黄芩六两，大黄一两，黄连七两；秋三月，黄芩六两，大黄二两，黄连三两；冬三月，黄芩三两，大黄五两，黄连二两，三物随时别捣下筛，蜜丸大如乌豆，米饮服五丸，日三。不知，稍增七丸，服一月，病愈。久服行及奔马。近频有验，是此方亦治劳热。《千金》犀角地黄汤，治蓄血。方下云：喜妄如狂者，加大黄二两，黄芩三两，是大黄、黄芩合用，可治如狂也。王隐君以二味加礞石、沉香，治狂癫，名礞石滚痰丸，本此。

附子泻心汤方 《伤寒论》《玉函经》

大黄二两　黄连　黄芩各一两　附子一枚（炮，去皮，破，别煮取汁）

上四味，㕮咀三味，以麻沸汤二升渍之，须臾，绞去滓，内附子汁，分温再服。

[案]此大黄芩连泻心汤加附子也。近徐大椿说：附子用煎，三味用泡，扶阳欲其热，而性重开痞；欲其生，而性轻也。泉谓：此症虽寒痞并见，而痞经大下，仅为余疾不尽，故三味但泡不煎，欲其不甚着力耳。恶寒至汗出，阳虚已甚，故附子独煎之者，用正法

也。方义止此，不必深求。

干姜黄芩黄连人参汤方《伤寒论》《玉函经》

干姜　黄芩　黄连　人参各三两

上四味，以水六升，煮取二升，去滓，分温再服。

[成注]辛以散之，甘以缓之。干姜、人参之甘辛以补正气；黄芩、黄连之苦以通寒格。

[泉案]此以本自寒下，故加干姜；以医吐之，故加人参，乃教误之方。其法合理中之半为之也。错综之，则姜、连自三泻心来；芩、参自黄芩人参汤来。

黄连阿胶汤方《伤寒论》《玉函经》　治心中烦，不得卧。

黄连四两　芍药二两　黄芩一两　鸡子黄二枚　阿胶三两

上五味，以水五升，先煮三物，取二升，去滓，内胶烊尽，小冷，内鸡子黄，搅令相得，温服七合，日三服。

[成注]阳有余，以苦除之，黄芩、黄连之苦，以除热；阴不足，以甘补之，鸡黄、阿胶之甘，以补血；酸，收也，泄也，芍药之酸，收阴气而泄邪热。

[泉案]此芩芍汤去甘、枣，合调气饮去蜡，加鸡子黄也。用鸡子黄者，恐其生热疮也。

白头翁汤方《伤寒论》《玉函经》《金匮要略》　治热痢下重。

白头翁成本及《千金翼》二两　秦皮　黄连　黄檗各三两，《纲目》各二两

上四味，以水七升，煮取二升，去滓，温服一升。不愈，更服一升。

[成注]《内经》曰，肾欲坚，急食苦以坚之。利则下焦虚，是以纯苦之剂坚之。

[泉案]白头翁形似柴胡，其杪与茵陈相类，当是蒿种。凡蒿种性必发散，此热利用白头翁，疑是发热而利，非协热利也，故用白头翁以散之。

白头翁加甘草阿胶汤方《金匮要略》 治妇人产后下利，虚极。

白头翁汤原方加甘草、阿胶各二两，以水七升，煮取二升半，内胶令消，分温三服。

[案]《本经》白头翁味苦温、无毒，主温疟，狂狷，寒热，症瘕积聚，瘿气，逐血，止腹痛。《别录》止鼻衄。陶注：止毒痢，此方合用调气饮方。

经方例释下

猪苓散方《金匮要略》　治湿家，小便不利。

猪苓（去皮）　茯苓　白术各等分

上三味，杵为散，饮服方寸匕，日三服。

[案]《证类·十二》引《图经》曰：张仲景治黄疸病及狐惑病，并猪苓散主之。猪苓、茯苓各等分，杵末，每服方寸匕，与水调下。苏氏所据《金匮》，此方无白术，疑传写脱之。猪苓散治狐惑，见《脉经·卷八》云：狐惑病者，猪苓散主之，盖《要略》之逸文。若猪苓散治黄疸，则未闻所出。又《图经》于呕而思水者，主猪苓散，而云即五苓散。是古《金匮》五苓散、猪散二方，并作猪苓散。后人以意别之耳！《千金》以此方治呕而隔上寒，三物各三两，且云渴者多饮水。《陶注本草》，猪苓黑如猪屎故名。时珍云：猪屎曰零，苓与零通取块，块零落。泉谓：苓取零落，小便亦零也。猪之言潴，潴，蓄也。谓蓄水为苓也。茯从伏，伏犹制也。谓制水便为苓也。

五苓散方《伤寒论》《玉函经》《金匮要略》　治湿家小便不利，有表证者。

泽泻一两六铢　茯苓　猪苓（去皮）　白术各十八铢　桂枝半两（去皮）

上五味，捣为散，以白饮和，服方寸匕，日三服。多饮暖水，汗出愈。如法将息。

[成注]苓，令也。犹号令之令，通行津液，克伐肾邪。专为号令者，苓之功也。五味之中，茯苓为主，故曰五苓散。茯苓味甘平，猪苓味甘平，甘虽甘也，终归甘淡。《内经》曰：淡味渗泄为阳，

利大便曰攻下，利小便曰渗泄，水饮内蓄，须当渗泄之，必以甘淡为主，是以茯苓为君，猪苓为臣。白术味甘温，脾恶湿，水饮内畜，则脾气不治，益脾胜湿，必以甘为助，故以白术为佐。泽泻味咸寒。《内经》曰：咸味下泄为阴，泄饮导溺，必以咸为助，故以泽泻为使。桂味辛热，肾恶燥，水畜不行，则肾气燥。《内经》曰：肾恶燥，急食辛以润之，散湿润燥，可以桂枝为使，多饮暖水，令汗出愈者，以辛散水气外泄，是以汗润而解也。

[泉案]此猪苓散加桂、泻也。桂以散太阳之经邪，泻以行膀胱之府水，为太阳病经府同治之法。近吴又可《温疫论》曰：五苓散，以太阳表证未罢，并入膀胱，用四苓以利小便，用桂枝以解表邪，为双解法。即如少阳并于胃，以大柴胡合表里而治之。今人但见小便不利，便用桂枝，何异聋者之听宫商，斯论是矣。详太阳从经入府之途二，入膀胱者，主五苓散，其症渴而小便不利；入胃者，主麻仁丸，其症不渴而小便利数，渴而小便不利，疑于上消；不渴而小便利数，疑于下消，故引申之。二方恒以之。治三消。一则津停，一则津竭。津停者，病在肺，而治在膀胱，以肺通调水道，下输膀胱故也。肺之外候有邪，故用桂。津渴者，病在脾，而治在胃，以脾主为胃行其津液故也。津液在脾，故用芍药，皆不离乎？桂枝汤之意，此桂枝汤所以兼治表里虚实诸症也。太阳经邪入膀胱之故，亦二风伤卫而延及膀胱者，主五苓散，膀胱有停津也，卫主气，气帅液故也；其寒伤营而延及膀胱者，主桃仁承气汤，抵当汤，膀胱有瘀血也，营主血故也，皆不离乎？桂枝一味，儿邪留于太阳，从经入府之，次则病狂，故底当症如狂。而五苓引申之，亦治狂躁。《千金》云：五苓散主时行热病，但狂言、烦躁不安、精彩言语，不与人相主当者，此正因病热时，饮水过多，所生之狂也，与瘀血发狂同一部位。凡桂、泻并用之方，皆取此。《外台》引《集验》

有大半夏汤，小泽泻汤，皆桂、泻并用者。本方加滑石、寒水石、甘草三味，为桂苓甘露饮，本方去桂为四苓散。《要略》录此方，泽泻一两一分，茯苓、猪苓，白术各三分，桂二分。考古以二十四铢为一两，六铢为一分，十八铢三分，一两六铢适一两一分，半两适二分，文异义同。苓、术等视，泽泻减五分之二，桂视泽泻减五分之三，视苓，术等减三分之一。五苓与小青龙同为外有邪，内有饮之治，但小青龙之饮，因寒得之，故多用温药，寒在上，故为咳；五苓之饮，因风得之，故多用渗泄。风在下，故为狂。《证类·卷十二》引《图经》称：五苓散为猪苓散，与猪苓、茯苓、白术三味者同名。而云冬时寒嗽如疟状者，亦与此。泽泻善治伏水，当为此方主药，改独重，成氏君茯苓恐非，苓与猪、术皆为臣，而桂枝为佐使，何以言之？泽泻味咸寒，咸味之物润。《内经》云：盐之味咸者，其气能令器津泄，泽润也，泻泄也，名义相符矣。经又曰：咸味渗泄为阴，故泄。停水者，必以咸为主，是知泽泄为君也。茯苓以下，当如成说。

茵陈五苓散方《金匮要略》 治黄疸。

茵陈蒿末十分　五苓散五分

上二味和，先食饮服方寸匕，日三服。

[案]经方中，以成方配余药用者二，一乌头汤，以桂枝汤和服，一此方。

泽泻汤方《金匮要略》 治冒眩。《纲目》引颂说及附方中，大书皆无眩字。

泽泻五两　白术二两

上二味，以水二升，煮取一升，分温再服。

[案]此以《素问》泽泻术麋衔散去麋衔也。为治伏水之法。《外台》引深师《时后·卷四》，皆以此方治心下有水，盖水不下行则上逆，故治冒眩。与治小便同法。其原由于脾弱肾僭，故术培脾，泽抑肾。《本经》泽泻甘寒消水。《别录》云：逐膀胱、三焦停水。《纲目·十九》引苏颂曰：张仲景治杂病，心下有支饮，苦冒。有泽泻汤治伤寒，有大、小泽泻汤，五苓散辈，皆用泽泻行利停水，为最要药。据此知泽泻，利停水。第大、小泽泻汤，两方今佚。

猪苓汤方《伤寒论》《玉函经》《金匮要略》　治发热，渴欲饮水，小便不利。

猪苓去皮　茯苓　泽泻　滑石　阿胶各一两

上五味，以水四升，先煮四味取二升，去滓，内胶消尽，温服七合，日三服。

[成注]甘甚而反淡，淡味渗泄为阳，猪苓、茯苓之甘，以行小便。咸味涌泻为阴，泽泻之咸，以泄伏水，滑利窍，阿胶、滑石之滑，以利水道。

[泉案]此五苓散去术、桂，加滑石、阿胶也。滑石利大、小肠，阿胶下达，为治小便不利之专方。故汗出，渴者禁用。然必邪结于里，而其余气外传者方合。若但外传，而不结里者，勿用。其邪甚于表而内传者，不可用此，当用五苓。阳明病，其脉浮紧，咽燥口苦，腹满而喘，发热汗出，不恶寒反恶热，身重，若下之脉浮，发热，渴欲饮水，小便不利者，猪苓汤主之，此全是《金匮》消渴五苓症。而用猪苓者，以此误下，邪陷下焦，反射上、中焦症，故以治下为主，与五苓症之由表入里者不同。此但治小便不利，而不治渴，即治渴而亦竟不治热也，滑石、阿胶并用者，利下焦也。《千金》滑胎令易产方，亦滑、胶并用，取此。《纲目·三十七》引张仲

景方云：伤寒口渴，邪在脏也，猪苓汤主之，呕而思水者亦主之，此亦伤寒逸文。第呕而思水者，《图经》主猪苓散非此汤。

食鱼后中毒面肿中毒面肿旧误作食毒而肿，今从《肘后》《千金》正。**烦乱治之方**《金匮要略》

橘皮浓煮汁，服之即解。

[案]此为胸中痰逆之专治，亦主方也。《肘后》以橘皮三两煮服，治卒食噎。又以五两煮服，治卒失声，声咽不出。《证类》引《食医心镜》云：主胸中大热，下气，消痰化食。橘皮半两，微熬作末，如茶法煎呷之。又方治卒食噎，以陈皮一两，汤浸去瓤，焙为末，水煎热服。又方治吹奶，不痒不痛，肿鞭如石，以青橘皮一两，汤浸去瓤，焙为末，温酒下，神效，皆取此而变其法也。又引孙尚药方，治诸吃噫。橘皮二两，汤浸去瓤，剉，以水一升，煎取五合，通热顿服，更加枳壳一两，去瓤炒，同煎之，服效，即此方加枳壳也。《肘后》治胸痹方，桂枝、枳实等分，橘皮汤下，见本书卷上。

橘皮汤方《金匮要略》 治干呕、哕，若手足厥者。
　　生姜半斤　　橘皮四两
　　上二味，以水七升，煮取三升，温服一升，下咽即愈。

[案]此食鱼后中毒面肿烦乱治之方加生姜也。生姜治干呕，哕，橘皮治厥，于厥知其有痰逆在胸故也，此治哕之变法。哕者，欲噫不得也。亦曰干噫。《外台》名此为小橘皮汤，又有大橘皮汤，即此加人参、甘草。

橘皮枳实生姜汤方《金匮要略》 治胸痹，胸中气塞，短气。
　　橘皮一斤，《肘后》半斤　　生姜半斤　　枳实三两，《肘后》四枚上三味，以水五升《肘后》四升，煮取二升，分温再服。

[案]此橘皮汤加枳实也。为胸中塞之主方，胸中塞，你名气闷，与胸中痰逆同意。故橘倍于姜，其甚者胸中满，满则不止于塞而已。又当以厚补生姜半夏人参甘草汤为主方，于此见橘、朴轻重之分，以胸中塞，故气为之短，枳实治短气，故能治胸中塞。今人多以枳壳代之，往往不效。《外台》引《广济》槟榔汤，治心头冷，坚结痛下气，其方即此方加槟榔、木香、大黄、甘草，是合用华佗、仲景三方为一也。气郁，故合用华佗方；以中满，故合用仲景大黄甘草汤方，加法精密。此方与桂枝生姜枳实汤大同，而所差止桂、橘之分。心中痞用桂，胸中塞用橘，橘薄而桂厚也。然桂姜枳汤方，桂、姜等分，而枳实五枚，约重二分半。是桂、姜为君，而枳为臣；橘枳姜汤方，姜重于枳，橘倍于姜，是橘为君，姜为臣，枳为佐使，故止二分，二方相似而迥别。

茯苓饮方《金匮要略》附方 治心胸中有停痰宿水，自吐出水后，心胸间虚，气满不欲食，消痰气，令能食。

生姜四两 茯苓 白术各三两 人参 枳实各二两 橘皮一两半

上六味，切，以水六升，煮取一升八合，去滓，分温三服，如人行八九里进之。忌酢物、桃、李、雀肉等。

[案]此方惟见于《外台·卷八》痰饮门。云出《延年》，于方末注云：仲景《伤寒论》同，是王焘所见仲景书有是方，林亿之附本此。此以橘枳姜汤为主，加参、术、苓，是合用理中也。苓本在理中加减法中，第此方生姜最重，则意在散寒，大率为治吐设也。苓、术减之，以此吐由于饮也。参、枳又减之，以吐之后，虚且满也。橘皮又减之，以此满是下气乘上焦之被吐血虚，与胸中痰逆义合，乃此症之所波及，非其木病，且又非本病甚扰之所为故也。观

于此方，而本末、整重之治法可知已。虽自橘枳姜汤来，而大旨相悬，彼症不吐，故姜轻于橘一半；彼症无痰饮之实邪，故枳最轻，能将经方参稽比例，其有不善于治者仅矣。停痰宿水四字非平列，痰即淡字之俗，谓停其淡薄之宿水也。

四时加减柴胡饮子方《金匮要略》 退五脏虚热。

柴胡 白术各八分 桔梗七分 陈皮 生姜各五分 大腹槟榔四枚（并皮子用）

以上冬三月，柴胡稍多；春三月比冬减白术加枳实；夏三月比春多甘草，仍用白术；秋三月同冬，唯陈皮稍多。

上各㕮咀，分为三帖，一帖以水三升，煮取二升，去滓，分温三服，如人行四五里进一服。如四体壅，添甘草少许，每帖分作三小帖，每小帖以水一升，煮取七合，温服。再合滓为一服，重煮都成四服。

[案]柴胡、白术并用，佐以大腹子皮，以破湿浊之积结。桔梗散寒，以湿为寒属也，陈皮、生姜并用，以利气消痰，此方乃治瘴之专方。其法以橘皮汤为本，加柴、术、枳、槟四味、以逐湿气也。柴、桔一类，术、槟一类。钱乙有前胡汤，即仲景桔梗汤加前胡者，治四时风热犯肺，正取此经。《外台·卷七》有柴胡汤，治胸膈间伏气，不下食，脐下满。其方即此方去桔、橘，加枳实、甘草也。以《周礼》橘逾淮而北为枳例之，则彼方与此方，仅差桔、甘二味，实相似也。彼症亦当为瘴湿所致。又当归生姜羊肉汤方下云：痛多而呕者加陈皮，又治哕，橘皮汤，是陈皮正治胸膈间伏气也。白术白字，后人所加。经但云术，当为苍术。

鲙食之在心胸间不化 吐复不出 速下除之 久成症瘕 治之

方《金匮要略》

　　大黄二两　朴硝二两　橘皮一两

　　上三味，以水一大升，煮至一小升，顿服，即消。

　　[案]此食鱼后中毒面肿烦乱治之方，合调胃承气汤去甘草也。以在心胸，则胸中瘕逆，故橘皮；以欲成症瘕，故用硝、黄。

治食六畜鸟兽肝中毒方《金匮要略》

　　水浸豆豉，绞取汁，服数升愈。

治食蜀椒中毒及食蒜或躁方《金匮要略》

　　浓煮豉汁，饮之解。

　　[案]此诸方可名豉汤，为心胸结窒之正治，亦主方也。加瓜蒂、赤豆，为瓜蒂散；加栀子，为栀子豉汤；加杏仁，为治食马肉中毒欲死方。《肘后》以此汤加葱白，名葱豉汤，治伤寒发热。《必效方》，以豉合黄连治赤痢。右二味，以水一斗半，浸豉一日，滤取汁，碎黄连，薄绵裹豉汁中，煎取半升强，空服，顿服，即止。《肘后》又以豉合伏龙肝二味，熬、捣，蜜丸如梧子大，每服十四丸，饮下治咳嗽。由是观之，豉汤不专主饮食中毒也。凡心胸结而窒者，并宜用之，其所以能主饮食毒者，亦以饮食之毒，结于心胸故也。《外台》变其法为散，治赤、白痢，无问新久，入口即断，其法：香豉心，谓合豉。其中心者熟而且好，不是去皮取心，勿限用之一味，煿令干香，捣为末，壮者以一大升，分四服；小儿量减。《肘后·卷三》以此方治寒热疟，云得大吐便差。《千金》以豉三升，煮汁治哕。

栀子豉汤方《伤寒论》《玉函经》《金匮要略》

　　栀子十四枚（擘）　香豉四合（绵裹）

上二味，以水四升，煮栀子，取二升半，去滓，内豉，更煮取一升半，去滓，分二服，温进一服。得快吐者，止后服。

[成注]《内经》曰：其高者，因而越之；其下者，引而竭之；中满者，泻之于内；其有邪者，渍形以为汗；其在皮者，汗而发之。治伤寒之妙，虽有变通，终不越此数法也，伤寒邪气，自表而传里，留于胸中，为邪在高分，则可吐之，是越之之法也。所吐之证，亦自不同，如不经汗、下，邪气蕴郁于膈，则谓之膈实，应以瓜蒂散吐之。瓜蒂散，吐胸中实邪者也。若发汗、吐、下后，邪气乘虚留于胸中，则谓之虚烦，应以栀子豉汤吐之。栀子豉汤，吐胸中虚烦者也。栀子味苦寒。《内经》曰：酸苦涌泻为阴，涌者吐之也。涌吐虚烦，必以苦为主，是以栀子为君，烦为热胜也。涌热者，必以苦，胜热者，必以寒。香豉味苦寒，助栀子以吐虚烦，是以香豉为臣。《内经》曰：气有高下，病有远近，证有中外，治有轻重，适其所以为治。依而行之，可谓良矣。

[泉案]栀豉症，一曰烦热胸中窒；一曰身热不去，心中结痛；一曰反复颠倒，心中懊忄农，其余栀子干姜汤症、栀子厚朴汤症，皆无心胸结痛，即无豉。是栀子治烦，豉治心胸结窒，分别截然。栀子豉汤，治懊忄农不得眠，盖胆经治法也。不寐属胆热，故《外台》泻热栀子煎治胆府实热方，亦用栀、豉。近徐大椿说：古方栀子皆生用，故入口即吐。今人作汤，以栀子炒黑，不复作吐，全失其意，然用之于虚烦症亦验，想其性故在也，终当从古法生用为妙。又徐说：此剂分两最小。凡治上之药皆然。《千金》以栀子豉汤，治少年房多，短气。《外台·卷二》张文仲以栀子豉汤，治吐下后，虚羸欲死。又《肘后》治大病差后，虚烦不眠，懊忄农者，用此方以乌梅代栀子。方下云：无乌梅用栀子，是乌梅可代栀子。以经云，凡用栀子汤，及《外台》录栀子生姜豉汤，称栀子加生姜汤。推之则作栀

子豉汤者，后人衍豉字，二味称一者，亦取所加为主，《千金》正称栀子汤合例。

栀子甘草豉汤方《伤寒论》《玉函经》

栀子十四枚　豉四合（绵裹）　甘草二两

上三味，以水四升，先煮栀子、甘草得二升半，内豉，煮取一升半，去滓，分为二服。温进一服，得快吐，止后服。

栀子生姜豉汤方《伤寒论》《玉函经》

栀子十四枚　豉四合（绵裹）　生姜五两

上三味，以水四升，先煮栀子、生姜得二升半，内豉，煮取一升半，去滓，分为二服，温进一服。得快吐，止后服。

[案]此栀子豉汤加甘草、生姜也，各随证加。《外台》作栀子加生姜汤合例。

枳实栀子豉汤方《伤寒论》《玉函经》　治大病差后，劳复及酒疸，心中懊侬或热痛。

枳实三枚，《要略》五枚　豉一升（绵裹）　栀子十四枚，《要略》及《千金》均有大黄三两

上三升，以清浆水《千金》作酢浆水七升，空煎取四升，内枳实、栀子，煮取二升，内豉，更煮五、六，去滓，分温再服。覆取微汗出。若有宿食者加大黄，如博棋子大五六枚。

[案]此栀子豉汤，重豉加枳实也。诸栀子豉汤服之皆吐，此方服之则汗，可见栀主吐，豉主汗，分别截然。

栀子大黄汤方《金匮要略》

方见前。

[案]《千金》以治伤寒食少，饮多痰结发黄，酒疸，心中懊恢而不甚热，或干呕。又凡心中热疼懊恢皆主之。《千金》云：食饱不消，劳复脉实者，宜栀子香豉鼠屎大黄汤，孙氏必本此经，而有鼠屎，无枳实，以功用相近故也。

治客忤方三书无，今据《肘后》补

栀子十四枚　豉五合　生姜三两　桂枝一两

上捣，以酒三升，搅，微煮之味出，去宰，顿服取差。

[案]此栀子生姜豉汤加桂也。方出《肘后》，称仲景方，是栀子汤合桂枝汤法也。

栀子黄檗汤方《伤寒论》《玉函经》　治身热发黄

栀子十四枚，《伤寒》十五枚，擘　黄檗二两十六铢，《伤寒》二两　甘草一两（炙）

上三味，㕮咀，以水四升，煮取一升半，去滓，分温再服。

[案]此栀子甘草豉汤去豉加黄檗也，为治诸蕴热之专方。《本草》柏皮，散脏腑结热，黄疸。

大黄硝石汤方《金匮要略》《千金》名大黄黄檗汤，《外台》名大黄黄檗栀子硝石汤　治身黄腹满，小便不利而赤。

大黄　硝石《脉经》《千金》皆作芒硝　黄檗各四两　栀子十五枚

上四味，以水六升，煮取二升，去滓，内硝，更煮取一升，顿服。

[案]此栀子柏皮汤，合调胃承气汤去甘草也。栀、柏治黄，硝、黄治满。小便赤涩，为成黄之由，四味不治之治耳。

栀子厚朴汤方《伤寒论》《玉函经》

栀子十四枚（擘） 厚朴四两（姜炙） 枳实四枚（水浸去穰，炒）

上三味，以水三升，煮取一升半，去滓，分为二服，温进一服。得吐，止后服。

[案]此枳实栀豉汤去豉，加厚朴也。故以栀子厚朴名方，而不及枳实。是栀子汤合小承气法也。

栀子干姜汤方《伤寒论》《玉函经》

栀子十四枚（擘） 干姜二两

上二味，以水三升，煮取一升，去滓，分为三服，温进一服。得快吐，止后服。

此栀子豉汤去豉加干姜也。加干姜者，以下后，故全书例列汗、吐后，用人参，下后用干姜。《外台》或以此方加饴糖，治咳嗽，当亦治咳嗽之虚寒者，乃合用大建中之半也。

茵陈蒿汤方《伤寒论》《玉函经》《金匮要略》 治黄疸、腹满。

茵陈蒿六两 栀子十四枚（擘） 大黄二两（去皮）

上三味，以水一斗二升，先煮茵陈蒿，减六升，内二味，煮取三升，去滓，分三服。小便当利，尿如皂荚汁状，色正赤。一宿腹减，则黄从小便去也。

[成注]王冰曰：小热之气，凉以和之；大热之气，寒以取之。发黄者，热之极也，非大寒之剂，则不能彻其热。茵陈蒿味苦寒，酸苦涌泻为阴，酸以涌之，苦以泄之。泄甚热者，必以苦为主，故以茵陈蒿为君，《心法》南方火而主热。栀子味苦寒，苦入心，而寒胜热，大热之气，必以苦寒之物胜之，故以栀子为臣；大黄味苦寒，宜补必以酸，宜下必以苦，推除邪热，必假将军攻之，故以大黄为

使；苦寒相近，虽甚热大毒必祛除，分泄前后，复得利而解矣。

[泉案]此栀子大黄汤去枳、豉，加茵陈蒿，故以名其方，蒿之属甚多，大约不外青、白二种。茵陈蒿乃白蒿之属，《广雅》作因尘马先也。今《本经》茵陈入上品，马先入中品，则非一物。《尔雅》蔚牡蒿注，即蒿之无子者。《陆机诗疏》云：牡蒿也，一名马新蒿。蒿而本草家，皆以马新即马先，是马先乃青蒿之牡者，属青蒿，自与茵陈属白蒿不同，窃疑马先取义于先，与因陈义合，马新取义于新，与因陈义本不合。凡物白黄色入气分，赤色入血分，青色入液分，马新治带下，破淋，自非治黄所需。又茵陈是蒿类，则此方乃栀子汤合大柴胡汤法也。柴胡名芸蒿，与茵陈同类故也。《脉经》录伤寒结胸，有柴胡栀子汤，是栀子汤合小柴胡法也。《千金》《外台》诸治黄方十余种，皆以此方为主。

治食马肉中毒欲死方《金匮要略》

杏仁三两，《千金》二十枚　豉二两，《千金》二百粒

上二味《千金》有哎咀二字，蒸之食顷之食顷，《千金》作五斗米下饭，熟杵之，服日再。服日再，《千金》作再服令尽。

[案]此即豉汤三方变其法加杏仁也。杏仁治马肉中毒与犬肉中毒方法同。以此知杏仁，利下之力矣。《外台》必效方，变其法以治咳。杏仁一百二十枚，去皮尖，双仁熬黄，豉一百粒，枣一百二十枚，去核，三味合捣为丸，如枣大，含之，无不差。《外台》一方加椒三百粒，治上气三十年者；一方杏、豉各半合，加蜀椒一合，款冬花小半合，四味捣，蜜丸。晚间不食，含一丸如弹子大，含一丸即知验。十年者，五、六日知良。

救卒死方《金匮要略》

大豆二七粒，以鸡子白并酒和，尽以服之。

治黍米中藏干脯食之中毒方《金匮要略》

大豆浓煮汁，饮数升，即解。亦治诸肉漏脯等毒及食诸菌中毒，闷乱欲死。

鸟兽有中毒箭死者其肉有毒治之方《金匮要略》

大豆煮汁服之，解射罔也。

[案]以上诸方，可名大豆汤。《肘后·卷三》以此方治中风不语。《千金》变其法，炒豆五升，极热，以酒一斗沃之，为大豆柴汤，治一切风湿之症，神良。又能消血安胎，皆自救卒死方来。

赤豆当归散方《金匮要略》 治下血，先血后便，及脉数，无热，微烦，默默但欲卧，汗出，初得之三、四日，目赤如鸠眼：七、八日，目四皆黄黑，能食。

赤小豆三升（浸令牙出，晒干） 当归三两（一作十分）

上二味，杵为散，浆水服方寸匕，日三服。

[案]《嘉祐本草》曰：浆水解烦去睡。麻黄连轺赤小豆汤用之者，亦取除湿热之意。《千金》以赤小豆为末，酒服治妊娠数堕胎，及妊娠数月，月水尚来者，是赤豆能治血中热也。又以赤小豆为散，东流水服方寸匕，治产后运绝。又以赤小豆二升，阿胶二两，水煮，治产难，累日气乏不得生，是宿有病者，皆此意。又小牛角鳃散方，治带下、五崩，亦赤小豆、当归并用，正与此经同。今疡科以赤豆为末，敷肿疡，亦取此。此与桔梗甘草汤同为排脓之法，必欲别之，则卫病多者，用彼方；荣病多者，用此方。此方赤小豆下注云：浸令芽出，晒干，是用小豆卷也。《本草》大豆黄卷条所称：

赤小豆正是蒙上黄卷之省文，其称下水肿，排痈肿脓血者，乃示小豆卷之功，如此仲景亦取此意。

食犬肉不消　心下坚　或腹胀　口干　大渴　心急发热　妄语如狂　或洞下治之方《金匮要略》

杏仁一升（合皮熟研，用《证类》及《梅师方》，去皮）沸汤三升，绞取汁，和，分三服，利下肉片，大验。

[案]此可名杏仁汤，为宽中下气之专方。故能消一切食，不独犬肉。本论食马肉中毒方，亦以豉汤合此方也。《外台》治食索粉积方，以紫苏合此方变其法，用杏仁泥盖索粉，近杏仁则粉烂，物性相制也。《证类》引《伤寒类要》治湿病，食劳，以杏仁五两，酢二升，煎取一升，服之取汗，差，是杏能消一切食。所以消犬肉者，以《本草》云：杏仁杀狗毒，其两仁者可以毒狗。又梅师方云：狗咬杏仁，去皮尖，杵，傅之，研汁饮亦佳，是杏仁能制狗毒，故于食犬肉不消为尤宜。沸汤即麻沸汤也。梅师方杏仁一升，去皮，水三升煎沸，去滓，取汁，分为三服。下肉为度，即此沸汤，但文详略不同耳。《纲目》引《伤寒类要》用水七碗，烧锅，令赤，投水于内，取起，再烧再投，如此七次，名沸汤。泉谓：即今滚汤可用，不必如《类要》所云。仲景取此水，二泻心汤以之煎药，此方以之和药。本论《水气篇》水之为病，脉浮者，为风水，宜杏子汤。又《脉经·妇人篇》妇人藏肿如瓜，阴中痛引腰痛者，杏仁汤主之；此亦《要略》逸文。而王氏引之，然二方并佚。

蛟龙病治之方《金匮要略》　治面青、腹满，痛不可忍。

硬饧二三升

上一味，日两度服之，吐出如蜥蜴三、五枚，差。《纲目·卷二十五》引作发则似痫，面色青黄，每服寒食饧五合，日三服，吐出蛟龙有两头可验。吐蛔者，勿用。

附硬糖方《外台》云，蛟龙子生在芹菜上，食之入腹变成龙子，须慎之。 治之以此方。

杏仁　乳饼　粳米　饧

上四味，煮粥食之三升，日三服，吐出蛟龙有两头，其证也。

[案]硬糖即寒食饧也。《千金》云：开皇六年，有人正月食芹得病，发似痫，面色青黄，服寒食强饧二升，日三服，吐出蛟龙有两头，可验。孙氏即据此经所云，强饧硬糖之谓，古无糖字，止有饧字故也。或谓硬当为粳，粳糖谓粳米，饧糖于义不周，从古说乳饼，嘉祐名乳腐，以牛乳煎醋熬成之，甘微寒，主润五藏，利大、小便，是亦下法也。仲景书有胶饴，有硬饧。刘熙释名饴之清，曰饴形怡，怡然也；稠者曰饧，强硬如锡也。《陶注本草》方家用饴，乃云胶饴。是湿饧如厚蜜者，其宁结及牵白者，饧饧不入药用。泉谓：《金匮》今作硬饧，而《纲目》引作寒食。又作硬饧，疑用硬饧者，非古也。

走马汤方《金匮要略》附方　治心痛腹胀，大便不通。

巴豆二枚（去皮心，熬）　杏仁二枚

上二味，以绵缠槌，令碎，热汤二合，捻取自然汁，饮之当下。老、小量之。

[案]《外台》以此为张仲景《伤寒论》方。是唐本《金匮要略》固有此方也。孙奇校《要略》，以此方附寒疝后本此。此食犬肉不消方，变其法加巴豆也。《外台》录张文仲方，主唯腹大，动摇水声，皮肤黑，名曰水蛊。巴豆九十枚，去皮心，熬，令黄，杏仁

六十枚，去皮尖，熬，令黄，二味捣丸如小豆大，水下一丸，以利为度，勿饮酒，是此方又治水蛊也。张文仲以治卒疝，少腹及阴中相引绞痛，白汗出，欲死。又云有尸疰者，常蓄此药用验。《宣明方》有杏仁丸，治一切赤白泻利，腹痛，里急下重者，即此方变其法，烧存性，研细，蜡丸如桐子大，每服一、二丸，日一服。《外台》引范汪大甘遂丸治悬饮方，用巴、杏合捣如膏，本此意也。《千金》中侯黑丸，治癖饮停结闷满目暗方，赤用巴、杏，兼用桔梗，是以此方参白散也。《千金》以此方加本石脂，代赭石，名紫丸，钱乙改为紫霜丸。今都中雅观斋薛氏保赤万应散即此，每服五厘，即《千金》每服五丸也，一丸重一厘。陷胸葶苈，杏仁同研用，主治之位尚高，且治水积。此巴、杏同研用，主治之位较下，且治食积。《纲目》引杨氏方，治一切食停气满，用红杏仁三百粒，巴豆三十粒，同炒，色变去豆不用，研杏为末，橘皮汤调下，此用仲景方之变法。

备急丸方《金匮要略》 治心腹胀满，大便不通。

大黄 干姜各二两 巴豆一两（去皮心，熬，研如脂）

上药，各须精、新，先捣大黄、干姜为末，研巴豆，内中合，治一千杵，用为散，蜜和丸如豆大三字从《外台》增亦佳，密器贮之，莫令泄气。主心腹诸卒暴百病，若中恶客忤，心腹胀满，卒痛如锥刺，气急口噤，停尸卒死者，以煖水若酒服大豆许三、四丸，或不可下，捧头起灌，令下咽，须臾，当差；如未差，更与三丸，当腹中鸣，即吐、下便差。若口噤，亦须折齿灌之，或化从鼻孔用苇管吹入，自下于咽。

[案]徐大椿说，此温下之法。口噤不能服药者，亦是一法。许仁则以此方变其分，用巴豆百枚，大黄五两，干姜三两，为丸如梧

子大，以饮下，初服三丸，不利更服一丸，治千霍乱，大小便不通，烦冤欲死。《千金》云：巴豆去皮心称之，以一分准十六枚，则百枚乃一两半也。此方一两，当六十四枚，许专作丸，此经散、丸并可作，故云亦佳。全书通例下者加干姜，欲下加大黄，本相反也。今并用之，意在攻消，不在下，不下也。

瓜蒂汤方《金匮要略》 治夏月发热：身疼重，而脉微弱。

瓜蒂二十七枚（或作二十枚）

上剉，以水一升，煮取五合，去滓，顿服。

[案]《外台·卷四》删繁，以此方治天行热毒，通贯藏府，沉鼓骨髓之间，或为黄疸、黑疸、赤疸、白疸、谷疸。马黄等疾，喘息，须臾欲绝。考古所谓，天行热毒，即冬温之毒也。

瓜蒂散方《伤寒论》《玉函经》《金匮要略》 治胸中烦满，气冲咽喉不得息。

瓜蒂（熬黄） 赤小豆各六铢（《要略》豆三分） 香豉一合（《要略》七合，成本一分）

上二味，各别捣筛为散，已合治之，取一钱匕，以香豉一合，用熟汤七合，煮作稀糜，去滓，取汁和散，温顿服之。（或作以豉七合，煮取汁和散）不吐者，少少加，得快吐乃止。诸亡血虚家，不可与瓜蒂散。

[成注]华佗曰：四日在胸，则可吐之，此迎而夺之之法也。《千金》曰：气浮上部，填塞心胸，胸中满者，吐之则愈，此随证治之之法也。大法伤寒四、五日，邪气客于胸中之时也，加之胸中烦满，气上冲咽喉不得息者，则为吐证具，乃可投诸吐药，而万全之功有之矣。瓜蒂味苦寒。《内经》曰：湿气在上，以苦吐之，寒湿之

气，留于胸中，以苦为主，是以瓜蒂为君。赤小豆味酸温。《内经》曰：酸苦涌泻为阴，分涌膈实，必以酸为助，是以赤小豆为臣。香豉味苦寒，苦以涌泄，寒以胜热，去上膈之热，必以苦寒为辅，是以香豉为使，酸苦相合，则胸中痰热，涌吐而出矣。其于亡血虚家，所以不可与者，以瓜蒂散为駃剂，重亡津液之药，亡血虚家补养则可，更亡津液，必不可全，用药君子必详究焉。

[泉案]《外台》引救急瓜蒂散，凡是心强气急不得卧者，服此汤，吐即差。此亦膈实之症也。瓜蒂为凡吐之方，此方所以治伤寒膈实者，以有豉也。栀子豉汤症，一日烦热，胸中窒；二日身热不去，心中结痛；三日反复颠倒，心中懊侬，其余栀子干姜汤症、栀子厚朴汤症，皆无心胸结窒，即无豉，是豉专主心胸结窒，心胸结窒乃膈实，虚烦之所同，故皆有豉。

治食郁肉及漏脯中毒方《金匮要略》

生薤汁，饮三升《备急方》薤作韭。

救卒死方《金匮要略》

薤捣汁，灌鼻中《食医心镜》薤作韭。

救卒死而目闭者方《金匮要略》

捣薤汁，灌耳中，吹皂荚末鼻中，立效。

[案]以上三方，可名薤汤，所以灌鼻及耳者，亦以口噤，故即备急丸化，从鼻入之义。《肘后》治苦呕不息方，取薤白一虎口，水煮服，不过三度。凡方用薤者，皆取其滑，滑以致利，是亦下法也。用薤皆用白。《别录》薤白辛苦温，除寒热，去水气，温中散结气。卒死，亦气结甚而闭者，故主之。《肘后》卒死，或先病，或平

居寝卧，奄忽而死，皆是中恶，以薤汁灌入鼻中便省，盖取此。经治肉脯用之者，以其滑利，能下耳。《肘后》郁肉脯毒，杵薤汁，服二三升良，亦取此。其治诸鱼骨鲠，误吞钗镮诸方，皆此义之引申。齐谐志以治饮症，亦取滑利下之。

栝蒌薤白汤方《金匮要略》　治喘息咳唾，胸背痛，短气。

栝蒌一枚（捣）　薤白半升，各本作半斤，今从《纲目》　白酒七升

上三味，同煮，取三升，分温再服。

[案]此食郁肉及漏脯中毒方加栝蒌也。栝蒌善解痰结，此方用之为君者，与小陷胸同法。小结胸症所以心下痛者，以中有黄涎胸痹症；所以胸背痛者，以外有咳唾症，虽小异，其为痰结则无异。故二方俱以此为君，薤白滑利，善通阳气，此方用之为臣者，与四逆散加减法，泄利下重者，加薤白同义。四逆症，因邪结胸中，而气滞于下，为泄利下重；胸痹症，因邪结胸中，而气滞于上，为咳唾短气，咳与泄同类。《素问》云：肺感于寒，微则为咳，甚则为泄利是也。唾与利同类瘀津，上出为唾，下注为利也；短气与下重同类滞气，上甚则短气，下甚则下重也，部虽不同，其为卫实则大同，故二方俱用之为臣，此方以白酒载之上行，故治胸痹。《千金》白酒作白戠浆，《说文》戠，酢浆也。《周礼》四饮有浆注：今之酢浆也。此正酢浆称酒之证，酢浆即酸浆水，非今之白酒。俗医用此方者，皆误《伤寒论》横条云欲饮水，《玉函》作欲饮酢浆，是酢浆即酸浆水。《外台》录此经称：仲景《伤寒论》及《千金》录此方，并有半夏、生姜、枳实三味。而方下云：张仲景《伤寒论》无生姜、枳实、半夏三味，前后不符。方下云云当是王焘校语。《纲目》录此方，云加半夏半升尤良，是合下方为一方也。

栝蒌薤白加半夏汤方《金匮要略》原本脱加字，今从通例增　治胸痹不得卧，心痛彻背。

栝蒌一枚（捣）　薤白半升　半夏半升　白酒七升

上四味，同煮，取三升，分温再服。

[案]此栝蒌薤白汤加半夏也。以不得卧，故取半夏，取《灵枢》半夏秫米汤之意，此方与小陷胸汤同体。彼用黄连，此用薤白者，以结胸、脉浮滑为阳证，故用苦寒；胸痹脉沉迟，紧数为阴证，故用辛温。经方一味不苟如此。

小陷胸汤方《伤寒论》《玉函经》　治伤寒心下坚，按之痛。

黄连二两,《伤寒》一两　栝蒌实一枚（捣）　半夏半升

上三味，以水六升，先煮栝蒌取三升，去滓，内诸药，煮取二升，去滓，分温三服。一服未知，再服，微解下黄涎便安也。一服以下十四字，各本无，今从《伤寒》《类方》增。

[成注]苦以泄之，辛以散之，黄连、栝蒌之苦寒以泄热，半夏之辛以散结。

[泉案]此栝蒌薤白半夏汤去薤白，加黄连也，结胸是热实，薤白辛温故去之，徐大椿说：承气下燥尿，大陷胸下蓄水，小陷购下黄涎，涎者，轻于蓄水，而未成水者也。审病之精，用药之切如此。又小柴胡加减法，胸中烦而不呕者，去半夏、人参，加栝蒌实一枚，胸中烦者，热结在胸也，故亦用栝蒌实，此小结胸介乎痞与结胸之间，故仍用半夏，正结胸不按亦痛，心下痞并不痛，此则按之而痛，故云介乎二者之间也。

枳实薤白桂枝汤方《金匮要略》　治胸痹心中痞，胸满，胁下逆抢心。

枳实四枚　厚朴四两　桂枝一两　栝蒌一枚（捣）　薤白半升

上五味，以水五升，先煮枳实、厚朴，取二升，去滓，内诸药，煮数沸，分温三服。

[案]此栝蒌薤白汤加枳、朴、桂也。枳主痞，朴主满，桂主逆。仲景治例，凡逆气不自肝肾来者，并用桂，如气上冲者，可与桂枝汤是也。以其逆，是外邪内入，内气不受，拒而出之之象，桂治一切外邪，故治一切逆气。此逆其脉寸、关必浮，至下气上逆者，其脉尺浮大，寸沉或绝，则五味茯苓症也。《金匮》桂苓甘五味汤症，以下逆而上。又本有寒冒，此汤症以上逆，而中又自有痰实也。仲景于相兼分数辨之独详，又其逆在上而无表证者，则吐之，瓜蒂散症之胸中宿，气上冲咽是也。其逆在上无表证而多里证者，则下之，而兼汗之，此方是也。枳实四枚，乃半两，得厚朴八分之一。

旋覆花汤方《金匮要略》 治病人常欲蹈其胸上，先未苦时，但欲饮热，及妇人脉革，半产漏下。

旋覆花三两 葱十四茎 新绛少许，《古方选注》作尺许

上三味，以水三升，煮取一升，去滓，顿服。

[案]此亦食郁肉及漏脯中毒方加旋覆、新绛也。葱、薤同类，不云去白，是青、白全用。近吴医用此方，去白非葱，善通阳去寒。旋覆散结温中，新绛行血去瘀，合用为血分有寒气结积之主方。惟寒气结积，故于脉牢为宜也。《要略》谓妇人三十六病，千变万端，无不因虚、积冷、结气三者而成，故用旋覆花散结气，葱开积冷，新绛补虚。惟近年新绛多杂，洋红染成不可用，当以茜根代之。徐大椿《金匮》评注云未刊本，欲蹈形容得重物撞之象最妙，血微气滞，外欲按而内喜热，病情确系如是，此等症颇多，最宜留意。又云：此方通血中阳气。

诃黎勒散方《金匮要略》 治气痢。

诃黎勒十枚面裹，煨灰火中煨之，令面黄熟，去核细研，《要略》本作十枚，煨三字不详，且但云：煨似不止用皮，然考古用诃子，无不去核取皮，今从《证类》所引《图经》、引张仲景方改正

上一味，为散，粥饮和，顿服。

[案]此为下气之专方，气痢之主方也。古人凡但言气者，皆谓上气。气痢者，下痢而上气也。或以气痢为气虚下陷之痢，非。诃子性降非性升。《本草》诃黎勒味苦温，无毒，主冷气，心腹胀满，下食。寻此主疗相当，故专任之。《外台》有将此散，酒和服者，治一切风痰及霍乱，食不消，大便涩。诃黎三枚，捣取皮，和酒顿服三五度良。又有改为丸者，《广济》治呕逆不能食。诃勒皮二两，去核研为末，蜜和丸，如梧桐子大，空心服二十丸，日三服，此蜜丸也。《集验》治水痢，以诃黎勒三颗，面裹炮赤，去面取皮，捣为末，饭和丸，米饮，空腹下三七丸，此饭丸也。孙真人又有以此方，为含咽者云：治常患气，以诃黎勒三枚，湿纸裹，煨纸干，即剥去核，细嚼，以牛乳一升下之，日三服。又方治一切气，宿食不消。诃黎勒一枚，入夜含之至明，嚼咽是也。又有改为水研者，《子母秘录》治小儿霍乱。诃黎一枚，末，沸汤，研一半，顿服，未差，再服是也。又有改为汤者，《食医心镜》下气消食，并茶，青色诃黎一枚，打碎为末，银器中水一大升，煎三两，沸后，下诃黎，更煎三五沸，候如曲尘色，著少盐服是也。又华佗《中藏经》有方，以此方加槟榔，以消食滞，故《外台》心腹胀急门，引《广济》鳖甲丸，紫苏汤必效，青木香诸方并用之。

青木香丸方《玉函经》附遗 主阳衰，诸不足。

昆仑青木香 六路诃子皮各二十两（疑十字当为大）

捣筛，糖丸梧子大，每空腹酒下三十丸，日再。其效尤速。

[案]此诃黎散加青木香也，为气滞上壅之专方。陶隐居说：青木香即木香，据此则此方所用青木香，非今所谓青木香也。云昆仑青木香者，《证类·卷六》引海药云《山海经》曰：青木香生东海，昆仑山是也。诃子皮必用六路者，《雷敩炮炙论》云：凡使勿用毗黎勒、罨黎勒、榔精勒、杂路勒。若诃黎勒文只有六路，或多或少，并是杂路勒，毗黎勒简，简毗杂路勒皆圆，露文或八路至十三路号曰：榔精勒，多涩，不入用。是六路者，为真诃黎勒，经方恐人误以他勒当之，故著之。《外台》引近效诃黎勒丸，治气胀不下食，又除恶气，亦诃黎、木香并用，即祖此。又《必效》青木香丸，亦诃黎、木香并用。考诃黎勒，亦槟榔之类。《中藏经》有木香槟榔散方。《证类·卷六》引《图经》云：续传信方，著张仲景青木香丸，主阳衰、诸不足，用昆仑青木香，六路诃子皮各二十两，筛末，沙糖和之。驸马都尉郑某忘其名，去沙糖加羚羊角十二两，白蜜丸如梧子大，空腹酒下三十丸，日再，其效甚速。然用药不类古方而云仲景者，不知何从而得之，此即附遗所本也。但续传信方，以沙糖和者，为仲景方；蜜和者，为郑某方。今附遗有如梧子大云云，是合彼二文为一也。近效方亦以沙糖和丸，云治气胀不下食，尤除恶气，名诃黎勒丸。二味等分，气甚者，每服八十丸，日再。稍轻者，每服四五十丸则得。性热者，以生牛乳下；性冷者，以酒下，不问食之前后，即此方变法也。

诃黎勒丸方《金匮要略》　宜长服。

诃黎勒（煨）　陈橘皮　厚朴各三两，《证类》引《图经》作各三大两

上三味，捣筛《要略》作末之，蜜丸如梧子大，酒饮《图经》无酒饮二字，服二十丸，加至三十丸。

[案]此诃黎勒散加橘皮、厚朴也。为气拥上逆之专方，所以宜长服者。《证类》引《广异记》曰：高仙芝于大食得诃黎勒，长五寸，初置抹肚中，便觉腹中痛，因大利十余行，初疑诃黎为祟，待欲弃之，后问大食长老，云此物人带，一切病消，利者，出恶物耳。据此知诃黎勒功专除病，能出恶物，故以橘、朴佐之，为固正驱邪之剂，是以可长服也。

蒲灰散方《金匮要略》 治小便不利，及厥而皮水。

蒲灰七分 滑石二分，《外台》、文仲方《肘后》方，二味并一分

上二味，杵为散，饮服方寸匕，日三服。

[案]《纲目·卷三十八》蒲席下附方，载《金匮》此方。蒲灰作蒲席灰，而香蒲下不载此方，则古本有席字，今脱也，其败蒲煎方，亦作败蒲席。《别录》败蒲席平，主筋益恶疮。宏景云：蒲席惟船家用之，状如蒲帆，人家所用席，皆是菅草，而荐多是蒲也。时珍云：吴人以龙须草为席，是蒲席亦当详审用之。盖硬席茎圆者，龙须草；所为软席茎扁薄者，蒲所为也。甄权云：单用破血，此症当是血瘀塞其溺管，故用此物。《千金》夜卧尿床，本人荐草烧灰，水服，立差。亦取此，但浑言荐草，不必定是蒲所为。苏恭所谓：席荐以得人气为佳者也。厥亦血病，厥而肿胀者，小便必不利，固同法。诸家释蒲或不同，《纲目拾遗》称为蒲包草是也。湖俗亦尔，其蒻即水蜡烛。今人以治刀伤，其蒻上粉即蒲黄，其中心白如匕柄，生啖之甘脆者，即蒲笋。《周礼》谓之蒲菹。时珍曰：蒲似莞而褊，有脊而柔，八、九月收叶以为席，亦可为扇。软滑而温，此皆与经单称蒲之义合，不得以他蒲当之。

桃花汤方《伤寒论》《玉函经》《金匮要略》 治下痢，便浓血。

赤石脂一斤（一半全用，一半筛末）　干姜一两　粳米半升，从《纲目》，各本一升

上三味，以水七升，煮米令熟，去滓，温服七合，内赤石脂末方寸匕，日三服。若一服愈，余勿服煮米令熟，当作煮令米熟，谓与全用之，赤石脂半斤，及干姜并煮，而赤石脂末，随每服调下耳。

[成注]涩可去脱，赤石脂涩以固肠胃；辛以散之，干姜之辛以散里寒，粳米之甘以补正气。

[泉案]此温中收湿之主方。石脂善固骨髓。《千金》无比山药丸，用之取其固骨髓也。《外台》引崔氏治伤寒后，赤白、滞下无数。阮氏桃花汤方，赤石脂八两，冷多白滞者加四两，粳米一升，干姜四两，冷多白滞者加四两，较此为善。《千金》以此方去米，用蜜和丸。《和剂》以此方去米，用蒸饼和丸，皆变汤为丸者。《千金》又以此方，合附子理中加归、芍、龙、蛎，名大桃花汤。《千金翼》以此方，加椒、艾、乌梅，名椒艾丸。《纲目》引斗门方，治久泄久痢。白石脂、干姜等分，百沸和面为稀糊，米饮下三十丸，即此方之变法。以白易赤，以面易米，此方名桃花者，以古赤石脂，与桃花石不分也。陶注《本经》曰：赤石脂出义阳者，状如豻脑，鲜红可爱，是明以桃花石，当赤石脂也。苏恭不知，而妄非之，曰是桃花石。但恭释桃花石，曰桃花石似赤石脂，但舐之不着舌者是也。然则赤石脂、桃花石自是一种，特粘不粘之别耳，时珍云：桃花石，即赤石脂之不粘舌，坚面有花点者，非别一物也，故其气味、功用皆同石脂。张仲景治痢用赤石脂，名桃花汤。《和剂》治冷痢，有桃花丸，皆即此物，此方命名之义如此。

赤石脂丸方《金匮要略》　治心痛彻背，背痛彻心。

赤石脂　干姜　蜀椒各一两，《千金》半两，《纲目》各四分　附子二分

（炮）　乌头一分（泡），《千金》六铢

上五味，末之，蜜丸如梧子大，先食服一圆，日三服。不知，再加。

[案]此桃花汤去米加椒、附、乌，变法为圆也。为治肾寒上攻之专方。一名乌头赤石脂圆。《外台》录此方，乌头、赤石脂、干姜各二分，蜀椒、附子各一分。范汪方无附子，有桂心等分。崔氏方有桂心二两，为六味，乌头、附子、赤石脂各三两，椒、姜各二两。范汪方无附者，当是与崔氏同，为六味而脱其一耳。本论大建中汤方，姜、椒亦并同，其治心胸中塞痛，亦与此治同。椒本治血痹，或以蚘言之，浅也。《肘后》治苦呕不息方，干姜茱萸汤加减法，下不止，手足逆冷，加椒百粒，附子一枚炮，是椒、附治肾寒气逆也。《本事方》有椒附丸，止椒、附二味，治肾气上攻之膂痛，与此义合。

赤石脂禹余粮汤方《伤寒论》《玉函经》

赤石脂　禹余粮各一斤（碎）

上二味，以水六升，煮取二升，去滓，分温三服。

[案]此乃塞小肠之法。利在下焦者，有膀胱病，有小肠病，故塞小肠而不愈，易为利膀胱也，所以然者，以小肠中水，不从膀胱化出则痢，非小肠不固，即膀胱不治，二者必居一耳，於蛊利为宜。考《宋本》于此方，禹字上有太一两字。《本经》禹余粮，与太一禹余粮俱列上品。于禹余粮云：甘寒无毒，主咳逆，寒热烦满，下赤白，血闭，症瘕大热；于太一禹余粮云：甘平无毒，主咳逆上气，症瘕、血闭，漏下，除邪气，肢节不利，二物功用相近。《别录》但以所出池泽、山谷别之。近世多以禹余粮之精者，为太一禹余粮，当不谬也。李氏入此方于禹余粮下，与《宋本》反，以屡下

后胃虚，宜平药，不宜寒药之理推之，则《宋本》长。

芦根汤方《玉函经》附遗　治五噎吐逆，心隔气滞烦闷，不下食。

芦根五两（锉），以水三大盏，煮取二盏，去滓，温服。

[案]《证类·十一》引《金匮》《玉函》有此方，正附遗所本。《千金》及《千金翼》以此治呕哕。《录验》以此治噎，必效。以童子小便一两合，和服义同。

治食马肉中毒欲死方《金匮要略》　亦治食鯸鲍中毒，芦根煮汁，饮之良。

[案]苏诗云：蒌蒿遍地芦芽茁，正是河豚欲上时。鯸鲐即河豚，而此用根治之，是根、芽性用相近。芦芽即《本经》蕳菌，详《泉本集》。

菥茎汤方三书无，今据《外台》补　治肺痈。

苇叶（切）二升　薏苡仁半升　瓜瓣二升　桃仁五十枚

上四味，㕮咀，以水一斗，先煮苇，令得五升，去滓。

悉内诸药，煮取二升，分再服。当吐如脓。

[案]此方《外台·卷十》录《录验》苇茎二升，作剉苇一升。方下注云：仲景《伤寒论》云，苇叶切二升。《千金》、范汪同，是《千金》、范汪作苇茎，与《录验》同；仲景作苇叶，与《录验》异。若仲景《金匮》无此方，则王焘之言云何也。今补录且依王焘言，则方名当作苇叶汤，先煮苇，下亦当有叶字，荻为小芦，故芦为大芦苇之言，犹伟也。古者用苇，其茎叶不甚分别，观方下云煮苇，《外台》云锉苇，义可见已，《乾坤秘韫》治发背溃烂，陈芦叶为末，以葱、椒汤，洗净敷之，神效。此正用苇叶，而《纲目》则浑云茎叶，

303

治肺痈烦热。《圣惠》又推此方之意，以苇叶治霍乱、烦渴，腹胀。《肘后》又将荻茎叶烧灰，以敷蚀痈疽恶肉。《圣济》又以苇灰傅秃疮，皆从此脱胎。瓜瓣即甜瓜瓣。《嘉祐》云甘寒滑，有小毒，止渴除烦热，利小便，通三焦间壅塞气。盖肺痈是上焦壅塞气，故以此治之。

矾石汤方《金匮要略》 治脚气冲心。

矾石三两，从《千金翼》《要略》二两，以浆水《千金翼》无浆字，以下方例之是也一斗五升，煎三五沸，浸洗脚良。《要略》无三五沸及洗字，今从《千金翼》。

治卒死而壮热者方《金匮要略》

矾石半斤，以水一斗五升，煮消，以浸脚，令没踝即得苏也《要略》浸为渍，无即得苏也四字，今并从《肘后》。

[案]二方实一方也。治脚气方，恐是校《金匮》者所附，非其本有。《证类》引此二方，一标《千金翼》，一标《肘后》，而《肘后·卷一》于卒死，称为张仲景方，此正阴盛格阳于外之症，故壮热用矾之酸涩，从外治以收摄其阳，卒死壮热之格，以横言脚气冲心之格，以竖言其义同。故其法同。总之，阳气为内所逐，危亡立致，不得不作此一时救急之方，以示权宜侯。阳气稍摄，即当究内实之何因？以攻之，原非专恃此方，谓足已斯疾也，切须知之，后世独参汤，亦一时权宜之方也。

矾石丸方《金匮要略》 治妇人经闭不利，脏坚僻不正，中有干血，下白物。

矾石三分（烧） 杏仁一分

上二味，末之，炼蜜丸如枣核大，内脏中，剧者，再内之。

[案]此矾石汤，变汤为丸，加杏仁也。子脏不正，用矾石内之者，与《千金》治口㖞，用矾石涂颊同意。别本不工作不止僻不止，谓筋脉时时偏扯也。

硝石矾石散方《金匮要略》 治日晡发热恶寒，少腹满急，身黄，额黑，足下热。

硝石　矾石（烧）等分，《千金》各半两

上二味为散，以大麦粥汁，和服方寸匕，日三服。病随大、小便去，小便正黄，大便正黑，是其候也。

[案]此矾石汤变汤为散，加硝也。为肝肾实热之专方。又《肘后》交接劳复，卵痛或缩入腹，痛欲绝，矾一分，硝三分，为末，大麦粥，清服方寸匕，日三服。热毒从二便出也，正用此方。《别录》及元寿皆云；石硫黄是矾之液，则此硝、矾并用者，即硝、硫并用之意。济生二气丹，治伏暑伤冷；普济如神丹，治头痛、头风，皆硝、硫等分为丸，皆祖此。又丹房鉴源造铅丹法，以硝、硫同铅熔化，醋点。今人以作铅粉，不尽者，用硝石、矾石炒成丹。据此知硝、矾与硝、硫，大小之分也。人身肝脏合铅，肾病必及肝，少腹满急，亦肝部病，硝、矾炒铅，犹此方治此病也。后世升降吊方皆祖此。《本经》芒硝，一名硝石。《千金》以此方，硝石易为滑石，治湿疸。盖湿疸湿热在肾，虽非由于女劳，亦其类也，故制方相似，而轻重悬殊。其云下血如豚肝者，矾石亦能去瘀，余病下血后，得漏水病一日，以枯矾敷之。疼痛一周时，吊出血甚多可证，其故由矾石善于搜剔，有痰即搜痰，有血即搜血，无二理也。《圣济总录·七十七》玉液丹，治休息痢。肠风痔漏方，用枯白矾二两，硫黄、硝石各半两，和研却入砂瓶子内，以炭火熔成汁，取出，候

冷，更研令细，和面糊为丸如绿豆大，每服十丸，空心米饮下，彼方视此尤重，硫、矾并用，实一气也，为治寒湿凝固之峻方。又有七味丹粉丸，治休息痢。方中亦有矾、硝，其云面糊，即此经所谓麦粥，大麦取其消积。

枳术汤方《金匮要略》 治心下坚。

枳实七枚　白术二两

上二味，以水五升，煮取三升，去滓，分温三服。腹中软即散。

[案]此枳实芍药散去芍加术，变法为汤也。枳实治一切宿坚，故加芍药，则治血痞；加白术，即治水痞。张元素以此汤变法为丸，治食滞。《外台》有将此方加柴胡者，名破癖汤，癖亦水饮所作，与经同义。

枳实芍药散方《金匮要略》 治产后腹痛，烦满不得卧。

枳实（烧，令黑，勿太过）　芍药等分

上二味，杵为散，服方寸匕，日三服。并主痈脓，以麦粥下之。

[案]此芍药甘草汤去甘草加枳实，变汤为散也。芍药治血痹，枳实治气实，合用为气滞血凝之治，故于腹中痛为主方，热结太阴者宜之，大柴胡以小柴胡去参、甘之补，合用此方者，以心中坚满，腹痛为内实，故是热结少阳者亦宜之。四逆散，以大柴胡去芩、半、姜、枣之苦辛发款，合用此方者，以胸中结实，故是热结少阴者亦宜之。排熟散，以桔梗汤去甘草之壅，合用此方者，以肠痈、脓血结实，故与此并主痈脓，合所以并主痈脓者，以此产后，瘀血不下，变成肠痈，故肠痈亦少阳病也。总之，不论何经，凡气

滞血凝者，皆主之。四逆散，枳、芍等分，脾约积、芍各半斤，大柴胡枳四个，芍三两。《千金》有将此方加羚羊角，烧存性，治产后下血不尽，烦闷腹痛。

木防己汤方《金匮要略》 治喘满，心下痞坚，面色黧黑，脉沉紧，曾经吐下者。

木防己三两 石膏如鸡子大十二枚（凡云如鸡子者，皆谓如鸡子黄也。王氏《古方权量考》云：鸡子黄，与弹子大相等。此方石膏太多，恐大十二字为黄大二字之误。） 桂枝二两 人参四两

上四味，以水六升，煮取二升，分温再服。

[案]色黑带黄，脉紧且沉，是肾家有蕴热矣。喘满者，肺气被水饮所抑而不宣也。桂枝、石膏以宣肺，防己以清肾中不结之热，故曰虚者即愈。若结则用硝，故别之言实，上寒下热则中壅，而用人参者，以经吐下，故其痞坚者，正如甘草泻心症之心下痞，由于胃虚肾逆比也，喘以吐致，痞以下致。《本经》防己辛平，治风寒温疟，热气，诸痫，除邪，利大、小便。《别录》谓：其治水肿、风肿，去膀胱气。陶弘景云：防己是疗风水要药。又《十剂》云：通可去滞，通草、防己之属是也。泉谓：防己与木通性近，故《十剂》并称之。李杲谓：防己治湿热，宜于下焦，不宜于上焦者，当是也。此方与防己茯苓汤，同为防己桂枝并用法，为肺肾两治之用，彼症水气外著，则加黄芪；此症水气内郁，则加石膏为异。

木防己去石膏加茯苓芒硝汤方《金匮要略》 治木防己汤症，属实者。

木防己三两 桂枝二两 人参四两 茯苓四两 芒硝三合

上五味，以水六升，先煮四味，取二升，去滓，内芒硝再煎，

分温再服。微利则愈。

[案]《千金》治痰饮方，有用苓、硝者，取此，宋指迷茯苓丸，亦取此。特指迷以芒硝太峻，变其法为风化硝。

百合地黄汤方《金匮要略》原列百合滑石代赭汤后，今以之建首 治百合病，不经吐、下、发汗，病形如初。

百合七枚（擘） 生地黄汁一升

上先煮百合，如前法了前法谓如百合知母汤法，内地黄汁，煮取一升五合，分温再服。中病，勿更服。大便当如漆。如漆二字，《千金》《外台》并作去恶沫为验也六字。

[案]《本经》百合甘平，无毒，主邪气腹胀，心痛，利大、小便，补中益气。《别录》除浮肿，胪胀，痞满，寒热，通身疼痛，及乳难，喉痹，止涕泪，是百合乃利气之品，故百合病用之，此为百合病之正方。

百合知母汤方《金匮要略》 治百合病，发汗之后，更发。

百合七枚（擘） 知母三两

上先以水洗百合，渍之一宿，当白沫出，去其水。别以泉水二升，煮取一升，去滓，别以泉水二升煮知母，取一升，后合，煮取一升五合，分温再服。

百合滑石代赭汤方《金匮要略》 治百合病下之后，更发。

百合七枚（擘） 滑石三两（碎，绵裹） 代赭石如弹丸大一枚（碎，绵裹），《千金》一两

上先煮百合，如前法，别以泉水二升，煮滑石、代赭石、去滓，取一升，后合，重煮取一升五合，分温再服。

百合鸡子汤方《金匮要略》 治百合病吐之后。

百合七枚（擘） 鸡子黄一枚

上先以水洗百合，渍之一宿，当白沫出，去其水，别以泉水二升，煮取一升，去滓，内鸡子黄，搅匀，煎五分，温服。《纲目·卷二十七》引作：以泉水浸一宿，明旦更以泉水煮，然后入鸡子黄，是始渍百合，已用泉水。

[案]以上三方，为百合病因症加减之方，汗后津液少，而卫气被发，嫌地黄滞，故去之而加知母，以生津除烦；下后小便少，而蕴邪被攻，故加滑石以利小便。《本经》滑石，治泄澼，利小便是也，加赭石以平蕴邪。《本经》代赭，治腹中毒邪气。《别录》治五藏血脉中热是也。吐后阳气虚，而蕴邪一开，恐其散为恶疮，故加鸡子黄以平之。《本经》鸡子黄，主热疮是也。其去地黄，均与百合鸡子汤同义。而知母，滑石、鸡子黄，皆利小便，赭石亦主沃漏、带下、遗溺，是亦与小便相关之义。又与百合病，诊在小便相印，其精思，当三复之。

百合散方三书无，今据《千金》《外台》补 治百合病，腹中满痛。

百合根随多少，熬，令色黄，捣筛为散，饮服方寸匕，日三服。满消痛止。

[案]《要略》无此方。《千金》《外台》于百合病篇，俱取《要略》诸方，论不别采，而有此方，则《要略》无之者，脱也。且百合病诸变症，《要略》既详论之，不应独缺腹满痛变症，方论今据补。

百合洗方《金匮要略》 治百合病，经月不解，变成渴。

百合根各本无根字，今从《千金》补一升，以水一斗，渍之一宿，以洗身。洗已，食煮饼，勿与咸豉也。

[案]《千金》于治百合方，俱用百合，独此方，及百合滑石散、百合散三方，俱用百合根，分别甚严。《要略》无根者，脱也。百合根，当是百合蒜下之如须者，煮饼，白汤饼也。《外台》正作白汤饼，粳米、小麦，皆可作之。并除热止渴，这食之咸豉、酱豉也。咸走血，能增渴，故禁之。

百合滑石散方《金匮要略》　治百合病变发热，一云治小便赤涩，脐下急痛。

百合根一两（炙），各本脱根字，今从《千金》补　滑石三两

上为散，饮服方寸匕，日三服。当微利，利止，勿复服，热即除。

[案]此百合散加滑石也。《本经》滑石利小便，荡胃中积聚寒热。《赵氏衍义》云：若变热者，乃因脉塞，郁而成热，以消石通利佐之。消石性凉，又可治热血之积塞者，自微利而出，放热除矣。据此似《赵本》有消石一味，义较胜。

薏苡附子散方《金匮要略》　治胸痹而急。

薏苡仁十五两　大附子十枚（炮）

上二味，为散，饮服方寸匕，日三服。

[案]《本草》薏苡仁，主筋急拘挛，不得屈申。是薏苡仁治急，不治缓。经文缓急二字谓：缓其急耳，或说或缓或急，非是，此寒气成急之专方。

薏苡附子败酱散方《金匮要略》　治身无热，脉数。

薏苡仁十分　附子二分　败酱五分

上三味，杵为散，取方寸匕，以水二升，煎减半，顿服，小便

当下。

[案]此薏苡附子散加败酱也。《本草》败酱，一名苦菜，治暴热火疮，排脓破血药也，故以之为君，此为腹内痈之专方，不专主肠痈。《千金》苇茎汤，治肺痈，苇茎、薏苡仁、桃仁、瓜瓣四味。有薏苡瓜辨汤，治肠痈，即苇茎汤，去苇茎加丹皮，二方例明，则苇茎为肺痈之主药，丹皮为肠痈之主药，而薏苡则肺、肠二痈皆用之，其为腹内痈。总方无疑。

栝蒌瞿麦丸方《金匮要略》 治小便不利而渴。

薯蓣 茯苓各三两 栝蒌根二两 瞿麦一两《纲目》引作二钱半附子一枚（炮），《纲目》附子作大鸡子，然方下不云调搅法，疑误。以腹中温推之，附子是也。

上五味，末之，炼蜜丸如梧子大，饮服三丸，日三服。不知，增至七八丸，以小便利，腹中温为知。

[案]此肾气丸之减法也。蓣、苓、附三物，自肾气来，栝蒌、瞿麦二物，是加，故得主方名。为治，上消之一方，盖有水气，而成消渴者宜之，若有火，如石发房劳所致之上消，切忌。《本经》瞿麦苦寒、无毒，主关格，诸癃结，小便不通，出刺，决痈肿，明目，去瞖，破胎堕子，下闭血。《别录》养肾气，逐膀胱邪气，是瞿麦乃利气、破血之品。薯蓣、茯苓同为降肾，而一补一泻；蒌根、瞿麦同为泄闭，而一止一宣。《别录》蒌根止小便利，是蒌根虽有荡涤垢腻之长，而不能利小便也。所恃附子，温运中气以除湿，则上下皆应耳。此为肾虚，而湿浊下堵之病。《儒门事亲》以薯、苓二味为方，治小便频多，亦取一补一泻之意。以频多，则非堵塞，故不用蒌、瞿，张意与仲景反，而法同，知经方之用在义，不在症也。

肾气丸方《金匮要略》一名八味丸　治腰痛，小腹拘急，小便不利及短气，有微饮第六，第十二，消渴，小便多第十三，妇人转胞不得溺，第二十二，脚气上入，少腹不仁。

干地黄八两（九蒸为度，捣膏）　干山药　山萸肉各四两　丹皮　白茯苓　泽泻各三两　桂枝　附子（炮）各一两

上八味，末之，炼蜜和丸梧子大，酒下十五丸，加至二十五丸，日再服。

[案]《本草》干地黄甘寒，主伤中，逐血痹，填骨髓，长肌肉。作汤除寒热积聚，除痹，所主皆血虚而痹之病，故《别录》谓其通血脉。溺血同类溺之涩，血之虚也，故以为君。凡《本草》通溺之药，半利血脉可推也。山药甘温，主伤中，补虚羸，除寒热邪气，补中益气力，长肌肉，强阴，所主皆气虚之病，故《别录》谓：其下气，除烦热；阳气虚逆生烦热，则不下化溺，因不利。山茱萸肉酸平，主心下邪气，寒热，温中，逐寒湿痹，所主皆风湿气。而《别录》云：通九窍，止小便利，是去邪水，以敛正水也。山药、山萸并用，酸甘化阴，故以之为臣。丹皮辛寒，主寒热中风，瘈疭，惊痫邪气，除症坚瘀血留舍肠胃，是丹皮主血热，血热则瘀，溺血同类，溺之涩，血之热也。凡利溺之药，半多去瘀可推矣。泽泻甘寒，主风寒湿痹，乳难，养五脏，益气力，肥健、消水。《别录》谓其主消渴，淋沥，通膀胱、三焦停水，是治水之功大矣。茯苓甘平，主胸胁逆气，忧恚、惊邪恐悸，心下结痛，寒热烦满，咳逆，口焦舌干、利小便。《别录》主消渴，伐肾邪，是茯苓能治肾逆乘脾及肺之溺涩也。丹、泻、苓三物并用，辛甘发散为行阳之法，阳化则溺出，故以之为佐。陶隐居说：茯苓白补赤泻，故此方用白者，取其补正水，以泻邪水也。桂、附并辛温除寒，附生发炮补，此方用炮者，桂逐寒，附补虚，合用为行阳之法，故以之为使，此方君

一臣二佐使五，大制也。由是血脉利，肾气下，扶阳而火不升，壮水而阴不翳，所以小便多者能止之，少者能利之也。制方之妙，固非一端。明·赵养葵以此治大概之病，失之远矣。《外台》引崔氏以此方，治脚气上入少腹不仁者，亦是肾虚所生之脚弱，古通名为脚气者，非风毒，竹沥汤症之脚气也，少腹冲脉所过，云不仁则血痹，可知干地黄正相主当，故崔氏用此方以治之。近人以崔氏曾用，因谓为方出崔氏，大误，崔氏即崔文行，在仲景后。《济生》以此方，加车前子、牛膝各一两，治肺肾虚，腰重脚轻，小便不利，或肚腹肿胀，四肢浮肿，或喘急痰盛已成蛊症。钱乙以此方，去桂、附，为六味地黄丸，治肾阴不足，发热作渴，小便淋闭，气壅痰嗽，头目眩晕，眼花耳聋，咽干舌痛，齿牙不固，腰腿痿软，自汗盗汗，便血，诸血，失音，水泛为痰，血虚发热等症。《千金》无比山药丸，杨氏还少丹，并以此方为本。此方四补四泻，地补太阴，苓泻之；蓣补少阴，泻泻之；萸补厥阴，丹泻之；附补三阳，桂泻之。阴多阳少，故以治阴脉空竭，寒湿内着之病。又此方分两以次减半，泽、苓、丹各三两，三当为二、三味，合为六两，并桂、附各一两，为八两。当地黄之分，萸、薯合八两，亦当其分，皆所以辅地黄也。干地黄用九蒸即开。宋后用熟地黄之先，近有驳地黄用熟之非者，不知其出自仲景也。

苦参汤方《金匮要略》 治狐惑，咽干。

苦参一升

上一味，以水一斗，煮取七升，去滓，熏洗，日三。

饮食中毒烦满治之方《金匮要略》

苦参三两

上一味，以苦酒一升半，煮三沸，三上三下，服之，吐食出即差。或以水煮亦得。

[案]《肘后·卷二》《千金·卷七》治时气垂死破棺。《千金》煮汤，苦参一两，酒二升半。旧方用苦参酒煮，令得一升半，去滓，适寒温，尽服之。当间苦寒，吐毒如溶胶便愈，又《肘后》《千金》以此饮食中毒烦满治之方，依法煎取八合，治卒中恶，心痛。《本经》苦参苦寒、无毒，治心腹结气，症瘕积聚，黄疸，溺有余沥，逐水，除痈肿，补中，明目止泪。《别录》谓：其平胃气，令人嗜食，醒酒，除伏热，皆取除湿热内蕴之功也。其所以能探吐者，以酒煮载之上行故也。梅师以此方，吐鱼、肉、菜等毒。《外台》以此方，治伤寒结胸满痛，壮热。《肘后》以此方，治上下诸瘘，皆是取吐也。《子母秘录》以此方，治小腹热痛，色青黑或赤，不能喘者。其洗方，《外台》以浴小儿身热，《直指》以洗下部漏疮。《集验》煮酒，以治热毒、足肿，痛如脱者。

当归贝母苦参丸方《金匮要略》 治妇人妊娠，小便难，饮食如故。

当归 贝母 苦参各等分，东洋本各四两

上三味，末之，蜜丸如小豆大，饮服三丸，加至十丸。男子加滑石半两。男子以下七字，从东洋本补正。

[案]此苦参汤变汤为丸，加当归、贝母也。故取所加之味，以冠本方，如桂枝附子汤、白术附子汤之例，为治热结血气之专方，不独于妇人宜也。

薯蓣丸方《金匮要略》 治虚劳诸不足，风气百疾。

薯蓣三十分，《千金》二十八分 甘草二十八分，《千金》二十分 大枣百枚（捣膏） 干地黄 当归 桂枝《千金》七分 曲 大豆黄卷各十分，《千金》七分　人参　阿胶七分，《千金》用鹿角胶，古诸胶不别也　芎䓖《千金》五分　芍药　白术　防风　麦门冬《千金》各六分　杏仁各六分《千金》五分　柴胡　桔梗　茯苓各五分　干姜三分　白敛三分或作二分，误，本方《千金》有黄芩等六分

上二十一味，末之，炼蜜和丸如弹子大，空腹酒服一丸，日三，百丸为一剂。

[案]此风虚劳之主方。风虚劳病，原有论，此方从柴胡桂枝汤来，而差其分两，方中参、术、苓、草为《局为》四君子丸之祖，芎、归、地、芍为《局方》四物汤之祖，合之又为八珍汤之祖。薯、甘、枣为补脾之主药，三味为君，此方重薯蓣，故以名方。《本草》薯蓣，治风眩。徐嗣伯治眩十方中有此方。凡《千金》《外台》用山药，如大小三五七诸方，皆取此。胶，取其下达，参、地、桂、归、曲、卷六味等分者，参桂以去风，归、地治血，一补一行，曲，卷助运，一消食，一除湿，六味为臣。芎、芍、术、防、麦、杏六味等分者，以气不下，则逆而不生血，得风则燥而不润，湿食相搏，则困而不健，故以芎、芍佐地、归以和血，视归之行血加甚矣。术防佐桂以和气，视桂之行气加甚矣。麦、杏佐曲、卷以化湿食，视曲卷加甚矣。为逐血痹，驱风气，续绝伤，利滞气之法。六味为佐。柴、桔、苓三味等分者，柴、桔开泄肺气，肺为脾之子，实则泻其子也。苓抑肾邪，肾为脾之妻，防其侮以伸己权也。或曰桔梗开心，心为脾之母，用桔者，虚则补其母也。心为阳，以升发为补，亦通。姜善温中，敛散结气，合柴、桔、苓、五味为使，此一方补脾之法尽之矣。即补脾之药，亦尽之矣。

蜀漆散方《金匮要略》　治疟多寒。

蜀漆（洗，去腥）　云母（烧二日夜）　龙骨等分

上三味，杵为散，未发前，以浆水服半钱匕。温疟加蜀漆半分，临发时服一钱匕。《千金》未发前下，有一炊顷三字，浆上有酢字义长，临发时服一钱六字，在温疟上无两匕字。

[案]《本经》蜀漆辛平，主疟及咳逆寒热，腹中症坚痞结，积聚邪气，蛊毒鬼注。《别录》云：疗胸中邪结气，吐出之，是邪结胸中，蜀漆主之，故以之为君；性平，故寒疟、温疟并宜之。龙骨性善入，此方为蜀漆、龙骨并用法也。《本经》云母甘平，主身皮死肌，中风寒热，如在车船上，除邪气。是亦除痰之品，故以之为臣。深师方治痰饮头痛，往来寒热。云母粉二两炼过，恒山一两为末，每服方寸匕，汤服取吐；正与蜀漆、云母并用义同，亦正除疟痰之证。《外台》校云：云母亦作云实。东洋本同。《本经》云实辛温，去邪恶结气，止痛，除寒热。《图经》云：云实治疟多用。《外台》别本亦有至理，然功在杀虫，与此方未协，非也。唐本注云：俗谓云实苗为草云母，此云母所由，误为云实欤？且《千金》亦同，此经自存旧论，为当温疟治法。白虎加桂，与此相悬。张璐《千金》注云：蜀漆性专逐湿追痰，稍增半分于本方中，则可治太阴湿疟，湿为阴邪，亦必多寒少热，此方尤合作温者，谬也！张说亦通。

升麻鳖甲汤方《金匮要略》 治赤斑，咽喉痛，唾脓血。

升麻二两，《外台》二分　鳖甲如手指大一片（炙），《外台》无指字　甘草二两，《外台》二分　当归《外台》二分　蜀椒（炒，去汗）各一两，《外台》一分　雄黄半两（研），《外台》一分

上六味，以水四升，煮取一升，顿服之。老、小再服，取汗。

升麻鳖甲去雄黄蜀椒汤方《金匮要略》 治面、目青，身痛如被杖，咽喉痛。

经不列方。

[案]《脉经》《肘后》《千金》《外台》于阳毒升麻汤名同。而阴毒方云甘草汤，视此经止无雄黄为异。其升麻汤方，《肘后》《千金》有桂心，无鳖甲。《外台》有桂心、栀子为八味。考六朝名方，多本仲景，诸家同，而此经独异，误在此经，且两方而止详其一，不合全书通例，当如《千金》为正，二方皆升、归、甘三味为主。麻黄升麻汤症，以有咽喉不利，唾脓血，而升、归等分，亦有甘草，与此症治并同，是提营分毒邪之方也。阳毒而赤有斑，吐血下利据《千金》《外台》诸书，营分之毒尤甚，故加雄黄，蜀椒，以助升、归之力。雄黄化血为水，当亦能排脓，以治疮毒推之可知也。椒疏肾气，非止下气，陈风贻我握椒，犹周南之采，采芣苢，皆男女相悦之需可见也。二味合而治咽喉脓血之力殊矣。阴毒无脓血症，自当去雄，然阴毒亦少阴所发，故有咽喉不利一症，则椒不当去。《千金》等是也。若鳖甲则治症瘕阴毒，心下结强固宜，而阳毒心下烦闷，亦是将结之势，用之无妨，不用亦得，可两从也。夫二毒，乃邪毒杂糅之象与败症。近《千金》《外台》，治败伤寒八九日不差方，升麻、鳖甲同用，盖升麻以提阳中之毒，鳖甲以破阴中之毒耳。若于壮热，皆止用升麻合栀子，其用栀子，又与《千金》合矣。疑当阳毒升麻汤方无鳖甲，为五味，阴毒甘草汤方，升、归、椒、甘、鳖为五味。徐大椿《金匮》评本未刊本谓：去字当改作加字，其意以为阳毒方，当升、鳖、归、甘四味，而为传写脱去者，因误以阴毒方之六味，错列首方下也。《本经》雄黄、蜀椒，皆治死肌即肌字。死肌者，皮肉不仁也，与身痛如被杖正合，亦可为阴毒之去二味，当为加字之误，而阳毒方应无之也。

葵子茯苓散方《金匮要略》 治妇人妊娠有水气，身重，小便不利，洒淅恶风，起则头眩。

葵子一升　茯苓三两，《千金》各一两，《纲目·三十七》此方用赤苓

上二味，杵为散，饮服方寸匕，日三服。小便利则愈。（《纲目》愈下有"若转胞者，加发灰，神效"九字）

[案]《千金》有将此方去茯苓加榆白皮，水煮服，治妊娠小便不利。亦有单用葵子及根一味者，治同。

紫石寒食散方《金匮要略》　治伤寒，令愈不复。

紫石英　白石英　钟乳（煅，一作碓炼）　赤石脂　太一余粮（烧）　栝蒌根　防风　枯梗　文蛤　鬼臼各十分　干姜　附子（炮，去皮）　桂枝（去皮）各四分

上十三味，杵为散，酒服方寸匕。

[案]此与黑散同为寒食方。而仲景以黑散治中风，此散治伤寒。虽各当其病，要之，不可轻用方意。紫石散治风寒为君，故专方名。白石英、钟乳以下九味为臣，石英、钟乳皆温补为一类。凡唐人书所云：乳石者，乳即钟乳；石即白石英。古者石英重白者也。赤石、余粮温涩为一类。栝蒌根、文蛤同用者，亦栝蒌牡蛎散方之意。《本经》鬼臼辛温、有毒，杀蛊毒，鬼疰精物，解不祥，逐邪，解百毒。《别录》疗风邪烦惑。甄权主痈碟劳疾。然则此方用之者，恐其留风作注也。与桔梗、防风，同为排气解毒之用，以风能壅滞故也。姜、附、桂为佐使。鬼臼者，南星之别种，无鬼臼，可用南星。

当归生姜羊肉汤方《金匮要略》　治寒疝，虚劳不足，及产后腹中痛。《纲目·卷五十》劳作羸，疝作痤，痤即疝之误义长。

羊肉一斤（肥者）　生姜五两　当归三两

上三味，以水八升，煮取二升，温服七合，日三服。《纲目》作水一斗，煮汁八升，入当归五两，黄芪八两，生姜六两，煮取二升，分四服，标出《金匮要略》。又云胡洽无黄芪。《千金》有芍药，则《金匮》本有黄芪也，与《外台》合，但彼四两差少耳。若寒多者加生姜成一斤；痛多而呕者加橘皮二两，白术一两。如加生姜等者亦加水五升，煮取三升二合，服之。

[案]经曰：精不足者补之以味，形不足者补之以气，此方兼用之。丹溪虎潜丸，以此方为本。凡寒气在经之腹痛，归、姜并用。《外台》引《广济》当归汤，治卒心腹痛，气胀满，不下食，欲得泻三、四行，方用当归、生姜。又引《广济》紫苏汤，治气发心腹胀满，两胁气急，方亦用当归、生姜，皆取此。《千金》加芍药二两，名当归汤。《外台》以此方，加黄芪四两，名羊肉当归汤，补加减法，《外台·卷三十四》许仁则云：产后虚弱腹痛，羊肉当归汤。若觉恶露不尽，加桂心三两；恶露下多，觉有风加芎䓖三两；觉有气加细辛二两；觉有冷加吴茱萸一两；觉有热加生地黄汁二合。《千金》有羊肉汤，即此方加地、芍、芎、桂、甘草五味，治同，亦可与许论互参，详许论，虚弱之弱字，可为寒疝，虚劳当从《纲目》作虚羸之一证。《孟子·梁惠王下》，老弱转乎沟壑，滕文公上作老羸，是羸弱一也。

葶苈大枣泻肺汤方《金匮要略》 治不得息。

葶苈（熬，令黄色，捣丸如弹子大） 大枣十二枚

上二味，以水三升，煮枣取二升，去枣，内葶苈，煮取一升，顿服之。

[案]葶苈本治心水，故《千金》十水丸，用以治赤水之从心肿者，而仲景以治喘不得卧之肺病，非以葶苈治肺也。以心系肺下，

人卧则肺迫于心，心不舒则喘甚，从其见症之藏言之故尔。《外台》治上气，以此方加桑白皮亦佳。宋·钱乙作泻白散、桑白皮、地骨皮、甘草、粳米四味，全取此方，而变而轻之。桑、骨轻于葶苈，甘、米轻于大枣。近人以泻白，治不得正立之症，与泻肺治不得正卧意亦相近。仲景方有越婢、肝着、肾着、泻心，与此泻肺诸汤方，为五藏治法也。若谓胃为六府治法也。六府不分者，胃为六府之长耳。《千金》又有温胆，以胆之清净异于五府。《普济·卷十一》著作郎雷道矩病睡多，坐顷间，已及升余，兆，令服仲景此方。

皂荚丸方《金匮要略》 治咳逆上气，时时唾浊，但坐不得卧。《纲目·三十五》无时时但坐四字，眠作卧义长。

皂荚八两（刮去皮，酥炙）

上一味，末之，蜜丸如梧子大，以枣膏和汤服三丸，日三夜一服。

救卒死而目闭者方《金匮要略》

吹皂荚末鼻中，立效。亦见薤方类。

[案]《千金翼》鬼魇不寤，皂荚末一刀圭吹之，能起死人。是此经卒死目闭，即鬼魇也。鬼魇以因言卒死，目闭以症言。又以皂荚五两，捣筛，三年陈醋，和涂口目祸斜，亦所以治痰也。《本经》皂荚辛咸温，小毒，主风痹，死肌邪气，风头泪出，利九窍，杀精物。《别录》除咳嗽、囊结，可为沐药，不入汤。雷敩云：每荚一两，用酥五钱，反复炙透，擂去子弦。皂言其包荚者，夹也，谓壳也。云荚则不必复言子矣，故但言去皮，不言去子。《本经》云：如猪牙者良，则用今牙皂荚也。《纲目》亦入此方于皂荚中，不入肥皂荚中。《必效》。以此方治牙病喘息，云取微利为度，不利再服，是亦下法

也。凡用皂荚，取不蛀者。

治自死六畜肉中毒方《金匮要略》
黄檗

上捣屑，水和，服方寸匕，未觉，再服差。

[案]《本经》黄檗苦寒、无毒，治五脏肠胃中结热，黄疸，肠痔，所主皆膏粱蕴生湿热在府之症，以治此毒者，以得毒则府中结热，故仍以治膏粱结热者治之。

食鲙多不消结为症瘕治之方《金匮要略》
马鞭草，捣绞取汁，饮一升，即消。各本外误，今从《外台》改正

[案]《千金》云，凡食鱼鲙及生肉，在胸膈不化成症瘕，马鞭草捣汁，饮一升即消。陈藏器云：马鞭草苦微寒、无弯。治症、血痕、久疟，破血杀虫。《千金》又以此方，十五合，和酒三合，分三服。治疟无问新久者，亦治症瘕之意。马鞭草乃《本经》蛇衔之别种，而主治不同，此经云云者，与黄檗治自死肉毒例同，皆以症不以因也。又《本事方》云：肉积宜硇砂，而硇砂难用，不若此方之稳，若浓茶，但能助消肉之不停者，不能去已结之肉积。《证类》及诸家《本草》无姜叶，治鲙癥之说，独《纲目》有之，云出张机，是据误本为之。

土瓜根导方《伤寒》有论无方，今据《肘后》补　治伤寒阳明病，津渴大便坚，土瓜根捣汁，入少水解之，筒吹入下部，小便不通者，如此；大便不通，吹入肛门内，二便不通，前后吹之取通。

[案]此方出《肘后》。《伤寒论》蜜煎条云：若土瓜根及大猪胆汁，皆可为导。而方中有猪胆汁导法，无土瓜根导法。此云大便不通，

吹入肛门，正土瓜根导法也。葛氏必据《伤寒论》，成本传写脱之耳。《本经》土瓜根苦寒，主消渴，内痹瘀血，月闭，寒热酸疼，益气愈聋。《别录》治诸邪气热结，妇人带下，不通下乳汁，止小便数不禁，逐四肢、骨节中水。是土瓜根除热结，疏水气，亦是润药，故以治便闭之由液少者。《圣济总录》以湿土瓜根，削半寸，塞耳内，以治聋，盖取此。《图经》以此方作服法，治小儿发黄，及黄疸变黑。《千金》以此方作傅法，治一切漏疾。《肘后》以此作散，浆水和，涂面上瘢痦，皆取除热结之意。考土瓜，乃瓜蒌之一种。郭注《尔雅》谓之，钩藤即栝蒌二字之声转。又《千金翼》有寒水石散，治小便白如泔者，寒水石、知母、栝蒌根、白石脂、菟丝子、桂心六味，乃合用白虎之半也。《卫生宝鉴》小变其方，去寒水，知母加牡蛎粉，而以土瓜根易栝蒌，症治同，是二瓜可通用也。

钩吻与芹菜相似误食之杀人解之方《金匮要略》

荠苨八两

上一味，以水六升，煮取二升，温分五服，日三夜二。凡煮荠苨，惟令脓佳。

[案]钩吻古无定说。仲景于食芹菜忌独出此与下水莨两条，以警人之误食，皆以其相似也。经云：水莨叶圆而光，则钩吻之为毛莨灼然矣。此可循文而知者。荠苨即桔梗之一种，《本经》桔梗一名荠苨是也。《别录》始出荠苨。《图经》谓之杏参，救荒谓之杏叶沙参。《纲目》一名甜桔梗，俗呼空沙参。《吴普》谓：沙参为白参。而张璐说：人参即沙参之佳者。参陶弘景荠苨似人参之论，然则人参、沙参、荠苨、桔梗一种四类，人参最厚，主补；沙参次厚，少补；二桔梗最薄，主散，可见人参亦是托补，非蛮补，与黄芪相似耳，所以称桔梗者，取桔开梗塞为义；所以称荠苨者，取接济尼正为义。

《别录》荠苨甘寒，解百药毒，盖药毒塞其气遂则死，开其塞，则毒解，理固如是。《千金翼》治疗肿。《小品方》治蛊毒。《图经》解五石毒，皆以此方，生捣汁服，亦变法也。《千金》以荠苨一分，蓝并花二分，捣，水服方寸匕，日三，治药毒。

大乌头煎方《金匮要略》一名乌头汤　治腹满绕脐痛，发则白津出，手足厥冷，脉沉紧。

乌头大者五枚，熬，去皮，不必咀，以水二升，煮取一升，去滓，内蜜二升，煎令水气尽，取二升，强人服七合，弱人服五合，不知，明日更服，不可一日再服。

[案]此方开后世诸蜜煎方之祖。如《肘后》以蜜煎升麻，治痘疮。《千金》以蜜煎生地，治血症。《外台》以蜜煎甘草，涂阴头疮皆是。《本经》乌头辛温，有大毒，主中风，恶风，洗洗汗出，除寒湿痹，咳逆上气，破积聚寒热。《别录》治胸中冷痰，食不下，心腹冷，脐间痛，不可俯仰，是乌头为寒风之主药，故寒疝用之。《纲目·十七》范汪东阳方，治寒疝，心痛三十年者，用射网食茱萸，蜜丸麻子大，酒下二丸，即此方之变法。射网即乌头晒作之，据此二方，此方之乌头，正近世之川乌头，即附子母，古无草乌头。《纲目》始有之误也。川乌头，今以附子统之。《千金》云：乌头去皮毕，以半两准一枚，此方五枚，约三两。又云蜜一斤，有七合，此方二升，约三斤，乌头得蜜重十五分之一。

红蓝花酒方《金匮要略》酒，为汤字之误，仲景书以酒煮之方，不一并称汤，如栝蒌薤白汤、麻黄醇酒汤，并专用酒，不用水，亦称汤也。　治妇人六十二种风，兼兼字从《图经》补腹中血气刺痛。

红蓝花一大两，分为四分，以酒一大升，煎，强半顿服之，不止再服《要略》作一两无大字，及分为四分四字，强作减顿服之作顿服一半。泉渭：酒既用大升，则药当为大两，古方权量相配，大率如此，《千金》《外台》用大两、大升者甚多，不外此例。今《要略》本传写脱之耳，从《证类》引《图经》录此经，正分为四分四字未详，恐是右为细末之误。

又丸方三书无，今据《证类》及《纲目》补。治同上。

红蓝子一升，捣碎，以无灰酒一大升二合，《纲目》无二合两字。拌了，暴令干，重捣筛，蜜丸如桐子大，空腹酒下四十丸。

[案]《要略》无此方。《证类》及《纲目》并有之，并称为张仲景方。《纲目》且有血气刺痛四字标目。据此，二文是唐李所见《要略·妇人篇》，此条固有汤丸二方矣。今本无者，写者脱之，或曰是异文。然唐李二书，并列汤丸二方，明是脱文，非异文也，今据补。但《脉经》录《要略·妇人篇》无此条方论，恐是晋后人增，故用大两、大升软。方药用大升、大两者，盖自晋以后始，详《古方权量考》。红蓝花即今红花，以其叶似蓝，故有蓝名。始见于宋《开宝》，云：辛温无毒，主产后血运口噤，腹中恶血不尽，绞痛，胎死腹中，并酒煮服。苏颂云：子功与花同。《外台》治一切肿疾，花捣汁服。《广利》治喉痹，壅塞不通，花绞汁服；干者，水浸绞之。女子中风，血热烦渴，子熬捣，水煎服。《子母录》治产后血运闷绝，即此酒方，皆本此，以血运喉痹，皆风入血脉故也，与此经合。又《开宝》云：红花自西番来，后汉时恐未必有此。考徐广《史记》货殖传注：茜，一名红蓝花，其花染缯赤黄。陆玑《诗疏》：茹藘，茅蒐也，茜草也，一名地血。齐人谓之茜。盖古人染红，惟用此草。而仲景书又喜用别名撰之。《本经》及《别录》曰：华主治相当。此方所指当即茜草之花子，茜亦蓝别种也。诸蓝皆解毒，故茜亦解毒。

蛇床子散方《金匮要略》 治妇人阴寒。

蛇床子《东洋本》及《纲目》子下有仁字

上一味，末之，以白粉少许，和令相得，如枣大，绵裹内之，自温。

[案]白粉，《纲目》引作白矾，矾能杀痒，故《集简方》以此方治阴痒。《外台》以此合狼牙汤，煎洗，治阴痒。《本经》蛇床子甘平，主妇人阴中肿痛，除痹气，利关节，恶疮。《别录》温中下气，令妇人子藏热，有子。《儒门事亲》以蛇床子、枯白矾等分为末，醋面和丸弹子大，胭脂为衣，绵裹纳之，如热极，再换，日一次，取此。

狼牙汤方《金匮要略》 治妇人阴中疮蚀烂。

狼牙三两

上一味，以水四升，煮取半升，以绵缠筋如茧，绞汤沥阴中，日四五遍。

[案]狼牙，《本经》主疗瘑，恶疡疮痔，去白虫，阴中疮烂，蛲虫所生故此主之。《外台》治寸白诸虫方，用狼牙五两，捣末，蜜丸麻子大，隔宿不食，明旦以浆水下一合，服尽即差。是狼牙汤功专杀虫，可汤可丸也。《千金》以狼牙三两，配水五升，煮取一升，洗、治阴中痒入骨。

统治痈疽方顾世澄《疡医大全》称此为张仲景统治痈疽方，姑录之。

金银花二两 当归 蒲公英 甘草各一两 乳香（去油） 黄芩各一钱

上以水五碗，煎一碗，调乳香末，服之。

[案]此方疑非仲景所为，与他经方不相类，水用碗量，亦非古法，未详顾氏所本。

蜜煎导方《伤寒论》《玉函经》 治津液内竭，大便硬。

蜜七合，内铜器中，微火煎，候凝如饴状，勿令焦，俟可丸，乘热捻作挺，令头锐，大如指许，长二寸许，候冷即硬，内谷道中，以手急抱，少顷，即通也。欲大便时，乃去之。从《纲目·三十九》参订。

猪胆导方《伤寒论》《玉函经》

大猪胆一枚，泻汁，和醋少许，以灌谷道中，如一食顷，当大便，出宿食恶物。

[案]陈藏器法，以苇筒著胆，缚一头，由下部入三寸，灌之入腹立下。梅师以蜜一斤和猪胆一枚，作如蜜煎法，纳下部，治肛门生疮肿缩。又以此方，治热病，䘌虫上下，煎沸服，虫去出。《拾遗》以此方加姜汁，灌下部，令醋气上至咽喉乃止，当下五色恶物及虫。

雄黄散方《金匮要略》散字从东洋本 治狐惑，蚀于肛外。

雄黄一味，为末，筒瓦二枚合之烧，向肛熏之。

[案]《千金》以雄黄三片，稍置瓦瓶中，炭火烧，向肛熏之，并服汤也。义似较明。

小儿疳虫蚀齿方《金匮要略》

雄黄　葶苈等分

上二味，末之，取腊月猪脂镕，以槐枝绵裹头四五枚，点药烙之。

治阴汗方三书无，今据《本草纲目》补没食子烧灰，先以汤洗了，布裹灰扑之，甚良。

[案]此方三书皆无。《本草纲目·三十五》无食子发明下引唐·李珣说，张仲景用治阴汗云云，当是《金匮》逸文。没食子治阴汗，亦见马志，盖苦温杀疳，收湿之品。

食蟹中毒治之又方《金匮要略》

冬瓜汁饮三《千金》三作二升，食冬瓜亦可。

[案]《别录》冬瓜甘微寒，主小腹水胀，利小便，止渴。陶弘景云：捣汁服，止消渴烦闷，解毒。《孟诜食疗》，治积热消渴。《千金》又以治小儿渴利，兵部手集，治水病危急皆取此。而不言煮食，似用生者。《子母秘录》治婴孩寒热。《袖珍方》治痔疮肿痛，亦皆取此。而一则炮熟绞汁，一则煎汤洗，则皆用熟者。此经不言煮，当是生瓜也。蟹性已寒，而以甘寒之物解其毒，未详其义，当是去中蟹毒后，烦闷胀渴之症，使其从小便出耳。非必专主蟹毒。

食蟹中毒治之方《金匮要略》　亦治凡蟹未经霜者多毒，亦治诸肴馔中毒。

紫苏煮汁，饮二三升《纲目·卷十四》作饮二升。子各本作紫苏义复非也，今从《纲目·卷十四》正捣饮之，亦良。《纲目》捣作煮，是用熟子也。

[案]《别录》紫苏辛温，下气除寒中，其子尤良。甄权云：杀一切鱼肉毒，并与此合。蟹之毒，亦令人寒中，且鱼属也。《肘后》以治伤寒气喘不止。《永类铃方》以傅伤损，血出不止，令无脓及痕，除寒之引申义也。又以治卒宛不止，及霍乱胀满，未得吐下，用生者，捣汁饮佳；干者，煮汁，亦可除寒杀毒，合用之引申义也。经用苏者，惟半夏厚朴汤。治咽中如有炙肉与此症，要之，皆为下气之用。苏之类甚多，香薷曰石苏，爵床曰香苏，荆芥曰假苏，胡

薄荷曰海苏，龙脑薄荷曰鸡苏，亦曰水苏，荏宁曰臭苏，而荏曰白苏，此桂荏曰紫苏，亦曰赤苏，皆取柔苏为义，盖气逆则坚，顺则柔，此下气之药，所以多称苏也。《说文》苏把取禾若也。段氏云：禾若散乱，把而取之。礼乐记注苏更，息曰苏玉篇，苏，息也，死而更生也。取乐记注为说，是苏稣同为乱而复治也。人死则气乱，苏则复治，同一义也。据玉篇知稣即甦字。凡苏皆治乱之药，故恒于霍乱为宜，食蟹中毒，亦霍乱之类也。

食苦瓠中毒治之方《金匮要略》

黍穰煮汁，数服之解。

[案]此治中苦瓠毒之专方。《风俗通》云，烧穰可以杀狐瓠，或曰蓄狐之家不烧穰，种瓜之家不焚漆，物性相畏也，皆但言穰不言黍穰。《千金》治妇人妊娠尿血，以黍穰烧灰，酒服方寸匕，日三。盖苦瓠善利人，黍穰性必收涩，故主之。治尿血与之同意，亦止之也。

尸蹶脉动而无气　气闭不通故静而死也　治之方《金匮要略》

鬄取左角发方寸，烧末，酒和，灌，令入喉，立起。

[案]此可名发灰汤。本《素问·缪刺篇》为之也。彼文云：邪客于手、足少阴，太阴，足阳明之络，此五络者，会于耳中，上络左角。五络俱竭，令人身脉皆动，而形无知也，其状如尸，或曰尸厥。以竹管吹其两耳，鬄其左角之发方一寸，潘，治饮。以美酒一杯，不能饮者，灌之立已。注左角发，是五络血之余，酒者，所以行药。鬄又炎上，而内走于心，心主脉故也，是此方之义也。凡用发之方，虽不必尽在左角，要皆取此，以发之利血脉则同。故凡血脉不利，以致小便难者，并能治之。下膏发煎，滑石白鱼散，及

《纲目》引葵子茯苓散云：若转胞者，加乱发是也。凡血脉不利，以致大便难者，亦治之。如《伤寒·阳明篇》之用膏发煎是也。凡血脉不利，以致难产者，亦治之。如《本事方》开骨散方是也。益见症虽殊，其为血脉不利则一，是发灰汤，乃利血脉之专方。

猪膏发煎方《金匮要略》 治诸黄及妇人阴吹。

猪膏半斤 乱发如鸡子大三枚

上二味，和膏中煎之，发消药成，分再服。病从小便出。治阴吹，以膏发煎老，捏作指大一条，内入谷道中。

[案]此为风胜血燥之专方。燥屎填满肠中者宜之。《千金》曰：史脱家婢病黄，服此，胃中燥屎下，便差，神验。《外台》引《近效》曰：男子、女人黄疸，医治不愈，身目悉黄，饮食不消，胃胀，热生黄衣，盖胃中有燥屎，使病尔以成。煎猪膏一小升，温服，日三，燥屎下去乃愈。胀热者，风所致也，故有燥屎，阴吹亦由风胜血燥，故亦有燥屎也。其成燥屎者，以有食。故《外台》于黄疸云：饮食不消。《脉经》于阴吹云：喜噫吞酸，皆食伤屎燥之由也。惟有燥屎塞肠，故气不通于肠，而从前阴溢出，为如吹之声。二病形殊因同，故治法同，于此可悟经方之用法。《千金》有治鼠瘘瘰疬五白散方，以此方为本，涂之神验，亦取润利血脉之义之引申。水儿燕口疮同。

滑石白鱼散方《金匮要略》《纲目》但称白鱼散

滑石 白鱼 乱发（烧）各二分（《纲目》作等分）

上三味，杵为散，饮服半钱七，日三服。

[案]此治尸厥方加滑石、白鱼也。故二味得专方名。《本经》衣鱼咸温，主小便不利，一名白鱼，一名蟫鱼，此气化之虫，故借以

治气不化之疾。《素·灵兰秘典》曰：膀胱者，州都之官，津液藏焉，气化则能出矣。是不出为气不化明矣。范汪方治小便不利，以二七枚作丸，顿服，本此。《千金》方，治小便转胞不出，纳衣鱼一枚于茎中。《证类》引《图经》曰古方主小儿淋闷，取以摩脐及小腹，溺即通。取此。《外台·卷十五》治风癫方亦用之。参观之，盖白鱼乃治风热之药也。近张璐说：滑石白鱼散，治消渴，小便不利，小腹胀痛，有瘀血。

治食六畜鸟兽肝中毒方《金匮要略》

服头垢一钱匕，立差。食马肝中毒未死者，服方寸匕，佳。

[案]《本草》头垢，有取头上白屑者，有取梳下垢者，有煮头巾取垢者，皆同其性能，有噎疾，亦滑利之物也。陶弘景曰：头垢浮汁，取其肥腻者，当是煮巾取之者。《小品》云：凡野菜、诸脯马肝、马肉毒，以头垢末核大，含之咽汁，能起死人；或白汤下亦可。此后，遂有用耳垢、齿垢、膝垢、身汗垢者。

治食啖蛇牛肉欲死方《金匮要略》

以泔水洗头，饮一升愈。

[案]此三方俱用头垢，前二方犹散也，此一方犹汤也。泔水，《纲目》谓之渐渐泄，亦曰潘米，即淘粳米汁，第二次者可用，故名渐渐泔，泔，甘水也，潘汁也，善解热。

治食啖蛇牛肉欲死方《金匮要略》

饮人乳汁一升，立愈。食酱肉及漏脯者，服之亦良。

[案]《别录》人乳，解独肝牛肉毒，合浓豉汁服之，神效。《千金》又以此方，治中牛马毒。

食诸菌中毒闷乱欲死治之方《金匮要略》

人粪汁，饮一升。

救卒死而四肢不收失便者方《金匮要略》

马屎一升，水三斗，煮取二升，以洗之。又取牛洞一升，温酒和，灌口中。

[案]洞即古胴字。《肘后》云：胴者，稀粪也。症治并同。且云：或以湿者，绞取汁，亦可。此扁鹊法也。此经用之，亦博采众方之一例。《圣惠》以治霍乱，吐下不止。《必效》。以治痔、痢垂死，皆此治失便之义引申。《时后》以马矢一丸，烧灰，水服，治久痢，亦取此。

救小儿卒死而吐利《证类》作霍乱　**不知是何病方**《金匮要略》

犬屎一丸，绞取汁灌之。无湿者，水煮干者，取汁。

[案]犬屎，《肘后》作马矢。亦云扁鹊法。《千金》以此方治食野菜及马肝、马肉、诸脯肉毒，变为服法，云立愈。

治食郁肉及漏脯中毒方《金匮要略》

烧犬矢，酒服方寸匕。

治食马肝中毒未死方《金匮要略》

雄鼠粪二七粒，末之，水和服，日再。

[案]《别录》两头尖甘微寒，治痔疾，大腹。宏景云：两头尖者，牡鼠矢也。张仲景用之，盖鼠善穿，其屎能穿通一切食滞，中马肝毒，亦食滞之一也。《外台》以此方加豉，治劳复亦取此。《普济》以此傅脐中，治大小便秘，乃引申义。

鸡屎白散方《金匮要略》治转筋入腹。

鸡屎白一味，为散，取方寸匕，以水六合，和，温服。

[案]此以《素问》鸡屎醴方变为散，为消食之专方。《外台》引《广济》治米症其疾，常欲食米，若不得米，则胸中出清水。方用鸡屎一升，白米五合，捣散，用水一升，顿服，即祖此也。《千金》变为煮法，治小儿口噤。云赤者，心噤；白者，肺噤。凡屎皆能解毒，消食。《千金》治食猪肉中毒方，亦用猪屎，烧为末，水服方寸匕。

食诸果治之方《金匮要略》 亦治马肝漏脯等毒。

猪骨烧过

上一味，末之，水服方寸匕。

[案]诸家本草无有以猪骨治诸果伤者。《千金》《外台》以此方，治食诸菜、肉脯中毒，疑经文果字系菜字之误。在诸菜条中，果或书作菜，草书与菜字相似，浅人因误据，移于诸果条下。《千金》作治食野菜及马肝、马肉、诸脯肉毒方。

救卒死又方《金匮要略》

猪脂如鸡子大，苦酒一升，煮沸，灌喉中。

[案]凝者曰脂，散者为膏。经于猪膏发煎用膏，而于此用脂，自有分别。湖俗称膏为释油，释读如舍。称脂为板油，盖膏第取其润，脂则取其滑，故儒书有膏润，膏泽及脂滑、脂腻之词。卒死由于气窒，故取至滑之物以利之。孙思邈谓：其破冷结，散宿血，则猪脂之滑利大矣。《纲目》引《肘后》云：卒中五尸，仲景用猪脂一鸡子，苦酒一升，煮沸，灌之，即指此也。据彼文知此卒死，乃中五尸死也。陶弘景云；项下膏，谓之负革肪，入道家炼五金用。《普济方》误吞铁钉，猪脂多食，令饱自然裹出。《千金》以治关格闭塞，

皆从此方引申，苦酒亦泄闭之用。《千金》以治食百兽肝中毒及陈肉毒，顿服猪脂一斤。《千金》治中恶方，猪脂二升，温顿服之。又方车轴脂，如鸡子大，酒服，第二方颇似此经之文。《开宝》亦云：车轴，治中恶，卒心痛，以热酒服之。中风发狂，取膏如鸡子大，热醋绞消服，亦似本此。陈藏器云：去鬼气。而《千金》治霍乱，转筋入腹，以此涂足心。少小腹胀，以如弹丸大，吞之，立差。及妊娠难产，小儿惊啼，皆取滑义。

治啖蛇牛肉食之欲死方《金匮要略》

牛肚细切，以水一斗，煮取一升，暖饮之，大汗出愈。

[案]煮法减水十之一，以牛肚难熟故也。其治蛇毒，别无他证。《纲目》引孟诜云：牛胃甘温、无毒，主消渴，风眩，补五藏。又胃之厚处曰膍。藏器云：膍主热气、水气，治痢，解酒毒、药毒、丹石毒，发热，是牛肚之扶正解毒固也。或食啖蛇牛后，其人有消渴、眩热诸症，故欤。又藏器云：牛独肝者，有大毒，食之令人血痢而死，是亦治痢之义之引申。牛独肝者，即啖蛇。

獭肝散方《金匮要略》附方　治冷劳及鬼疰，一门相染。

獭肝一具（炙干）

上末之，水服方寸匕，日三服。

[案]《证类》引《图经》说：以此为仲景方。《别录》獭肝甘温、有毒，治鬼疰虫毒，止久嗽，除鱼鲠，并烧灰酒服之。苏颂谓：治传尸劳。崔氏治九十种虫注、传尸、骨蒸、伏连、殗碟、猫鬼毒，疬疾，有獭肝丸。《千金》以此方，治鬼魅。考《本草》獭肝，每月生一叶，十二月十二叶，后每月退一叶，乃灵物也。故借以驱鬼灵之气。云：一门相染，即传尸也。鬼由风来，风生虫，故鬼疰，亦

有虫。本草杀鬼疰，蛊毒，恒并举。

救卒死又方《金匮要略》

雄鸡冠，割取血句管，吹，内鼻中。

救卒死又方《金匮要略》

鸡肝及血涂面上，以灰围四旁，立起。《肘后·卷一》鸡肝作鸡冠，疑经本作鸡冠，割取血，传写误冠为肝，又脱割字，误取为及故耳。

[案]《肘后》治卒死，或寝卧奄忽而绝，皆是中恶，用雄鸡冠血涂面上，干则再上，仍吹入鼻中，并以灰营死人一周。彼方明据此经二方而作鸡冠。考《纲目》于鸡肝引《别录》，孟诜及时珍已说，并无治卒死字样，其附方中，亦不录此。经疑李氏所见《金匮》，亦同《肘后》。又谭氏《小儿方》，小儿卒惊，似有痛处，不知疾状，用雄鸡冠血少许，灌口中妙。此亦从前一方来。《肘后》卒缢垂死，心中犹温者，勿断绳，用鸡冠血滴口中，以安心神，男用雌，女用雄，亦取此。

文蛤散方《伤寒论》《玉函经》

文蛤五两

上一味，为散，沸汤和，服方寸匕。

[案]《宣明方》有海蛤玉粉散，治血痢；解藏中积毒热方，用海蛤为末，入蜜，冷水调下。《纲目》谓：文蛤、海蛤为一类二种。《拾遗》谓：文蛤，即海蛤之有花文者。考《本经》海蛤，主咳逆上气，喘息烦满，胸痛寒热，不与此经烦粟欲饮之症义合。若文蛤之主恶疮，蚀五痔，转与此经症合，何也？恐其热郁作疮故也。缘《本经》以海蛤为瓦楞子。《吴普》说同仲景，于渴不止贪饮者用文蛤，于渴

不差用牡蛎，是蛎、蛤可通。用文蛤者，必如仲景法，所以然者，渴不止由于热结。蛤、蛎皆咸寒，咸软坚，寒除热也。热与津结则为痰，故亦治痰。许慎始以海蛤为文蛤，而别称海蛤为魁蛤，此犹空言，无与于医。近世则谓文蛤、海蛤为一，而以本草海蛤主治为文蛤主治矣。

栝蒌牡蛎散方《金匮要略》 治百合病变成渴，百合洗之不差者。

栝蒌根 牡蛎（熬）等分

上为细末，饮服方寸匕，日三服。

[案]柴胡桂枝干姜汤，栝蒌、牡蛎并四两，以小柴胡加减法曰：渴者，加栝蒌根四两；胁下坚者，加牡蛎四两；故渴而胁下坚者，宜此方。牡蛎泽泻散方，亦栝蒌、牡蛎同用。《卫生宝鉴》治小便如泔，有土瓜根散，土瓜根、牡蛎粉各一两，亦即此方之变法。此经紫石英散，栝蒌根、文蛤同用，与朱丹溪海蛤散，栝蒌、海蛤同用，皆取此牡蛎，乃燥湿之品。蒌根亦荡涤之品。合之，为湿热蒸腐者之治法。

牡蛎泽泻散方《伤寒论》《金匮要略》 治腰以下有水气。

牡蛎（熬） 泽泻 栝蒌根 蜀漆（洗去腥） 葶苈（熬） 商陆根（熬） 海藻（洗去咸）各等分

上七味，异捣，下筛《玉函》无此四字为散，更入臼中治之《玉函》无此六字，白饮和，服方寸匕，小便利，即止。《伤寒论》小便利止后服，日三。文倒，今从《玉函》。

[案]此治痰水之方。大病差后，早食油腻，致生黏痰，因而胃热，关门不利，溺涩蓄水者最宜。何以言之？牡蛎、栝蒌根，《金匮》百合病，渴不止症专用二味，取其除邪留胃，热生腻致渴之

力，则知其能治黏痰也。蜀漆功专破痰，与蛎、栝相济，去痰尤速。葶苈泻胸中水，商陆泻腹中水，泽泻、海藻皆味咸，即泻肾中之水结，由是三焦之水不能停矣。而牡蛎又能消宿水，故方以牡蛎泽泻名。光绪丁未，余因小便屡涩，日少夜多，又好食肥浓，咯出腻痰，日夜百余口后，遂腰以下脚跌大肿，服此方甚效。惟是七味半，皆峻药，须量病投之。余去商陆，以素大便难，年老病久故。蜀漆善吐疟痰。腰以下水气，恐非所宜。蜀字当为泽字之误。泽漆即大戟苗，正下水之品，医者费涵说。

白术散方《金匮要略》　妇人妊娠养胎。

白术　芎䓖　牡蛎各二分　蜀椒三分去汗（原本术三分，蛎四分，今从东洋本正）

上四味，杵为散，酒服一钱匕，日三夜一服。但苦腹痛加芍药；心下毒痛倍芎䓖；心烦吐痛不能饮食，加细辛一两，半夏大者二十枚，服之后，更以清浆水服之。若呕以醋浆水服之，复不解者，小麦汁服之，已后渴者，大麦粥服之，病虽愈，服之勿置。

[案]芎䓖主心痛者。《别录》芎䓖辛温、无毒，主心腹坚痛。《纲目·卷十四》孙氏集验方，治一切心痛，用大芎一个为末，烧酒服之。一个住一年，两个住两年。牡蛎，《本经》主惊恚怒气，除拘缓，女子带下赤、白。《别录》除留热在骨节、营卫，虚热去来不定，烦满心痛，气结，止汗止渴，除老血，皆与养胎义合。术健脾，椒抑肾。大凡胎之不安，恒由脾虚，不能消食，致生水谷之湿。肾虚上逆，风气阻痹，结热蕴畜而然，此方四味分主四因，亦通治法也。四因之中，尤重治脾。观方下加法自知，白术专主方名，其以此欤。又观方下云云，都系虑其痛症。而《丹溪心法》载心脾气实，痛有痰者，牡蛎煅粉，酒服二钱，与此大合。

蜀椒闭口者有毒　误食之　戟人咽喉　使不得出气便欲绝　或吐下白沫　身体冷痹　急治之方《金匮要略》

多饮冷水一二升，解。

[案]此汤液之祖。犹酒醴之于明水也。上古有明水，而后有酒醴，则亦有水，而后有汤液，可测而知也。仲景以此为救渴之专方。故三书中，屡言欲饮水者，少少与之。《外台·卷六》必效方，热霍乱则渴，烦欲得冷水，则宜恣意饮之及土浆取足。定止易云：净万物者，莫善乎水，故以治毒气不净之渴。

治食生肉中毒方《金匮要略》

掘地深三尺，取其下土一升，以水五升，煮数沸，澄清汁，饮一升，即愈。

[案]此是黄土汤，非地浆也。地浆即土浆。陶弘景云：据黄土地作坎，深三尺，以新汲水沃入，搅浊少顷，取清用之，故曰地浆。若黄土，则藏器云：三尺以上曰粪，三尺以下曰土。又云：取干土，水煮三五沸，去滓，暖服一二升，解中肉毒、合口椒毒、野菌毒。彼文全据此经，则与地浆异也。然其为用则相通，故亦主椒、菌毒。

食诸菌中毒闷乱欲死治之方《金匮要略》

土浆，饮二升。

[案]《肘后·卷一》以此方，治尸注及卒腹痛，必效；以治霍乱之热者，烦渴。

蜀椒闭口者有毒　误食之　戟人咽喉　气闭欲绝　或吐下白沫　身体冷痹　急治之方《金匮要略》

或食蒜，饮地浆解。_{或上当有脱文。}

[案]《千金·卷二十四》蜀椒毒，用蒜汁、土浆解之。是暗据此经也，此经当是脱汁字耳。《纲目·卷五》引此经，闭口椒毒，吐白沫，身冷欲死者，地浆饮之。无或食蒜三字，于小蒜下，不言蒜制闭口椒毒，疑漏。

治咽喉塞　鼻中疮出　及干呕头痛　食不下方_{三书无，今以《外台》}
_{《广济》方补}

生鸡子一枚，开头取白去黄，著米醋拌，糖火顿沸起，擎下沸定，更顿三度，成就热饮，酢尽不过一二差。

[案]此乃诸用苦酒和鸡子方之祖。陈藏器以治产后血闭。《肘后》以治心痛，不用沸。《古今录验》治蛔虫，攻心腹如刺，口吐清水，鸡子一枚，开头去黄，以好漆内亮中，令和，抑头吞之，虫出。《千金》有猪胆汤方，治伤寒五、六日斑出，即此加猪胆汁也，酢用五合。《千金》又云：凡除热解毒，无过苦酢等物，故此方以之为君。《千金》又有治胞衣不下方，以鸡子一枚，苦酒一合，和饮之，乃此方之变法。

苦酒汤方_{《伤寒论》}　治少阴病，咽中生疮，声不出。

鸡子一枚，去黄内苦酒着壳中　半夏洗，破如枣核大十四枚内着苦酒中。_{《千金》如枣核大，十四枚，洗破。成本无如枣核大四字，则是原半夏十四枚洗破矣。太多非也。}

上以鸡子壳，置刀钚中，安火上，令三沸，去滓，少少含咽之。不差，更作一剂服。

[案]此治声不出之专方。以半夏为君，以鸡子清为臣，苦酒为佐使，优家以鸡子清，润歌喉，本此。其用半夏，与惑病声嗄，用

甘草泻心汤同法。刀钚，刀上之钚，如今剪刀柄是也。以其形园，便于安鸡子，故用之，别无取意。近徐大椿疑为古之禁方，求之过深，三沸，三上三下也。

贪食食多不消　心腹坚满痛　治之方《金匮要略》

盐一升，以水二升，煮令盐消，分三服。当吐食出，便差。

[案]此探吐之法。《千金》以此方，治霍乱、蛊毒、宿食、心腹痛、冷气、鬼气。云霍乱心腹暴痛，宿食不消，积冷烦满者，热饮一升，以指刺口，令吐宿食使尽，不尽再刺吐论，复饮之，吐住静止，此法大胜。凡有此疾，即须先用，亦可为外治。《外台》疗转筋方，以盐一升，水一升半作汤，洗渍良。苏颂曰：元和十一年十月得霍乱，上不可吐，下不可利，出冷汗如雨，气即绝。河南房伟传一方，用盐一大匙，熬令黄，童子小便一升，合和温服，少顷，吐下即愈。此药入口即吐，绝气复通，此以盐为散也，经验方及《本草衍义》并以此方，治蚯蚓所中，亦用浸法，亦取解湿毒之义。蚯蚓有毒，而居湿地故也。

头风摩散方《金匮要略》

大附子一枚（炮）　盐等分，《纲目》作食盐

上二味，为散，沐了，以方寸匕，摩疢《纲目》疢，作囟，义长上，令药力行，或以油调稀，亦可日三上或以下十字，从《纲目》增。

[案]或疑此为孙奇等附，非仲景方。考《脉经·卷二》有摩治风膏，摩治伤寒膏，摩茱萸膏三方，虽不见其摩，为古法自可互证。凡摩方亦可令汗出，此方盖患头风者之摩法。《千金翼》仿此，有取葶苈子、吴茱萸等一味为摩者，亦佳，亦有变摩为贴者。《纲

目·三十九》附方，有治头风者，以盐半斤，和蜡一斤，溶令相入，捏作一兜，鍪可合脑大小空_{空字当误}头至额，其痛立止，即此方之变也。

茯苓戎盐汤方<small>《金匮要略》</small>　治小便不利。

茯苓半斤　白术二两　戎盐<small>一枚弹丸大</small>

上三味，以水五升，先煮茯苓、白术，取三升，入盐，再煮，分温三服。<small>尤本作先将茯苓、白术煎成，入戎盐再煎。</small>

[案]此诸苓术并用之祖方。《内经》曰：热淫所胜，以淡渗之，故以茯苓为君。水畏土，土嗜甘，故以白术健脾抑肾为臣。《内经》曰：咸先入肾，故以戎盐为佐使。猪苓散、五苓散二方，苓、术并十八铢。桂枝去桂加参术汤，参、术各三两；当归芍药散，苓、术各四两，理中加茯苓汤，苓二两，术三两；附子汤，苓三两，术四两；真武苓三两，术二两；苓桂术甘汤，肾着汤，并苓四两，术二两；茯苓泽泻汤，苓八两，术三两，或同分，或偏重，随症所宜也。《本经》戎盐咸寒，去蛊毒。《别录》治心腹痛，溺血。大明除五脏症结，此方用之，乃湿热内结之治法。如石淋、膏淋之类。

烧裈散方<small>《伤寒论》《玉函经》</small>　治伤寒阴阳易。

上取妇人中近隐处，剪烧灰，以水和服方寸匕，日三服。小便即利，阴头微肿则愈。妇人病，取男子裈，当烧灰。

[案]此易病之专方。《千金》治女劳复。师其意，取女人月经赤吊烧，取方寸匕，一取所交接妇人衣服，以覆男子，立愈。皆取此。

附　录

缺方

禹余粮丸方

《伤寒论》曰：汗家重发汗，必恍惚心烦，小便已阴疼，与禹余粮圆。林亿校《伤寒》《玉函》并云缺。

葶苈丸方

《金匮要略》曰：又与葶苈圆，下水当时如小差。林亿校云：方未见。泉谓：恐是以泻肺汤，方改为圆。

杏子汤方

《金匮要略》曰：水之为病，脉浮者，宜杏子汤。林亿校云：方缺。近张璐说：谓即麻杏石甘汤方，妄也。

黄连粉方

《金匮要略》曰：浸淫疮，黄连粉主之。林亿校云：方未见。泉案此方，疑即一味为散者。

藜芦甘草汤方

《金匮要略》曰：病人常以手指、臂肿动，此人身体胸𬌗者，藜芦甘草汤主之。林亿校曰：方缺。

胶姜汤方

《金匮要略》曰：妇人陷经漏下，黑不解，胶姜汤主之。林亿校云：方缺。恐是胶艾汤。《千金》录胶艾汤，有干姜，或可取用。

附子汤方

《金匮要略》曰：妇人怀孕六七月，脉弦发热，其胎逾腹，少腹恶寒，寒著少腹如扇之状，所以然者，子脏开故也，当以附子汤温其脏。林亿校曰：方未见。近张璐说：即伤寒附子汤，妄也。今依例增。

湿粉方

《伤寒论》大青龙汤方下云：汗出多者，温粉扑之。今《伤寒》《玉函》并无其方。成氏《明理·药方论》有之。

土瓜根导方

《伤寒论》曰：阳明病，自汗出，若发汗，小便自利者，此为津液内竭，虽硬不可攻之，当须自欲大便，宜蜜煎导而通之。若土瓜根及与大猪胆汁，皆可为导。是有土瓜根导方也。今《伤寒》及《玉函》方，止列蜜煎导、猪胆汁导二方，而无土瓜根导方，盖脱。今据《肘后》补。

犀角汤方

《金匮要略·二十五》治饮食中毒方下云：或以犀角汤饮之。案：方无考，恐是以犀角，煮汁饮之也。

柴胡栀子汤方

《脉经·卷七》云：若不结胸，但头汗出，其余无有齐颈而还，小便不利，身必发黄，属柴胡栀子汤。案：属柴胡栀子汤六字，《伤寒》《玉函》及《脉经》，何刻宋板本，吴刻正脉本、元泰定本，居敬堂本并无，惟袁校本有之。观汤名二味，极与症协。袁校必有所据，全方无考。

盐熨方

《金匮玉函经·卷六》下利，谷道中痛，当温之，宜熬末，盐熨之。一方炙枳实熨之，案此二方，《玉函》皆不详，其炙熨之法，无考。

枳实熨方

见上。泉案：此方亦熨积痢，脱肛及痔肿，并见《本草》。

五毒诸膏散有巴豆者方

《金匮要略·二十三》云：救卒死而张口反折者方，灸手足，两爪甲，后各十四壮了，饮以五毒诸膏散有巴豆者良。是仲景固有五毒膏、五毒散，及膏与散，有无巴豆者，不一其方。今并之。

逸方

红蓝子丸方

出《证类本草》引《图经》说；即在《金匮要略》方妇人篇，红花酒方后，而赵本、正脉本并无。明·时珍《本草纲目》红花条，方中并采酒及丸二方，是李氏所据《要略》善本不脱。

百劳丸方

出王晋三《古方选注》云：许州陈大夫流传，出自仲景方，治一切劳瘵、积滞，未经药坏者。据此，则知此方当在《金匮要略·虚劳篇》大黄䗪虫丸方后，而赵本、正脉本并无。

人参半夏汤方

出《本草纲目·十二》。当在今《金匮》大半夏汤之后，而逸者。或曰：今大半夏汤方，脱去生姜一味，故与此不同，实即大半夏汤也。然二方主治虽大同，而方名、煮法、分两既各殊，自是别方。李所据《要略》善本不脱。

治客忤方

出《肘后备急方·卷一》。《肘后》列仲景治客忤方凡四，其第三云，又方桂一两，姜三两，栀子十四枚，豉五合，捣，以酒三升，搅，微煮之，味出，去滓，顿服，取差。在韭根、乌梅、茱萸三味方后，是今《金匮》脱文，葛氏所见，当可据。

治胸痹方

出《肘后·卷四》。又方桂、枳实等分，捣末，橘皮汤下方寸匕，日三服。仲景方，神效云云，在橘枳姜汤方后，是亦《金匮》逸文也。

节录《素问》藏气法时论及至真要大论

《素·藏气法时论》：肝色青，宜食甘；心色赤，宜食酸；肺色白，宜食苦；脾色黄，宜食咸；肾色黑，宜食辛。辛散、酸收、甘缓、苦坚、咸耎。又肝欲散，急食辛以散之，用辛补之，酸泻之；心欲耎，急食咸以耎之，用咸补之，甘泻之；脾欲缓，急食甘以缓之，用苦泻之，甘补之；肺欲收，急食酸以收之，用酸补之，辛泻之；肾欲坚，急食苦以坚之，用苦补之，咸泻之。肝苦急，急食甘以缓之；心苦缓，急食酸以收之；脾苦湿，急食苦以燥之；肺苦气上逆，急食苦以泄之；肾苦燥，急食辛以润之，开腠理，致津液通气也。

又《至真要大论》：诸气在泉。风淫于内，治以辛凉，佐以苦，以甘缓之，以辛散之；热淫于内，治以咸寒，佐以甘苦，以酸收之，以苦发之；湿淫于内，治以苦热，佐以酸淡，以苦燥之，以淡泄之；火淫于内，治以咸冷，佐以苦辛，以酸收之，以苦发之；燥淫于内，治以苦温，佐以甘辛，以苦下之；寒淫于内，治以甘热，佐以苦辛，以咸泻之，以辛润之，以苦坚之。又司天之气，风淫所胜，平以辛凉，佐以苦甘，以甘缓之，以酸泻之；热淫所胜，平以咸寒，佐以苦甘，以酸收之；湿淫所胜，平以苦热，佐以酸辛，以苦燥之，以淡泄之；湿上甚而热，治以苦温，佐以甘辛，以汗为故而止；火淫所胜，平以酸冷，佐以苦甘，以酸收之，以苦发之，以酸复之；热淫同燥淫所胜，平以苦温，佐以酸辛，以苦下之；寒淫所胜，平以辛热，佐以甘苦，以咸泻之。又风司于地，清反胜之，治以酸温，佐以苦甘，以辛平之；热司于地，寒反胜之，治以甘热，佐以苦辛，以咸平之；湿司于地，热反胜之，治以苦冷，佐以咸甘，以苦平之；火司于地，寒反胜之，治以甘热，佐以苦辛，以咸平之；燥司于地，热反胜之，治以辛寒，佐以苦甘，以酸平之，以和为利；寒司于地：热反胜之，治以咸冷，佐以甘辛，以苦平之。又风化于天，清反胜之，治以酸温，佐以甘苦；热化于天，寒反胜之，治以甘温，佐以苦酸辛；湿化于天，热反胜之，治以苦寒，佐以苦酸；火化于天，寒反胜之，治以甘热，佐以苦辛；燥化于天，热反胜之，治以辛寒，佐以苦甘；寒化于天，热反胜之，治以咸冷，佐以苦辛。

王绳林考正古方权量说

绳林，字朴庄，江苏人，恩贡生。

古方自《灵》《素》至《千金》《外台》所集汉、晋、宋、齐诸名方，凡云一两者，以今之七分六厘准之，凡云一升者，以今之六勺七抄准之，谨考定如下：

权量皆起于律，黄帝律尺九寸，夏尺加一寸为十寸，今木工曲尺是也。

《千金方》论述针穴分寸云：其尺用夏家古尺。司马法六尺为步，今江淮吴越所用，八寸小尺是也，据此即今曲尺无疑，知此尺即黄帝律尺寸者，以药升之龠积与尺度考得之，详见《律学净闻》。

以曲尺之寸度作方径一寸六分，上下相等，深七分八厘强，其积二千分，即古药升之容积。

《千金》论药升方，作上径一寸，下径六分，深八分，当作上下径一寸六分，深八分弱，按《管子》云：釜钢不得为侈弇，且计其容积，仅五百廿二分，不应如此之小，故知传写之误也。升口自乘得二百五十六分，以深七分八厘强，乘之得二千分为容积。云深八分者，言成数也。

药升，一升容黄钟两龠之实，以秬黍二百四十粒为一两，但秬黍之重，今无可考。依《千金》论蜜一斤，得药升七合，及《灵台》仪象志水，与蜜同积异重之比例，若二十与廿九而次第以准测之，古一两即今七分六厘也。

古律龠容一千二百八十秬黍。《千金》论一撮者,四刀圭也六十四黍为圭,半之为一刀圭,十撮为一勺勺即龠也,两勺为一合合乃升字之误,一升其二千五百六十黍也,李时珍沿两勺为一合之误,更增十合为一升,则误以传误矣。幸《千金》及《外台》原方具无此五字可证,知二百四十黍为一两者。《千金》云:十黍为一铢张介宾《图翼》谓十黍当作百黍,非也,六铢为一分,四分为一两,十六两为一斤,此则神农之秤也。

考正古权之法,先做药升满,曲尺两千分中容井水秤重一两二钱,而推得其同积异重之比例,假如水与蜜各贮一盏中,容积相等,而水轻蜜重,水若二十两,则蜜必二十九两,以此推算,一药升之水重一两二钱者,则一药升之蜜必一两七钱四分,明矣。

以三率明之

蜜二十九,水一两二钱　相乘得数为三十四两八钱,以水二十为法除之,得数为一两七钱四分,即一药升之蜜数。

既得蜜一药升之重。以三率重测之,如法乘除,得蜜七合之重。药升一升蜜合重一两七钱四分,药升七台蜜合重一两二钱一分八厘。

夫此七合之蜜,今重一两二钱一分八厘者,即古蜜十六两之数也,依上法重测之,得古一两今若干之数。

古十六两今重一两二钱一分八厘,古一两今重七分六厘强。

以古方参之:麻黄汤,麻黄三两,准今二钱三分,分三服,中病即止,每服止七分六厘。小柴胡汤,柴胡八两,准今六钱,分三服,每服止二钱。承气汤,大黄四两,准今三钱,分再服,中病即止,每服止一钱半。白虎汤,石膏一斤。准今一两二钱,分三服,每服止四钱。

药升之容积二千分,以今仓斛积寸推之,古一升,今六勺七抄也。

立方算法，满千分为一寸。曾一仓斛计之，今曲尺之寸度，积一千四百九十七寸，为今五斗，则知曲尺二寸，为六勺七抄。

以古方参之：半夏秫米汤，半夏五合，准今三勺三抄半；秫一升，准今六勺七抄；甘澜水五升，准今三合三勺；煎取升半，准今一合，分三次，每服一小杯。杯如抔饮，约可手掬，今比此尤小，故曰小杯。四逆散，每服方寸匕，准今一钱；其泄利下重者，加薤白一升，末药少，而一升之薤，其少亦可知。

方寸匕者，做正方一寸，依曲尺之寸度为之。钱匕者，以五铢钱为之开元钱，亦可皆抄散取不落为度。古人用散药，以刀圭抄取之，匕亦刀圭之意也。准前论一刀圭为三十二黍，方寸匕者，十刀圭也。立方一寸，积千分三除之，得三百三十三分，为方一寸匕之实，容一千二百黍，准今一钱。药之轻重不同，今但就黍计之，以得其大概。

《千金》论钱匕者，以大钱上全抄之，若云半钱匕者，则是一钱抄取半边耳，并用五铢钱也。钱五匕者，今五铢钱边五字者，以抄之，亦令不落为度。按：五铢钱与开元钱径相同，准曲尺九分，其幂六十三分，以九分乘之，得五百六十七分，三除之，得一百八十九分，为一钱匕之实。乃以三百三十三分为首率，重一钱为次率，一百八十九分为三率，得重五分六厘为四率，是一钱匕之重也。半钱匕者，准今二分八厘，钱五匕者，准今一分四厘也。

以古方参之：五苓散、四逆散等方，每服方寸匕，准今一钱。桃花汤，赤石脂末半斤，每服方寸匕，日三服，每方寸匕，准今之二钱，石药性重也。烧裈散，每服方寸匕，日三服，灰性必轻。大陷胸汤，甘遂一钱匕，分二服，每服是半钱匕，准今二分八厘。十枣汤，强人服一钱匕，准今五分六厘。文蛤散一钱匕，药性较轻。

一撮者以三指为度

《千金》论一撮者，四刀圭也，得一百二十八黍，准今四分。

以古方参之：泽术麋衔散，药共二十五分，准今四钱七分五厘，以三指操，为后饭每服四分，日三服，三日后病瘳，药亦尽矣。风引汤，药共五十五两，准今四两一钱八分，取三指撮，井水煮服，石药性重，每服八分，以五十余日为度。

凡丸药如梧子大者，准药末一分。如弹丸及鸡子黄者，准药末一钱。

《千金》论刀圭者，十分方寸匕之一，准如梧桐子大也。一方寸匕散，以蜜和，得如梧桐子十丸为定。如弹丸及鸡子黄者，以十梧桐子准之。准前论刀圭容三十二黍，应重一分，方寸匕加十倍，应重一钱。

以古方参之：已椒苈黄丸，药共四两，准今三钱，蜜丸如梧子大，饮服一丸，日三服，每日三丸，每丸一分，蜜在外，十日而瘳可知也。薯蓣丸，药共百七十八分，准今三两三钱八分，大枣百枚为膏，和蜜丸如弹子大，空腹酒服一丸，一百丸为剂，每丸药末当重三分四厘，因有大枣百枚及蜜，故得如弹子大也。弹子大者，或较小于鸡子黄，然亦不甚相远耳。理中丸药共十二两，准今九钱一分，蜜和丸如鸡子黄大，以沸汤数合，和一丸，研碎，温服之，日三四服，夜二服。腹中未热者，益至三四丸。每丸药末一钱，当得九丸，然不及汤。汤法以四物依两数切，用水八升，煮取三升，去滓，温服一升，日三服。作汤者，即用此九钱一分之药煎之也。寇宗奭疑丸药少，汤药多，妄谓古方如鸡子黄大者，应是大丸。李时珍宗之，遂于古法如弹丸及鸡子黄。十梧子者，奋笔增为四十梧子，谬也。备急丸，每服大豆许三、四丸，未差，更与三丸。按《千金》十六黍为一大豆，合七丸计之，不过百十二黍之重，准今三分半。

凡药有云大升、大两者，以神农秤三两为一两，药升三升为一升。

《千金》论隋人以三两为一两，权三倍，故量亦三倍。以古方参之：《外台》载广济方，蒜煎主冷气，用牛乳五升，准今三合四勺，纳剥净蒜肉二升，煎，候蒜消尽，下牛膝一大斤末，准今三两六钱，煎成，酒和两匙服之。乳经煎蒜后，约存一合，配三两六钱，煎而调和之，其末必不可复多矣。《外台》载录验方，杏仁煎疗咳气，杏仁一升，捣以水和，研取三大升汁，准药升九升，煎取一大升，酒服一匙，日三。以水九升，研杏仁一升，其水亦不可复多矣。

凡煮汤，大略古药二十两，今一两五钱；用水一斗，今七合；煮取四升，今二合八勺，匀二、三次服之。

右药皆㕮咀，如豆大，必水乘气热，方始透入药中，既而药乘水沸，乃始溢出汁，间，然旦火欲其微沸，欲其小，绞，以两人助，以尺木澄去泥浊，而后服之。全欲得其气之清，而不欲多水，以耗其气，读《千金》论自明。

至于《千金》论诸药权量互求之法，往往不合，则古今用药不合故也。即如蜀椒、吴茱萸、地肤子、蛇床子，古取阴干，今皆晒爆，爆则药性为之轻，轻则各有差等，而权与量不相合矣。又如附子以一枚准半两，古取其土中自养，形瘤神足者。枣有大小，以三枚准一两，古以八月采，爆干，尚皮不尚肉《别录》云，枣皮利，内补虚，唯十枣汤取肥者十枚用之，今并不如法，宜与古不相符也。惟巴豆治净，以一分得十六枚颇合《千金》云：巴豆先去心、皮毕，秤之，曾如法修治，其薄衣务尽去之，约十六枚重分九厘，苟能于古方中、绪论中求之蛛丝马迹，非不可寻也。

以古方参之：《千金方》历节诸风，百节酸疼不可忍，用松脂三十斤，准今三十六两，炼五十遍，少亦须二十遍，服方寸匕，日三,百日差。方寸匕，容三百二十黍，准今一钱，此最足据者，每日服三钱，百日须三十两也。以松脂炼去六两，适合百日之用，则古一斤为一两二钱，更无疑矣。《千金》治结气冷癖，积在胁下，及脚气，上入小腹，腹中胀满，大蒜去心三升，捣令极热，以水三升和调绞汁。更捣，以水三升和绞，去滓，更以水三升和之，共成九升，滓可桃颗大，弃却。三升蒜肉研汁后，滓仅如桃颗大，升小可知。以微火煎取三升，下牛乳三升，合煎至三升，且起空腹，一顿温服令尽。三升蒜汁可一顿服，升小可知。至申时食，三日服一剂，三十日服十剂止。蒜汁最辛劣，全不虑及，而频作服之，升小可知。

　　宋·林亿以古三两为今一两，古三升为今一升，庞安常亦云，然此误以汉之权量为凭耳，于古方。不相涉也。秦汉之量，每一斗为今之二升。见阎百诗四书释地，及沈彤《周官禄同考》附识于此。前明张介宾惑于郑世子之乐书，定为古方一两，今之六钱，古方一升，今之三合三勺者，尤为大谬。

神农本经校注

序

　　梁《七录》始载有《神农本草经》三卷，而《隋志》因之，当即陶隐居编《别录》所据之本也。唐宋以来，修本草者皆用陶书，而单行本遂微。今所传本大都从《太平御览》及《政和本草》中辑出，虽非《梁录》之旧，犹是陶序之遗。其三百六十五种之目，明，李时珍称为宋本原文，的然可信。今观其书药名多合于《尔雅》，病名悉合乎《内经》，可以正陆《疏》、郭《注》之异同，可以考汉法唐方之正变。凡治经业医之士，皆当宝之，岂诸家本草所可同日语哉！医关人命，尤宜致力。北宋人不云乎用《神农》之品无不效，用《别录》之品即有不效者。呜呼！尽之已。第以其词浑雅，其义深远，自非浅学所能晓，加以舛讹脱衍不一而足，至于药物名实之是非，本非墨守旧说所可尽读之。往往掩卷而叹，四十年来有得辄记，随时弃改。今年八八，精力难继，姑录所存，以俟习斯术者择焉。

光绪庚子孟冬茗川迂叟自叙

凡　例

余成是书晚，所引证书向多借阅于人，久病健忘，恐未免张冠李戴之诮，愿有同志，逐将原书对勘一过，则幸甚。

存佚书，本应分别引证，今以文繁，概从《证类》《纲目》所载。

说，本应备引原文，今以文繁，概约其词旨。诸家同异，本应辨析以去惑，如经生家例，今以文繁不辨，但著其说之是者。

神农本经释例

凡药名称天者，本乎上也；人者，本乎中也；地者，本乎下也。间有不合者，另有义。

凡药名称云者，言其气润；雪者，言其气寒；霜者，言其干屑；露者，言其败露。

凡药名称山、水、泽者，皆以所生地言，言定须生此者也。凡药名称王者，尊大之也；卿者，贵异之也；使及督者，专任之也；丈人及翁者，状其苍老多须；女者，状其柔弱而纤。

凡药名称秦者，秦读为"菳"，盛之也。《说文》"菳，籀文作𦱳，从秝"，"秝，稀疏适秝也"。余如"从至为臻"，《广韵》云至也，当是盛至，从艸为蓁，草盛貌。从扌为搸，聚也。从木为榛，乃小栗之成捄者，亦聚也，聚亦盛也。从车为轃，《说文》云大车篝也，大亦盛也。从氵为溱。《灵枢》谓汗盛出为"溱溱"。从虫为螓，言声之盛。从牛为㹲，言体之盛。以此推之，药名为秦芃、秦椒、秦皮、秦龟等，其为地名与否，不辨可知。浅人偶见此等药，有出秦地者概作秦地解，非。称蜀者，大之也。凡物大者，独见。故《尔雅》云"独者，蜀"。称吴者，亦大之也。《说文》"吴，大言也"，《方言》"吴，大也"。称胡者，亦大之也。如大蒜大于小蒜，故云胡蒜。称巴者，肥之也。惟阿胶、代赭二味则称地名，盖必须彼处所出也。称石者，小之也。不必定出石间。

凡药名称为马者，高大之也；牛者，肥大之也羊者，言其似；鹿者，言其野；猪者，言其肥小；狗者，言其小；兔与鼠，皆言其次小。皆以形言。虎者，威武之也；狼与犲者，粗暴之也。皆以状言。

凡药名称鸡者，灵动之也，亦状其腹大。鸡，奚声。《说文》"奚，大腹也"。故役人腹大者、曰女奚、曰奚奴。小儿病腹大曰丁奚。而"鸡"字，抑或省作"奚"。《本经》乌头一名奚毒，谓其可以毒鸡也。引申之为羽族腹大者之称。如呼雉为野鸡、山鸡、竹鸡、麦鸡、英鸡，呼蜇螽之属为灶鸡、莎鸡樗鸡，皆是。甚至蛙为水鸡，芝栭之属为木鸡，则但腹大而非羽族者，亦冒其称，故皆治腹内病居多。

凡药名称爵者，古"雀"字。《孟子》"为丛驱爵"是也，乃色杂不一之谓，或青黑之谓。如《书》云雀弁之例，称燕者黑色。

凡药名称龙者，宠异之也。蛇者，但异之也。

凡药别名各有义，顾名思义亦关治疗。如芫名去水，螵蛸名蚀疣之类，不可忽视。惜误字多，意指远未易骤晓。

凡药名恒随时代改易，引诸家书释《本经》者，不可不知所分别。

凡言味气，多以甘兼淡，酸兼涩，平兼凉。其中品药中，亦多有小毒者，当取诸家书读之。

凡言主治有两药相类，而列症先后不同者，各举其所最长者言，勿因其词同而混视之。

凡言主治称身体者，全乎表也。称五脏者，半表半里也。称六腑及肠胃者，全乎里也。其兼称者，其兼治者也。知此始可与言《本经》药性。

凡言主治称病名，如死肌寒热、强痉、瘦、欬逆上气、泄利白沃、蚀疮痛胀、闭癃、盲聋、泪出_{亦作"泣出"}、烦满漏下、消渴阴痿、黄疸、脓血痈肿、疽、痔、疥瘙、眩、惊悸绝伤、面䵟、拘挛、火烂、水气、隐疹痒、跌筋结肉、疝瘕、疟、癫痫、邪狂易、短气、奔豚、淋露、乳难、脑动、心悬、少食常饥、鼻塞、绝子、螫、瘘、恶风、疼痹、淫肤膜酸、面奸、涕吐吸、秃、涎唾余沥、见鬼、不能喘息、疱皱、恚怒、缓带下重弱、囟不合、痂疥、崩中、厥、瞖眇、恶肉、呕吐、汗、忘、不嗜食、赤气惑、吐舌、瘿瘤核、鸣、衄、膘洗洗、冷癖癫淫淫、偏枯不仁、痣、瘰疬、魇缩痞引、瘈疭、夜啼、疣如刀刺、恐、痱、悲伤、恍惚不寐、摇头弄舌、遗溺、瞑瞑、喝僻、哽噎、起脱_{次经文，不次病}。凡百卅余种，皆当取《病源》《千金》《外台》等书读之，始知其状。《经》独不及哕，而仲景以橘皮治哕，则逆气即哕也。《说文》"哕，气牾也"。牾即逆，并详泉所撰《证原》中。

凡言主治称病之大名者，各以其类。如伤寒，则续断、牡蛎、贝母、半夏、常山、楝实。中风伤寒，则麻黄、厚朴。中风，则萎蕤、巴戟天、络石、黄芪、防风、杜若、石膏、芎䓖、白薇、泽兰、牡丹、马先蒿、枳实、乌头、大戟、衣鱼。温疟，则麝香、当归、麻黄、防己、羊踯躅、白头翁。伤寒温疟，则莞花、巴豆。风寒湿痹，则菖蒲、菊花、天门冬、术、牛膝、车前子、薏苡仁、泽泻、细辛、菴䕡子、柏实、干姜、菓耳、蠡实、石龙芮、萆薢、薇衔、秦皮、乌头、天雄、别羁、蜀椒、蔓椒。邪气，则云母、消石、朴消、紫石英、人参、木香、龙胆、白蒿、卷柏、香蒲、丹参、旋花、石龙刍、槐实、枸杞、大枣、苦菜、石蜜、芍药、秦艽、百合、知母、紫草、石韦、王孙、栀子、芜荑、龙眼、彼子、桃仁、豚卵、石龙子、露蚁房、附子、鸢尾、青葙子、蛇含、白及、茵芋、牙子、姑活、屈草、蜀椒、皂荚、黄环、溲疏、松萝、药实根、腐婢、燕屎、虾蟆、蟹、樗鸡。伤中，则干地黄、麦冬、薯蓣、远志、石斛、苁蓉、胡麻、白胶、蜂子、桑螵蛸、桑白皮、秦椒、山茱萸、白马阴茎、狗茎、淮木。又温疾伤寒，则楝实。

以上皆各示所宜也。

凡言主治某病，多有自行申释者，疑古本只有大名华佗、仲景辈，乃别白之，今逐条注明。

凡言主治称益气者，皆破气。盖破邪气，即以益正气也。利血脉者，多破瘀血。盖破瘀血，即以利血脉也。皆言去邪后效，不专以补言。余如坚筋骨、长须发、强阴等，准此用者审之。

凡言久服神仙不老、轻身延年等，须通炼家言乃知之，自有传授，非可目为诬罔。上古作《本草》，不专为治病设也。

凡药例，取野生不取种生，故谷、蔬两部，藿不取大小豆，而取鹿藿、兔藿。其薪、苋、荠，皆野生菜也。米不取禾、黍、稷、稻，而取薏苡、瞿麦，皆野生米也。其有非野生而功用可取者，如薯蓣、百合之属，不资灌溉，犹之野生者也。后世修本草者，漫为补遗，虽曰时势使然，要非《经》意。

凡药例，取大种不取别种。故言李不及梨，言枣不及梂。盖李、枣其大种，梨、梂其别种也。观木李，一名木梨。羊枣即牛奶梂，可得其概。后世修本草者，漫为分别，亦非《经》意。

凡药例，取显效，不取微效。故根、叶、皮、子、骨、肉、羽、毛，只取一二而参差不齐，取其独胜独异为用也。后世修本草者，漫将一草木之根、叶、皮、子，一禽兽之骨、肉、羽、毛，尽行谱叙，仍恐偶效一时者，终不可为典要。历代本草家言，惟陶隐居、甄权为近之。

凡经文自《别录》朱墨书行后，历久混淆，遂至诸家本各异。今据《千金》《太平御览》《证类本草》《纲目》从《证类》别出。故直称《纲目》、明·卢复本、国朝徐灵胎本、顾尚之本校正。其称元大德本、明万历本、邹本，则据顾说。

凡药名称牡者，不必尽如注家说，当为壮实之义。牡桂有子，则牡蒿、牡荆，亦未必定系无子，否则牡狗阴茎，"牡"字为赘矣。称雄者与牡同义。

凡言主治称三虫、五痔、八疸、十二水、五劳六极七伤等，《病源》及《千金》《外台》中或释或否，读者知其大别可也。

凡言主治称消七十二石、化金银铜铁、胜五兵熔化为丹等，其法另载他书，不止如《本草》诸家说，以不关治病，不释。

凡言主治称泄者，谓便溏也。泻痢者，溏且快也。泄澼者，溏快不禁，肠门开辟也。《素问》作"辟"。"辟"，古"闢"字省。

凡言主治称痈肿者，初起之痈，但肿未溃者也。称痈疡痈伤、痈疮者，皆已溃也。伤去、人加广旁，即为痈。乃古今字之改易未尽者。《说文》"疮，伤也"，盖疡之久而未敛者。

凡言主治称乳难者，即产难，非乳汁不下之谓。古谓产为乳，《素问》犹然。其有直称产难者，亦由改古为今时，改之未尽故也。

凡言久服，称神仙及延年者，乃轻重之别。历观传记神仙之术二，其炼内丹者，不外《参同契》一书，其云铅鼎、丹炉，皆喻人脏气，非资药物；其炼外丹者，则资药物，《本草经》殆其滥觞。陶注屡云道家须用者，以此方士托此，滋谬不堪。致问虽在高志之士，辟谷为之容，或足以延年，而愚者因以自毙，不独如昌黎所述也。惟服饵参、术、杞、菊等，随体性所宜，以却病为延年者，尤为近之。人明理岂贪生，贪生必徇欲，徇欲必短命，其势然也。《本经》特为药之性用极言之，以见物理精深。有如此者，亦与其废之，不如存之之意焉尔。

凡言主治各有要指。金石类多主镇逆破坚。草本类多主散结利气，大约苗及茎升，根降，叶散，子攻，花润。虫兽类多主助运泄闭，大约皮、骨、肉、毛、脏腑、血液、屎尿等，各如人身为治。三类并不论寒热，一例间有不然，则另有义。

神农本经序录

上药：一百二十种为君。主养命以应天。无毒，多服、久服不伤人。欲轻身益气，不老延年者，本上经。

中药：一百二十种为臣。主养性以应人。无毒、有毒，斟酌其宜。欲遏病，补虚羸者，本中经。

下药：一百二十种为佐使。主治病以应地。多毒，不可久服。欲除寒热邪气，破积聚，愈疾者，本下经。

三品合三百六十五种，法三百六十五度，一度应一日以成一岁。

药有君臣佐使，以相宣摄。合和宜^{明万历本下有"用"字}一君二臣三佐五使，又可一君三臣九佐使也。

药有阴阳配合，子母兄弟。根、茎、花、实、苗、皮^{元大德本"苗皮"二字作"草石"}、骨肉。有单行者、有相须者、有相使者、有相畏者、有相恶者、有相反者、有相杀者，凡此七情，和合视之。当用相须、相使者良，勿用相恶、相反者。若有毒宜制，可用相畏、相杀者。不尔，勿合用也。

药有酸、咸、甘、苦、辛五味，又有寒、热、温、凉四气，及有毒无毒。阴干暴干，采治时月，生熟，土地所出，真伪陈新，并各有法。

药性有宜丸者、宜散者、宜水煮者、宜酒渍者、宜膏煎者、亦有一物兼宜者，亦有不可人汤酒者，并随药性不得违越。

凡欲疗病，先察其源，先候病机。五脏未虚，六腑未竭，血脉未乱，精神未散，服药必活。若病已成，可得半愈。病势已过，命将难全。

若用毒药疗病，先起如粟麦顾尚之本"粟麦"作"黍粟"，病去及止。不去，倍之；不去，十之。取去为度。

疗寒以热药，疗热以寒药；饮食不消，以吐下药；鬼疰蛊毒，以毒药；痈肿疮瘤，以疮药；风湿，以风湿药。各随其所宜。病在胸膈以上者，先食后服药。病在心腹以下者，先服药而后食。

病在四肢血脉者，宜空腹而在旦。病在骨髓者，宜饱满而在夜。

夫人病之主，有中风、伤寒、寒热温疟、中恶霍乱、大腹水肿、肠澼下利、大小便不通、奔豚上气、欬逆呕吐、黄疸、消渴、留饮、澼食、坚积症瘕、惊邪癫痫、鬼疰、喉痹、齿痛、耳聋、目盲、金疮、踒折、痈肿、恶疮、痔、瘘、瘿瘤、男子五劳七伤、虚乏羸瘦、女子带下、崩中、血闭、阴蚀、虫蛇蛊毒所伤。此大略宗兆，其间变动枝叶，各宜依端绪以取之取，一作"收"。

目 录

卷 上

上品药：一百二十种

丹砂　云母　玉泉　石钟乳　矾石　消石　朴消　滑石　空青　曾青　禹余粮　太一余粮　白石英　紫石英　五色石脂　菖蒲　菊花　人参　天门冬　甘草　干地　黄术　菟丝子　牛膝　茺蔚子　女萎　防葵　麦门冬　独活　车前子　木香　薯蓣　薏苡仁　泽泻　远志　龙胆　细辛　石斛　巴戟天　白英　白蒿　赤箭　菴䕡子　菥蓂子　蓍实　赤芝　黑芝　青芝　白芝　黄芝　紫芝　卷柏　蓝实　蘼芜　黄连　络石　蒺藜子　黄芪　肉苁蓉　防风　蒲黄　香蒲　续断　漏芦　天名精　决明子　丹参　飞廉　五味子　旋花　兰草　蛇床子　地肤子　景天　茵陈蒿　杜若　沙参　徐长卿　石龙舞　云实　王不留行　牡桂　菌桂　松脂　槐实　枸杞　橘柚 徐本列果中　柏实　茯苓　榆皮　酸枣　干漆　蔓荆实　辛夷　杜仲　桑上寄生　女贞实　蕤核　藕实茎　大枣　葡萄　蓬蘽　鸡头实　胡麻　麻蕡　冬葵子　苋实　白瓜子　苦菜　龙骨　麝香　熊脂　白胶　阿胶　石蜜　蜂子　蜜蜡　牡蛎　龟甲　桑螵蛸

案：近王念孙《广雅疏证》"周麻，升麻也"下引《神农本草》升麻一名周麻，今本无。《纲目》"升麻在上品"，故附注于此。

丹 砂

味甘，微寒。主身体五脏百病。养精神，安魂魄，益气明目，杀精魅邪恶鬼。久服通神明，不老。能化为汞。

案："邪"上当有"百"字。《经》特注化汞，与中品水银化丹为互文，以见他处丹汞，非《经》所指。

二物既可互化，则性用当同。乃《经》于水银"主疥瘘、痂疡、秃虱、堕胎、除热"，皆为去风湿之用，而于此半皆养正辟邪，似大相悬殊者，盖二物实皆攻津液。百病之生，精神之失养，魂魄之不安，目之不明，精物邪鬼之来，皆以风搏津液化痰为招。丹砂去痰，其效自如此，与水银之主风湿所生病同意。《经》于水银云久服神仙，著风湿既去后之效也。《周礼·天官》注五毒方中有丹砂，取去风痰之效也。《经》文自有对面说法，在后人善会之耳，泥《经》之文，未许其通《经》之意也。

云 母

味甘，平。主身皮死肌，中风寒热如在车船上。除邪气，安五脏，益子精，明目。久服轻身延年。一名云珠，一名云华，一名云英，一名云液，一名云砂，一名鳞石。

案："死肌"即不仁之谓，下仿此。"中风寒热"谓中风而发为寒热，病在半表里也。"如在车船上"句，申"中风"，为此药之治中风，乃治"寒热如在车船上"之症也。"除邪"以下四句，言去风后之效。"子精"谓人房所出之精。"久服"以下，推去风之效而极言之。

《经》凡云邪气者，皆风寒已入半表里之谓。如《伤寒论》于表证言风、言寒，至一入半表里，则不分风寒，总称邪气。小柴胡汤方治云，邪气入与正气相搏是也，读者须切知之。

云母与阳起石为根株，故阳起起阴主肾，云母镇气主肺，肾即肺之根。凡药一物异用者，皆仿此。乌头、附子亦然，另有论。

玉　泉

味甘，平。主五脏百病。柔筋强骨，安魂魄，长肌肉，益气，利血脉。久服耐寒暑，不饥渴，不老神仙卢本脱"利血脉"以下十五字，今从《纲目》及顾本补。人临死服五斤，死三年色不变。一名玉札。

案：玉，石华也。《别录》有黑、白、赤、黄四石华无青石华，即有青玉可证。以玉屑水磨之即为玉泉。泉犹浆也，札犹屑也。

石钟乳

味甘，温。主治欬逆上气，明目益精，安五脏，通百节，利九窍，下乳汁。

案："欬逆上气"三句，皆取重降之义。"通百节"三句，皆象钟乳之潜沉土石中。《经》云欬逆者，盖统噎、呃、哕、噫等诸阕气分言，故《千金》云"哕者，欬逆之名"，谓欬逆病中有名哕者也。

矾　石

味酸，寒。主寒热泄利白沃，阴蚀恶疮，目痛。坚骨齿。炼饵服之，轻身不老，增年。一名羽涅。

案：《金匮》矾石丸治妇人下白物，知《本经》"泄利"不专主大便言。读当"寒热"以下十二字句。"目痛"亦为目眶痛。凡以矾石作除湿祛痰用者，本此引申之。

消　石

味苦，寒。主五脏积热，胃胀闭。涤去蓄结饮食，推陈致新，除邪气。炼之如膏，久服轻身。一名芒消。

案：今湖中药肆，称元明粉。

朴　消

味苦，寒。主百病。除寒热邪气，逐六腑积聚，结固留癖，能化七十二种石。炼饵服之，轻身神仙。

案："消"不经炼，其力尤猛，故主治烈于芒消，今药肆称皮消。

附：消说

诸家释消，纷如聚讼，至《纲目》则更纰缪。但取《本草》经文细绎之，诸家中自有得者不可没也。《经》曰朴消一名消石朴，消石一名芒消，其消、朴者明。系未经煮炼之名，云消石朴，犹云消石之未经煮炼者也。反是以推，则云消石者，即为已经煮炼者之名自明。已经煮炼，则有芒刺如石之坚，故名消石为芒消，《经》文最简捷易晓。陶注据《别录》云芒消疗与消石同，疑芒消即消石，自是有识。又曰今医家多用煮炼作色者，此正与仲景用消皆为芒消者合也。又曰以朴消作芒消者，用暖汤淋汁煮之，著木盆中，经宿即成。此明谓朴消在先，消石即芒消在后也。又曰朴消生山崖上，色多青白，亦杂黑斑。土人择取白轻者以当消石用之，当烧令汁沸出。此明谓朴消是生消。烧与煮同意，伪充之消石，必烧而用，即真消石为已经煮炼之推也，陶注极合《经》意。《别录》别出芒消者，因消石、芒消随时异称故也。《别录》中往往如此，其余诸说则因不能的知《经》旨，而各据目见者言之，于是重沓乖错不可胜诘。若焰消乃后人制造，乌足当神化之称，于《本经》消石无涉。今药肆有芒消、有朴消，而无消石。别有火消，即焰消。火消之提净炼过者为马牙消，颇不误。

滑　石

味甘，寒。主身热泄澼，女子乳难，癃闭。利小便，荡胃中积聚寒热，益精气。久服轻身，耐饥，长年。

空　青

味甘，寒。主治青盲、耳聋。明目，利九窍，通血脉，养精神。久服轻身，延年不老顾尚之本"老"下有"能化铜、铁、铅、锡作金"。

曾　青

味酸，小寒。主目痛，止泪出。风痹，利关节，通九窍，破症坚积聚。久服轻身不老。能化金铜。

案：曾青，《千金》治坚症诸大方中有用之者，而不用空青。二青之别如此，合《本经》。"曾"读为"层"。

禹余粮

味甘，寒。主欬逆，寒热烦满，下痢"痢"字从《御览》九百八十八补正。全书通例无秃言"下赤白者"赤白，血闭症瘕，大热。炼饵服之不饥，轻身延年。

太一禹余粮

味甘，平。主欬逆上气，症瘕血闭，漏下《纲目》下有"除邪气，肢节不利"七字。顾尚之本有"除邪气"三字。久服耐寒暑，不饥，轻身飞行千里，神仙。一名石脑。

案：太一禹粮，陶注已不能的识，《伤寒论》禹余粮宋本皆著"太一"二字，是仲景所用余粮乃太一余粮也。后世所用者，大抵如陶说云今人总呼为太一余粮耳。据陶注知，余粮出空青处，亦铜精也。治邪气已入下焦之症，须与空青、曾青类列者此也。大抵青类，皆治痰结之积。

禹余粮症，因漏成闭，因闭成症，由通而塞也。太一余粮症，因症成闭，因闭成漏，虽塞犹通也，后先不同，故一则"寒热烦满"，一则"上气"，表里有别。

白石英

味甘，微温。主消渴，阴痿不足，欬《御览》九百八十七"欬"作"呕"逆，胸膈间久寒。益气，除风湿痹。久服轻身，长年。

案："寒"当为"塞"，即《金匮》之胸中窒也。"除风湿痹"谓因风而病湿痹，承"欬逆久寒"言。"益气"承"消渴、阴痿"言。

紫石英

味甘，平。主心腹欬《御览》九百八十七"欬"作"呕"逆邪气。补不足，女子风寒在子宫，绝孕十年无子。久服温中，轻身延年。

案：白石英主肾气不能上承，致肺家虚寒之症。消渴，肾气衰不生液也。阴痿不足，肾气衰不煦筋也。欬逆，胸膈间久寒，肾气不能上荣于肺，而风寒袭之也。"益气"以肾言，"除风湿痹"以肺言。若紫石英主肾气虚，已被风寒所侵之症，故上见于心腹，下见于子宫也。然则二石英之分，一则肾虚而邪仅在肺，一则肾虚而邪过于肺，深浅之别也。然使邪犹带表，必待升散者，切勿用之，永不复出。以二英虽摩荡攻邪，终有重坠之性故也。甄权云白石英治肺痈吐脓，紫石英治惊痫蚀脓。夫惊痫，固肾已病也，二英皆能剥蚀津液，而高下悬殊，俗医谓为纳气者，妄也。蚀脓当是蚀肾间之脓，如《金匮》奔豚中吐脓症。

青石、赤石、黄石、白石、黑石脂等

味甘，平。主黄疸，泻痢，肠澼脓血，阴蚀，下血赤白，邪气痈肿，疽痔恶疮，头疡疥瘙。久服补髓益气，肥健不饥，轻身延年。五石脂，各随五色补五脏。

案：此主治，大半是慝。

菖　蒲

味辛，温。主风寒湿痹，欬逆上气。开心孔，补五脏，通九窍，明耳目，出音声。久服轻身，不忘，不迷惑，延年。一名昌阳。

案：《经》文凡但曰湿痹不申者，皆止四肢不用。四肢不用而兼欬逆上气，乃痰涎所为，故原之曰风寒。昌犹通也。昌阳，谓其通达阳气。顾本与此同，云依明万历本。《纲目》"声"字下有"主耳聋痈疮，温肠胃，止小便利"十三字，"年"字下有"益心志，高志不老"七字，疑皆《别录》文，写者羼入之。又考《肘后》治耳聋、

《寿域》治眼针、《证治要诀》治便毒，皆用其根，疑此"主耳聋"上脱"根"字耳。《经》但称菖蒲，而《纲目》入"根"下，非是。

菊　花

味甘，平。主风头，头眩肿痛，目欲脱，泪出，皮肤死肌，恶风湿痹。久服利血气，轻身耐老延年。一名节华。

案："头眩肿痛，目欲脱，泪出"九字，申"风头"。"恶风湿痹"，"恶"当去声，主里热乘表所致之恶风。"泪"即"涙"字，或横"目"作"泗"，《诗》"涕泗滂沱"。

人　参

味甘，微寒。主补五脏，安精神，定魂魄，止惊悸，除邪气。明目，开心益智。久服轻身延年。一名人衔，一名鬼盖。

案：此为党参、辽参之总称。辽参之属，有吉林宁古台、高丽东洋诸参。若西洋参非参类，不属此。近张璐说人参即沙参中之佳者是也，其性用则长于渐渍浸淫，故称寖。近陈修园谓为生津补阴者近是说见《新方八阵砭》。陈说据仲景汗后用参例推得之，故绝胜诸家。

天门冬

味苦、平。主诸暴风湿偏痹。强骨髓，杀三虫，去伏尸。久服轻身，益气延年。一名颠勒。

室：云杀虫尸，似兼百部为义。天，颠也。勒，有刺。

附：蔷蘼说

《尔雅》"蔷蘼，蘪冬"，注但云门冬也，似兼天、麦二种言。然揆之名义，凡茂盛足资障蔽者始称蔷，如蔷、虞、蓼是蔷。"蔷"亦墙，省声字也。其柔弱披靡者始称蘼，如蕲、茝、蘼芜是。若麦门冬，茎如韭状，无障蔽又不披靡，不足当蔷蘼之称，其排匀细软者，惟天门冬为然。《尔雅》当即指此。别有百部，名野天冬，湖俗呼为文竹。文竹即蘪冬之转音，其状亦排匀细软，以彼证此何疑？此外，又有蛇床，《别录》亦名蔷蘼，其花实皆细弱，与披靡义合，但不蔓延为异。又有白蔷蘼，《本草经》谓之营实。蔷蘼，其状则茂盛而披靡，且蔓延矣。其名有山棘、牛棘、牛勒诸称，与天冬之名天棘、颠棘、颠勒相似，皆以其有刺得名，如葛有刺者称葛勒之例。其营实者，陶注以为蔷蘼之子。盖蔷蘼种类甚多，有不结子者，《经》取其结子者入药，故曰营实，蔷蘼尔。要之二者，皆足为蔷蘼名义之证。

甘 草

味甘，平。主五脏六腑寒热邪气。坚筋骨，长肌肉，倍气力。

销疮疽，解毒。久服轻身延年。蜜甘，美草《广雅》作"美藋"。

案：今甘草与苦甘草异用。甘草以和药，苦甘草以治喉症，一名金锁匙。近王念孙从孙炎说，甘草即《尔雅》"藞，大苦"，谓苦为苷之假借，正与孙炎藞似地黄同。而苏颂、李时珍皆谓其苗叶全不相似，殆即苦甘草也。"销"旧作"金"，乃销之剥文。诸家本草及古今方书，无有专以甘草治金疮者，今正。《纲目》"解"字在"金"上，亦非。"疽"即"瘇"字，《说文》："瘇，胫迄足肿也。"

干地黄

味甘，寒。主折跌绝筋伤中。逐血痹，填骨髓，长肌肉。作汤除寒热积聚，除痹生者尤良。久服轻身不老。一名地髓《尔雅》谓之"苄"。

案：《经》所谓干，指生者言。《经》所谓生者，指鲜者言。《伤寒》复脉汤方用之者，取绝筋逐痹之意。"从汤"以下十三字，一气宜七字作一句、六字作一句。"痹"宜生者，是治热痹也，当是后人申《经》"逐血痹"之言。

附：伤中解

本《经》言伤中者十二：干地黄、麦门冬、薯蓣、远志、石斛、胡麻、白胶、桑螵蛸、桑白皮、白马茎、狗阴茎、淮木是也。注家皆止释药义，而不及病名，读之骤苦难晓。考《素，腹中》治中气竭，肝伤之血枯，以四乌贼骨一茹蘆丸，云利伤中及伤肝，《新校正》谓"别本如是"。是知伤中云者，与近世内伤二字相似，第近世内伤指一切伤其腹中者言。《经》以"内"为"房劳"之专称，故谓内伤为伤中耳。今王本误作肠中，不可通矣。他如寒中、热中、消中、强中、妇人崩中，诸以"中"称者，其为病皆只在腹中，不必皆涉及房室，可与伤中互证。盖凡治里之药，或兼治表。若诸主伤中者，则专治里，而绝无与于主表也，以此为别。

术

味苦，温。主风寒湿痹，死肌，痉，疸。止汗除热，消食作煎饵。久服轻身延年，不饥。一名山蓟。

案：今白术、苍术异用。白术善守，宜泄利；苍术善行，宜恶气。要皆治风湿所致，故《经》不分。"死肌"二字，申"湿痹"。"痉"当为"痉"，痉亦风寒湿所为，且因发汗过多，正与止汗同义。疸者，热食所为，与除热消食同义。此"消食"谓助运化，非能消宿食之积。凡《经》言消食，大宜分别。

菟丝子

味辛，平。主续绝伤，补不足，益气力，肥健。苗汁去面皯。久服明目，轻身延年。一名菟芦。

案：此《尔雅》"女萝，菟丝"也。"芦"当为"萝"。古"芦"字与"萝"通。如芦菔，一称萝葡之例，此萝类。

牛 膝

味苦,平《御览》九百九十二作"辛"。疑"平"字即"辛"字之误。徐本"平"作"酸"。主寒湿痿痹,四肢拘挛,膝痛不可屈伸。逐血气,伤热火烂,堕胎。久服轻身耐老。一名百倍。

案:"四肢"以下十字,申"痿痹"。"痿"当为"委",谓委顿无力,非弛长之瘘。弛长之"瘘",音读如"蕤"。

茺蔚子

味辛,微温。主明目,益精,除水气。久服轻身。茎,主隐疹痒,可作汤浴。一名益明,一名益母,一名大札。

案:"隐疹痒"风入血中也。今人谓产妇宜此者,即本《金匮》新产血虚喜中风之意,盖以防痉也。凡《经》中引申之义,其无穷类此。

附:茺蔚子说

此即今三角胡麻也。陶注胡麻云茎方者曰巨胜,是巨胜取义于方,如鴍头毛纹,方得名"戴胜"之比古义也。茺蔚亦方茎,盖后人因以胡麻之别名概称,与《本经》胡麻一名巨胜例得通假。《纲目》泥于《经》言,遂谓药肆误以茺蔚子伪充巨胜,其实非伪充也,亦非误也,今肆尚然。知老贾相传如是,即可推得历代相传如是矣。凡论药,有书是而肆非者,如龙骨之为石,金星礞石之为云母,经硫黄煅过是也。有书非而肆是者,如芒消之属朴消,马牙消之属火消，与此条是也。要之《经》本不误，误于说《经》者之多歧耳。若《新修乌程县志》谓亚麻即三角胡麻，则误。《纲目》"亚麻"下不云"子作三棱"，但云一名壁虱。胡麻其实可榨油点灯，自与荒蔚子之无油为两物。将来修本草者，但当于荒蔚子下的称"三角胡麻"，不得牵合与亚麻，亦不得牵合与胡麻。观陶、苏、寇、李诸说，释胡麻有四棱、六棱、七棱、八棱之详，独不言有三棱，则三角胡麻虽与胡麻同一名巨胜，岂可牵合哉！

女 萎

味甘，平。主中风暴热，不能动摇，跌"跌"当为"肤"筋结肉，诸不足。久服去面黑奸，好颜色，润泽。轻身不老。

案："暴热"以下六字，申"中风"，即指风缓症言。久不已，亦为瘫痪。"肤筋结肉"亦皆风热所为，肤筋亦因筋缓而结；结肉亦分气不收、毒著不去所致。此女萎即萎蕤，乃玉竹也。《经》文当从《尔雅》作委萎，缘别有女萎在《李当之本草》故也。"女"即"委"之剥文，此即黄精。吾湖乌程人称黄精，长兴人称玉竹。

防 葵

味辛，寒。主疝瘕肠泄，膀胱热结，溺不下，欬逆温疟，癫痫，惊邪狂走。久服坚骨髓，益气轻身。一名黎盖。

案：此药当从张璐《逢原》说，用陶说而申之，云今狼毒中有轻浮者，即系防葵。

麦门冬

味甘，平。主心腹结气，伤中伤饱，胃络脉绝，羸瘦短气。久服轻身，不老不饥。

案："伤中伤饱"云者，谓因伤中而伤饱，致成羸瘦短气也。"伤饱"以下十字句，"胃络"以下八字，申"伤饱"，谓胃燥少津，不能渍谷化生，以至停积，阻遏胃络，食不生肌故羸瘦，食积于中故短气。合言之，则还得"心腹结气"一语而已。仲景竹叶麦门冬汤用此者，由"心腹结气"引申之；复脉汤用此者，由"胃络脉绝"引申之；石膏汤用此者，由"羸瘦短气"引申之。观方中秕粳米之消食可想已。《别录》语皆与《经》合。独甄氏称其治热毒、大水、面目肢节浮肿，下水似与《经》意乖，想是燥结气滞，表气不得入于里，故浮肿似水耳。藏器亦云下痰饮，与甄合，或是润气所致下结痰耳。《大明》谓主时疾热狂头痛者，为其治时疾之兼食积者，热狂头痛，食积所为。

独 活

味苦，平。主风寒所击，金疮止 "止"当为"上" 痛，奔豚痫痓，女子疝瘕。久服轻身耐老。一名羌活，一名羌青，一名护羌使者。

案：今独、羌活异用。独活善治历节痛，羌活善治头痛，要皆风入血分所生。疝瘕亦风寒入血所为，故与金疮之痓同治。《后汉书》有护羌校尉之官，此云护羌使者，明系汉人所增。

车前子

味甘，寒。主气癃。止痛，利水道小便《纲目》无"小便"二字，除湿痹。久服轻身耐老。一名当道。

案："止痛"十字，申"气癃"。《金匮》湿痹之候，小便不利，大便反快，《经》意即指此，非他处四肢不用之湿痹。《广雅》"当道，马舄也"。然则，即《尔雅》"马舄，车前"，非"苯苢，马舄"，无治恶疾产难之说。

木 香

味辛，温顾无"温"字。主邪气。辟毒疫温鬼，强志。主淋露。久服不梦寤、魇寐。

案：第二"主"上，当有脱字，疑是"茎"或"花"。寤当为牾，寐当为寐，皆形近之误。牾或为忤，寐或为眛，乃噩梦、话魇之属，寐中惊呼者皆是。云"不"者，谓安眠也。下麝香同。《本经》言淋露者，一木香是也；言淋沥者，再贝母，主烦热淋沥；白鲜主欬逆，淋沥是也。若作淋沥不断解，则三文皆不与上下文相贯，不可也。盖羸、露之声假字，羸、淋、露、沥，皆一声之转。《别录》主劣气不足，甄权主羸劣，皆与《经》同。

薯 蓣

味甘，温。主伤中。补虚羸，除寒热邪气，补中益气力，长肌肉，强阴。久服耳目聪明，不饥延年。二名山芋。

案：薯蓣，大旨治气虚而感寒热之邪，著而不去，性有滋润，故能治瘰疬。秘方：生山药一块、蓖麻子三粒，去皮，尽研匀，摊贴甚效。推此而生芋亦效。山药与番茄一类两种，如莱菔之有长、有团，不必分。《经》当总指此二者，观一名山芋可见。

薏苡仁

味甘，微寒。主筋急拘挛，不可屈伸，久风湿痹下气。久服轻身益气。其根，下三虫。一名解蠡。

案："拘挛"以下六字，申"筋急"。《说文》"䕊，一曰薏苡"。䕊，即陶注所云交趾实大者名䕚也。《本草》云一名䕄，音感。

泽　泻

味甘，寒。主风寒湿痹，乳难。消水，养五脏，益气力，肥健。久服耳目聪明，不饥，延年轻身，面生光，能行水上。一名水泻，一名芒芋，一名鹄泻。

案："益气力，肥健"五字，与菟丝子同。但菟丝子滋水，泽泻消水为异。盖消邪水则正水自滋，与义两通面生光，消水之征。凡病液涸者，皆面亮。《说文》"藚，水泻也"，《诗》毛传同。《尔雅》"蕍，芒芋"。

399

附：泽泻说

案：此即《尔雅》"茉苢，马舄也"。《文选》注李善引薛君曰"茉苢，泽泻也"，此千古定论。盖《韩诗》直言"车前瞿曰茉苢"。其云瞿者，正与陶注泽泻"尾间必有两歧"说合。韩固未尝以为木也，其云"其实如李"云者，谓其形微似如羊桃。似桃之例，无足为怪。《逸周书》作"柸苢"者，以草木偏旁，古多通假，不必以此疑之。考《韩诗》说"茉苢，伤夫有恶疾也"，恶疾即大风，与《别录》"泽泻叶治大风"合。《毛诗》说"茉苢，妇人药，有子也"，与《大明》泽泻治"产难，补女人血海，令人有子"合。可见韩、毛词异旨同。《说文》称《诗》用毛氏，而"茉"下云"茉苢，一名马舄，其实如李，令人宜子"说，同《韩诗》可证也。自本草家以茉苢为车前，而泽泻历周及汉之古义遂湮。

又古无"泻"字，只作"舄"。《汉书。沟洫志》"终古舄卤"，《海赋》"襄陵广舄"，皆借"舄"为"斥"是舄为泥湿之地之称。《释名，释衣服》"舄，腊也"《说文》"舄"为"鹊"之正字，鹊与腊，皆昔声，行礼久立地或泥湿，故复其下使干腊也。然则称马舄者，以其生泥湿地，而性能利水，能使干腊故也。凡草生泥湿地者，如龙舌、牛舌、狗舌、麋舌等，皆是舄属。车前、泽泻较彼高大，故并称马，别名鹊泻。鹊，亦高举之义。尝闻陆潜园云天津车前高二三尺许，与湖地悬殊。

远 志

味苦，温。主欬逆，伤中，补不足，除邪气，利九窍，益智慧，耳目聪明，不忘，强志倍力。久服轻身不老。叶叶，当为"苗"字之误一名小草，一名棘菀《说文》"菀"作"蒬"，一名葽绕，一名细草。

案："伤中"以下二十四字作一气。"耳目"以下六字，申"利"、"益"两句。"强志"句，甄云坚壮阳道。

远志之"利九窍"，谓"利伤中"之"九窍不利"也。推此而不足、邪气，及智慧聪明、忘痿，皆如是。非治一切风寒所致诸证也。

龙　胆

味甘，苦寒。主骨间寒热，惊痫邪气。续绝伤，定五脏，杀蛊毒。久服益智不忘，轻身耐老。一名陵游。

案：明万历本"寒"作"涩"。顾尚之校云"邹本'涩'作'寒'"，不云与卢本合，是今卢本作"寒"，后人改也。"久服"以下，《纲目》以为《别录》文。

苦走骨，故治骨癫疾。骨癫疾，详《灵枢》。此云"寒热惊痫"，即骨癫疾症也。"续绝伤"者，去痰热之阻住经络；"定五脏"者，即指癫言；"杀蛊毒"者，苦寒所致。准正、别二名推之，当为蓼属。蓼之大者称游龙，古谓陆为陵，陵、游云者，谓陆生之游龙也。蓼属即蓝属，故云治相似。

细　辛

味辛，温。主欬逆上气徐本无"上气"二字。顾尚之校本亦无，头痛脑动，百节拘挛，风湿痹痛，死肌。久服明目利九窍，轻身长年。一名小辛。

案：细辛，对薜蒚子之称马辛言也。"痛死肌"三字，申"风湿痹"。

石　斛

味甘，平。主伤中。除痹下气，补五脏虚劳羸瘦，强阴。久服厚肠胃，轻身延年。一名林兰《纲目》又有"禁生"一名。

案："羸瘦强阴"四字，申"虚劳"。

巴戟天

味辛，微温。主大风邪气，阴痿不起。强筋骨，安五脏，补中，增志益气。

案：《别录》亦名巴棘，是草本之棘也。巴，犹肥也。天，颠也，谓刺在上。《别录》巴戟天疗头面游风，甄云治风癫，《日华》治一切风，合而观之，知此药治风也。凡治痿者，皆去风湿。

白　英

味甘，寒。主寒热，八疸，消渴。补中益气。久服轻身延年。一名榖菜。

案，此药即排风草。陶注縠菜作"斛菜"，疑"縠"字本字作"觳"。然明万历本已如此，疑即《唐本草》治暴热喘息、小儿丹肿之蓶菜，亦潟属。八疸，未详。

附：白英说

陶注疑白英为斛菜及益州苦菜，苏恭非之，断为鬼目草，陈藏器因之。《纲目》并将《别录》鬼目合此《经》为一条。然以《本经》水薪称水英列中品、蒴藋称陆英列下品例之，则上品白英当为白芹，皆堇类也。堇类，尽此三英。水堇，叶圆微尖；陆英，叶长微狭；白芹，叶长微圆。以其同类，故以英类之。芹有赤白两种，并称楚葵，白者为胜，故《本经》专取之。孟诜云"高田者，名白芹，置酒酱中香美。余田者，皆有子虫在叶间，视之不见，食之令人为患"是也。韩保升云"芹生水中，叶似芎䓖，其色白者无实，根亦白色"，可见此芹无子，故此《经》注"春采叶，夏采茎，秋采花，冬采根"，独不及子，明系本无实也，安得与鬼目相合？《大明》云芹治烦渴，五种黄病，与此《经》治消渴、黄疸合。藏器云芹去小儿暴热、大人酒后热、鼻塞身热，去头中风热，与此《经》治寒热合。考其名义、形色、性用，而白英之为白芹，而非鬼目草也以明。《尔雅》"荣而不实者谓之英"白芹无子，正合英称。若水英即《金匮》水菫，其子即石龙芮。陆英即《说文》之堇，其白者《图经》谓之灰藋，其红心者《嘉祐》谓之藜，其子皆如米。彼二英有子而亦称英者，从白芹之类为名，不以其有子为异也。三英皆野生，非人所种，故《本经》采之，而陆英尤其野者也。此余通考众说，多访老农得之，独与《纲目》则不合。二英皆食品，水英则蟹喜食之，不利于人。陶、苏误以水薪当食芹，因谓白英。人无识者，岂知诸家皆以芹、苣两草互况，则"芹"实"蕲"之省，与二英之为堇不同。蕲即"堇"字，非"芹"字也，第本草家混称久矣。《湖州谈志》引《吴兴记》云"芹有二种，今乡土种惟白芹，冬至后作菹甚甘美。春后不食，俗云入春生虫子"。

案：此说正与《金匮》食芹禁忌合。而以白为贵，非即指白英欤？《新修府志》以为水芹，盖沿陶误。

白　蒿

味甘，平。主五脏邪气，风寒湿痹。补中益气，长毛发令黑，疗心悬，少食常饥。久服轻身，耳目聪明，不老。

案：此即艾。《离骚·户服》"艾"注"白蒿也"，知古今同名也。艾善理血中之气，故主治如此。主"湿痹者，或兼灸法言"。"心悬"即今所云嘈也。"少食常饥"字，申"心悬"。《千金方》"蔬菜门"有茼蒿，又有白蒿，而茼蒿即蘩，则白蒿非蘩明矣。既非蘩，则为艾无疑。

附：白蒿说

白蒿有二，以叶背白色浅深为别。浅白带青者，今称蓬蒿菜，即《夏小正》《毛诗》《尔雅》之蘩，《千金》之茼蒿也。其深白有茸者，今称艾，灸家用为火炷，即《楚词》王注及《本经》所载也。第艾为青白之称，古者于苍发之年称耆艾，准此以称蓬蒿菜，名义甚符。古云艾蒿，其即此欤？若纯白之艾之称艾，名义不符。《本经》直称白蒿，正名也。《别录》称艾，随时也，故《别录》有艾即无白蒿，亦易女萎为萎蕤、易陆英为蒴藋之例。《千金》亦知《本经》白蒿非蓬蒿，故又列苘蒿。时珍既指白蒿为蘩，又收苘蒿于菜部，重矣。今湖俗二月二日，蚕妇多采蓬花著发间，祝曰养蚕好，盖即《国风》"采蘩"之遗意。至五月五日，即采其茎叶以悬门，而与白背者并称为艾，犹古义也，本草家不可不知考据之学。

沈括辨青蒿曰既名青蒿，当是深青者。然则既名白蒿，当是深白者可知。

赤　箭

味辛，温。主杀鬼精物，蛊毒恶气。久服益气力，长阴，肥健，轻身，增年。一名离母义详《抱朴子》，一名鬼督邮。

案：此即天麻。凡杀鬼药，皆治风痰。《巢源》以鬼邪附风门末，可见也。近世天麻治风痰，正与《经》合。

菴䕡子

味苦，微寒。主五脏瘀血，腹中水气，胪胀留热，风寒湿痹，身体诸痛。久服轻身，延年不老。

案：《汉书》注"菴䕡，蒿也"。今栽花家用以接菊，蒿、菊本同类。据《灵枢》"胪胀"即风水。胪，籀文"膚"。"胪胀留热"申"水气"，"身体诸痛"申"湿痹"。

菥蓂子

味辛，微温。主明目，目痛泪出。除痹，补五脏，益精光。久服轻身，不老。一名蔑菥^{即菥蓂之倒语}，一名大蕺，一名马辛^{马辛，大辛，与细辛之为少辛类。}

案，此即甜葶苈也。除痹之痹，谓风痰所生，故不言湿。

蓍 实

味苦，平。主益气，充肌肤，明目，聪慧先知。久服不饥，不老轻身。

案：此当从陶注为楮实。《别录》楮实主治与此同，但"聪慧先知"四字易为"阴痿水肿"为异。

附：蓍实说

《纲目》引《唐本草》有陶注以蓍实为楮实云云。泉案：蓍、楮物异。依陶此言推之，《本草经》文必本作蓍实。古字草、木偏旁恒通，如茑或作樢，蘦或作櫺之类，不可胜举。楮之为蓍，亦犹是也。陶据《别录》楮实主疗与此蓍实大同，故其说如此，若《经》文作蓍，陶必不作此注矣。后来误书，《经》"蓍"字作"蓍"，苏恭遂以龟蓍之蓍当之。但神农尝药本以便民，必不虚列难致之物，以徒炫耳目。蓍实非处处有之，诸家本草皆但言蓍茎，独苏颂始言蓍至秋后结实，其为难致可知。即有病必须此者，亦恐不能应手，况只为益气安神之用，非有裨于急症乎？《经》必不然，断当从陶为是。

或者曰，蓍实疑葛实之误,《别录》有此，云明目目痛。《吴普》云"三月三日采，阴干。主腹胀"。案；如此乃荠菜之子，故与菥蓂子同列欤。"葛"或省艹作"差"，俗书"差"作"著"，写者因误加日旁耳。《别录》有葛实，即无蓍实，但《本经》九月、十月采,《别录》三月三日采为异，或古今地土之不同耳。

赤 芝

味苦，平。主胸中结。益心气，补中，增智慧，不忘。久食从顾尚之本。下同轻身不老，延年神仙。一名丹芝。

黑 芝

味咸，平。主癃。利水道，益肾气，通九窍，聪察。久食轻身不老，延年神仙。一名玄芝。

案：卢本作"通九窍，益肾气，利水道，聪察"，今依诸芝书例，从顾本乙正。

青 芝

味酸，平。主明目。补肝气，安精魂，仁恕。久食轻身不老，延年神仙。一名龙芝。

白 芝

味辛，平。主欬逆上气。益肺气，通利口鼻，强志意，勇悍，安魄。久食轻身不老，延年神仙。一名玉芝。

黄 芝

味甘，平。主心腹五邪。益脾气，安神，忠信和乐。久食轻身不老，延年神仙。一名金芝。

紫 芝

味甘，温。主耳聋。利关节，保神，益精气_{顾本无"气"字}，坚筋骨，好颜色。久服轻身不老，延年。一名木芝。

卷 柏

味辛，温。主五脏邪气，女子阴中寒热痛，症瘕血闭，绝子。久服轻身，和颜色。一名万岁。

案：此即今九死还魂草也。"卷"音"拳"，言其似柏而拳挛也。亦长生属，古曰万岁。《别录》玉伯，其类也。

近有姚某说，今药肆卷柏系檵柏秧，则与《本经》不同。因寒热致痛，因痛成症，因症致闭，因闭无子，为女科专药。

蓝 实

味苦，寒。主解诸毒，杀蛊蚑疰鬼，螫毒。久服头不白，轻身。

案：此即蓼蓝子，亦蓼属。《逢原》谓"蓼蓝，即大青"，故以此为大青之子。又云"小青，即蓝之小者，叶光如景天"。"蚑"疑即"魃"字，当在"疰"下。

靡 芜

味辛，温。主欬逆，定惊气，辟邪恶，除蛊毒鬼疰，去三虫。久服通神。一名薇芜犹麋衔。一作"薇衔"。

案：今药肆蘼芜与芎藭锉匀，不分。仲景《金匮》以芎藭心痛，即此"主欬逆"之引申。欬逆为气分不利，怀胎之痛，亦气道不利所生。蘼芜与芎藭同物，义得相通。

黄 连

味苦，寒。主热气目痛，眦伤泣出。明目。肠澼腹痛下痢，妇人阴中肿痛。久服令人不忘。一名王连《御览》引《广雅》同。

案：泣，古"泪"字。

络 石

味苦，温。主风热死肌，痈疡"疡"或为"伤"，口干舌焦，痈肿不消，喉舌肿，水浆不下一本"下"下有"大惊入腹，除邪气，养肾"九字。久服轻身明目，润泽好颜色，不老延年。一名石鲮《吴普》作"鲮石"。

案：此主治皆风热入血之症。此萝属，明，陈岳溪《疡科选粹》云"络石即鬼系腰，亦即薜萝。两叶相对有三角"，与陈自明《外科精要》同。《精要》又云"鬼系腰，生竹篱阴湿石岸间。络石而生络木者，无用"。泉谓：以《别录》《吴普》一名云花、云珠、石血推之，当如韩保升有花有子，李时珍折之白汁出云云参看。且萝为草本，与虆为木本不同，《经》列此于草，知言薜萝是也。"鲮"读为"凌"，亦络也。

蒺藜子

味苦，温。主恶血，破症结积聚，喉痹，乳难。久服长肌肉，明目轻身。一名旁通，一名屈人，一名止行，一名豺羽，一名升推。

案：蒺藜，治血分之风。凡风入血分，则血恶，故"主恶血"。"破症"以下九字，申"恶血"。"喉痹、乳难"皆有恶血一因，故连属"症结积聚"下。今用如寇宗奭说，去风用刺蒺藜，补肾用潼蒺藜。然补肾亦去风之效，但不必去恶血耳。

黄　耆

味甘，微温。主痈疽久败疮，排脓止痛，大风癞疾，五痔鼠瘘。补虚。小儿百病。一名戴糁。

案：耆，致也。此药性善推致，故能达表，使汗出。"补虚"谓托里，以补表之虚也。东垣有当归黄耆汤方，乃托里以去卫分之风，行表以去营分之寒者，以其挟虚，故不从麻、桂正治。于脉浮大，知其表有邪；以按无，知其里自虚也。近徐灵胎谓为补表血之方，全误。

"大风"与"癞疾"，为微甚之分，非泛言风邪也。"痔"与"瘘"，为初终之分，皆承"久败疮"言，以四症皆有脓及痛。疑古本"止痛"下即接"补虚"，后来名医足此八字耳。凡《经》文句调不一者，仿此。

肉苁蓉

味甘，微温。主五劳七伤。补中，除茎中寒热痛。养五脏，强阴，益精气，多子。妇人症瘕。久服轻身。

案："苁蓉"当作"从容"，《吴普》作"松容"。从容、松容，皆自动之意。《说文》"榕，为松之或字"而《白虎通》"宗庙松者，所以自竦动"。竦动，即松容也。《辍耕录》谓锁阳淫妇就合，勃然发动云云，正与松容命名义合。而野马遗精云云，又与陶合；鳞次栉比云云，又与保升合。疑陶、韩注本，指锁阳为肉苁蓉也。后人别出锁阳，因以草苁蓉压扁，以当肉苁蓉耳。今药肆或取嫩松盐渍为之，实以锁阳之外，别无物足当此名也。

防 风

味甘，温。主大风头眩痛，恶风，风邪，目盲无所见，风行周身，骨节疼痹《御览》九百九十二"痹"作"痛"，《纲目》亦然，烦满。久服轻身。一名铜芸。

案："大风头眩痛"半表半里也，"恶风"表也，"风邪，目盲无所见"半表半里也，"骨节疼痛"表也，"烦满"里也。《金匮》桂枝芍药知母汤方治历节疼痛本此。

蒲 黄

味甘，平。主心腹膀胱寒热。利小便，止血，消瘀血。久服轻身，益气力，延年神仙。

案：蒲黄所主之"寒热"，乃风所为。"利小便"者利风癃也。"止血"者，消风在血分而散出之者也。"消瘀血"三字，乃"止血"之注。

香 蒲

味甘，平。主五脏心下邪气，口中烂臭。坚齿、明目、聪耳。久服轻身耐劳。一名睢。

案："五脏"以下十字句。盖治胃中湿热，乃风寒入里酿成者，故曰邪气。睢，《纲目》不列此名，疑即蓷之误，疑即《别录》"白昌"。

附：香蒲、蒲黄说

今蒲包草，古称蒲厘。蒲厘，即《尔雅》"符离"之同声通假字。《释草》"莞当从《说文》《玉篇》作"薍"符离其上蒚"，《说文》《玉篇》作"夫离"。夫离与蒲厘亦双声字。《玉篇》"蒚"下云"蒲蒚，谓今蒲头有苔，苔上有重苔出黄，即蒲黄"，据此知《本经》与《尔雅》合矣。香蒲自是菖蒲之属，菖有白菖，而郭注《尔雅》"莞"亦当作"薍"蒲，一名白蒲相类，诸蒲当以香蒲为正，而菖蒲、乌蒲次之。若莞蔺则为圆蒲，乃蒲之有管者。莞之言管也，与香蒲绝不类而亦称蒲者，蒲字从艸，浦声。本水边草生之统称，故水杨称蒲柳，犹言蒲柳。浦，水达也。《说文》"莞蔺，蒲藂类厕而薍"，反不与之同列，与《玉篇》次字大异，疑后人颠倒之。

续　断

味苦，微温。主伤寒，补不足，金疮痈疡，折跌续筋骨，妇人乳难。久服益气力。一名龙豆，一名属折。

案："续筋骨"三字，乃"折跌"之注，"疡"或为"伤"字之误也。《御览》九百八十九与此同。《桐君药录》所释"真续断"久绝，李当之、范汪、日华子，皆以大蓟当之。初虞世言是其根，陶、甄皆不从其说。《千金》卷四白芷丸方下云无续断，大蓟根代其，同卷中诸方，续断与小蓟同用者不少，则系孙真人不与李当之等同。甄于续断云去诸温毒，宣通血脉，于大蓟云捣根，绞汁服半升，主崩中下血立差。甄别二物，性用甚明。特未知甄所指续断何状，二苏所释，并与二说不同，今方中直用大蓟根可也，不必如《经》之功效。

漏　芦

味苦，寒。主皮肤热，恶疮疽痔，湿痹，下乳汁。久服轻身益气，耳目聪明，不老延年。一名野兰。

案：此当从陶注"以为鹿黎树根，今野人呼为鹿柳"，似"漏芦"之倒音。古方多以漏芦下乳汁，而《别录》"飞廉，下乳汁"，于漏芦不及焉，知后世漏芦乃飞廉之别名，而真漏芦则当如陶说。此条"下乳汁"三字疑后人增。

天名精

味甘，寒。主瘀血、血瘕欲死。下血，止血，利小便，除小虫_{顾尚之本，无"除小虫"以下十三字}，去痹。除胸中结热，止烦渴。久服轻身耐老。一名麦句姜，一名虾蟆蓝_{郭注《尔雅》"蓝"作"栏"}，一名豕首_{《尔雅》"蒣，豕首"}。

案：此即今豨莶草，主治与蓝相似。近朱骏声云是蓝草类，《玉篇》引郭注《尔雅》云："《本草》虥卢，一名蟾蜍兰。"是时《别录》未出，知《本经》固有虥卢一名。卢即颅之省。虥颅，即豕首之谓，湖俗呼臭花娘草。豨莶专主瘀血。云"下血"者，谓下去瘀血也；云"止血"者，谓去瘀尽而血止也。"小便不利、虫痹"，皆瘀所致。"结热烦渴"，皆瘀血在胸中所致，八字一气读。

附：天名精说

陶注《本经》直取豨莶以当天名精，而地菘则别为一物，至《唐本草》始别出。豨莶，《纲目》但论其与猪膏母强分之误，而豨莶之即天名精未及谕也。今案：苏颂云动豨莶，春生苗叶，似芥叶而狭长，与天名精称母猪芥合。又云秋初有花如菊，与天名精开小黄花如小野菊合。又云结实如鹤虱，与天名精子名鹤虱合。又云天名精叶如紫苏不光，与《拾遗》猪膏母叶似荏、有毛合_{猪膏母即豨莶}。又云南人呼天名精叶为火杴，与豨莶称火杴合。《纲目》云豨莶子似茼蒿，外蕚有细刺粘人，与天名精子似蓬蒿子粘人衣合，其为一物奚疑？《本草》虽各具主疗，要之皆驱血脉中风也。沈括亦同《唐本草》，而谓地菘即天名精。郭注《尔雅》麦句姜为瞿麦，则与《本经》天名精一名麦句姜异。然地菘、瞿麦，皆结子相似而不同也，舍陶氏吾谁与归？

决明子

味咸，平。主青盲，目淫肤赤白膜，眼赤痛，泪出。久服益精光，轻身。

案："青盲目"句，以光言；"淫肤赤白膜"句，以珠言"眼赤痛，泪出"句，以胞言。"泪"，古"淚"。

丹　参

味苦，微寒。主心腹邪气，肠鸣幽幽如走水，寒热积聚，破症除瘕，止烦满，益气。一名郄蝉草《广雅》"郄"作"郝"。

案："心腹邪气"风热入里，搏于血气之象。

飞 廉

味苦，平。主骨节热，胫重酸疼。久服令人身轻元大德本同此。一名飞轻。

案:《尔雅》"钩天是其类"，陶注飞廉，叶下附茎，轻有皮起似箭羽。

案：此飞轻之所由名也。

附：飞廉、漏芦说

凡欲辨古人之言之是非，须先知古人之言之条例。《本经》之药之有别名者，张仲景已喜称之。如狼牙，乌扇是也。至隋唐而尤甚，故于徐长卿称鬼督邮，紫参称牡蒙，此类不可枚举。飞廉之称漏芦，亦犹是也。苏颂、沈括指海州所出漏卢，根有白茸者为飞廉，确不可易，与李迅《集验方》义合。然皆称漏芦，不称飞廉者，已喜举其别名故也。后人不明此例，遂混飞廉之漏芦于鹿骊树之漏卢。岂知飞廉之漏芦，以根类葱，本取义于中通如芦，则字宜从艸，作"芦"。鹿骊树之漏卢，以色黑得名曰骊、曰黎，皆取于黑，则字宜不从艸，专作"卢"。缘写者于草木字率多加偏旁，遂令并著草旁，一律作"芦"，由是而众说沸腾矣。《纲目》"漏芦"下所列八方，疑皆当并人飞廉。试取飞廉主治，及《千金》治疳䘌用飞廉方，推之可见也。

五味子

味酸，温。主益气，欬逆上气，劳伤羸瘦。补不足，强阴，益男子精。一名会及《广雅》同。

案：此"欬逆上气"是肾中寒冲肺，不能收所为。仲景治饮家挟风寒之欬逆上气，每与细辛、干姜同用者，此也。此"羸瘦"乃下损及中，肾寒火衰，不能蒸腐水谷以生肌肉者，故冠以"劳伤"二字。劳伤谓役用伤肾，以此药专温肾气，故一切主治皆当于肾有关。

旋　花

味甘，温。主益气，去面皯黑色，媚好。其根，味辛。主腹中寒热邪气，利小便。久服不饥轻身。一名筋根花，一名金沸。

案：此即今药肆所备之豆蔻花，其根即山姜，其子以充草豆蔻。"面皯黑"是寒食所伤。金沸乃旋覆之别名，当以其相似而名同耳。《大明》云"山姜花及子，调中下气，破冷气作痛，止霍乱，消食，杀酒毒，豆蔻花同"即谓此旋花及子也，与《别录》"草豆蔻温中，心腹痛，呕吐，去口臭气"，《开宝》"下气，止霍乱，一切冷气，消酒毒"同。陶云根主腹中冷痛，今《经》云根主腹中寒热邪气者，亦是浑举例，实则专主腹中寒，不主热也。

附：旋花说

旋花之"旋"，以一名美草推之，当即"嫙"之省，字书"嫙，好也"，好与美同义，皆以主治颜色媚好得名，益以知陶注之确也。陶注"旋花，东人呼为山姜，南人呼为美草。根似杜若，亦似高良姜，主腹中冷痛，其叶似姜，花赤色味辛 "色"当为"实"之误，状如豆蔻。此旋花即其花也，今山东甚多"。然则，陶以旋花为山姜花得之目验，其言主治与《本经》旋花根主腹中寒热邪气合，奈何苏恭辄指为旋葍花以驳之耶？良由《别录》所云续筋骨合。金疮者，的系旋葍功用，与《外台》苏景中方合，而与《本经》之义悬殊。《别录》原文当作旋葍花，传写脱去"葍"字，或旋葍花一名旋花，当时合《别录》于《本经》者，未之审耳。且据《外台》苏方续筋云云，是其根功用，非其花功用。故陶注旋覆花云"别有旋葍根，出河南，来北国亦有，形似芎䓖"惟合。旋葍膏用之，业即指"苏方"言。而云形似芎䓖，则非蔓生，似薯蓣矣。《纲目》以旋花之《本经》，冠旋葍花之《别录》，而以《外台》等方人之，又不标明"花""根"字样，恐《外台》所用未必即鼓子花，时珍所指未必即苏恭所指也。修本草者，宜将《本经》旋花与山姜、草豆蔻合为一篇，而于旋葍花，则主《别录》文，与牵牛花中附鼓子花方准，何以合草豆蔻为一也？《大明本草》"山姜花及子，主破冷气作痛，止霍乱，消食，杀酒毒"，与《别录》《开宝》之言草豆蔻功用同。《纲目》存或说"草豆蔻即山姜实"于注而不遵用，特欲多别其名，以夸搜罗之多耳，不可信也。陶注以"旋花为山姜花"，与《别录》"旋花一名美草"合。美草，山姜之别名也。其主疗云"去腹中冷"与《本草经》合；云"久服不饥"与《别录》合，陶注自确。陶以旋花况杜若，而于杜若下复云如旋葍根，其于二物固知悉矣。苏恭非之，非也。且恭以陶所释如旋葍根者，乃真杜若。是恭既知陶彼注之精，何独于此注驳之耶？若苏颂之指为鼓子花者，意谓旋花即牵牛花之别种。牵牛星，一名河鼓，此花开于天河见时，故既名牵牛，又名鼓子。要之彼花当隶"牵牛"条下，不可以当此《经》"旋花"。旋花之误为牵牛，其犹紫葳之误为凌霄乎？《本经》之药，其为诸家转辗贻误，牢不可破者，可胜道哉！

兰　草

味辛，平。主利水道，杀蛊毒，辟不祥。久服益气，轻身不老，通神明。一名水香。

案：兰亦蒲属，故利水道。

蛇床子

味苦，平。主妇人阴中肿痛，男子阳痿湿痒。除痹气，利关节，癫痫恶疮。久服轻身《纲目》有"好颜色"三字。一名蛇粟顾本无此二字，一名蛇米。

案："阴中肿痛，阴痿湿痒"半表半里也。"除痹气"二句，申"阴痿湿痒"而广其用，但专指腰髋以下言。"癫痫"里也，亦肾中寒湿上逆所致。"恶疮"半表半里也。《广雅》"蛇粟、马麻，蛇床也。""麻"，谓其子细如麻，又比麻为稍大，故曰马麻，今本误作"马床"，正如爵麻作爵床之比，"麻"脱一木，即为"床"。《本草经》字，从古已误者，"女萎，蛇床也"。

419

地肤子

味苦，寒。主膀胱热，利小便。补中益精气。久服耳目聪明，轻身耐老。一名地葵《御览》此下有"地华"及"地脉"二名。

案：地肤与瞿麦同类，其主治皆全乎里。此药有王慧、王埽诸名，则当为刮物，或以为益气者，误也。藏器曰虚而有热者，加地肤子、甘草，谓虚者不能托邪，其热必结，故用刮物以利之，非补也。唐以来多用为治癞之要药，盖膀胱热，小便不利，则水热下注，可以成癞，故甄权申之曰治阴卵癞疾，去热风，可作汤浴也。水热下注，则阴可以痿，故《别录》称其强阴，甄权称其主阴痿不起也。膀胱者，腠理毫毛其应，故《别录》主皮肤中热气使人润泽。亦即甄所谓去热风也，皆取刮义。

景　天

味苦，平。主大热火疮，身热烦，邪恶气。花，主妇人漏下赤白。轻身明目。一名戒火，一名慎火。

案：此即火丹草，为治火丹之要药。"火疮"即指火丹热烦、火丹发候。古无以其花治漏下者，惟《子母秘录》治阴脱，《日华子》治带下，皆以其茎叶，非花。

茵陈蒿

味苦，平。主风湿寒热，邪气热结黄疸。久服轻身，益气，耐老。

案：此治半表半里之药，故总主"风湿寒热"邪气，以四者之邪，在表则异，一到半表里间即无别，到里尤甚。"风湿寒热"表也，"邪气热结黄疸"半表半里也。

杜　若

味辛，微温。主胸胁下逆气。温中。风入脑户，头肿痛，多涕泪出。久服益精，明目轻身《纲目》有令人不忘四字。一名杜蘅《千金》用杜衡即此。

案：此即高良姜，从沈括说。杜犹根也，"若"读如"婼"，谓其根多须，蕤蕤然也，即芜荑之红花者。其淡紫花者，则芜荑也。《史记索隐》云：杜若，茎叶如姜而有文理，《蜀本草》云：杜若，子如豆蔻，皆相发明。其主"风入脑户"与细辛同，故别名亦与细辛别名同。

附：胡荾说

荾，《仪礼，既夕》作"绥"。郑注"绥，廉姜"。《说文》作"葰"，云姜属。段注说即药中三奈，《尔雅》"廉姜，葰也"，《本草拾遗》"廉姜，一名蔟葰，音族绥，似姜"，据此诸文，则胡荾即三奈，亦即廉姜，一物三名。今《纲目》并列之，失其义矣。再考《纲目》云山奈根叶如姜，作樟木香气，与甄权"山姜"下云"山姜根苗如姜，作樟木臭"同。而《纲目》又云："杜若，人无识者，今楚地山中时有之。山人亦呼为良姜，根如姜味，亦辛。"甄权注豆蔻所谓獳子姜，苏颂《图经》"外类所谓山姜，皆此物也"云云，与陶注杜若苗似廉姜，又云根似高良姜_{苏恭同}，韩保升"杜若，子似豆蔻"说合。而高良姜一名蛮姜，与獛子姜名相似，其子又名红豆蔻，皆与李说杜若合。是杜若即胡萮之类也。且杜若出武陵，武陵界于蛮，故有蛮獛诸称。若胡萮称胡，亦其义也，特萮乃种生者耳。《本草经》取大种不取分种，取野生不取种生，故录杜若不录萮。又案：若，《说文》"择菜也"，物多则须择是。若，有"多"义，故《汉书》有"其印累累，其绶若若"之语。《纲目》胡萮，一名蒝萮。蒝，原声，与"杜"为根本之称。蒝萮、杜若，皆状其根须布散之貌，然则二者名义正同也。

沙　参

味苦，微寒。主血结，_{徐本"结"作"积"}惊气，除寒热，补中益肺气。久服利人。一名知母。

案：今安吉人呼为山萝卜，亦呼明党参。"血结惊气"，明乎其润血中之气。

徐长卿

味辛，温。主鬼物百精，蛊毒疫疾，邪恶气，温疟。久服强悍，轻身。一名鬼督邮。

案：此即《唐本草》之鬼督邮。

石龙刍

味苦，微寒。主心腹邪气，小便不利，淋闭，风湿、鬼疰、恶毒。久服补虚羸，轻身，耳目聪明，延年。一名龙须，一名草续断，一名龙珠从顾本补此。

案：石龙刍，近湖人汪日桢修《乌程县志》谓即灯芯草。

云　实

味辛，平顾尚之本"平"作"温"。主泻痢肠澼，杀虫蛊毒，去邪恶结气，止痛，除寒热。花，主见鬼精物。多食令人狂走，久服轻身，通神明《纲目》有"天豆"之名。

王不留行

味苦，平。主金疮。止血，逐痛出刺，除风痹内寒，久服轻身，耐老增寿。

案：《纲目》王不留行，为《别录》上品。然有《吴普》说与此不同，"内寒"下又多"止心烦鼻衄，痈疽，恶疮瘘，乳妇人产难"十五字。总注《别录》二字，与目录不合，误也。"内寒"当为"内塞"。

牡　桂

　　味辛，温。主上气欬逆，结气，喉痹吐吸。利关节，补中益气。久服通神，轻身不老。

　　案：此即今之桂花树。气出为呼，人为吸。"吐吸"者，一吐一吸，连发不已也。

菌　桂

　　味辛，温。主百病。养精神，和颜色，为诸药先聘通使。久服轻身不老，面生光华，媚好常如童子。

　　案：菌，当为"箘"。此桂圆而中通如箘簵之竹状，自汉以来单呼桂，云此桂出交趾。

附：桂说

　　余友姚二宗，喜栽花木，尝为余言：桂枝自有一种空心者，其皮亦厚，花与实心枝者同，各有金银两色，皆别称木樨。曾亲见之，不足异也。二宗素不习训诂及本草家言，当非皮傅。余以其说，准之训诂本草，乃知《本草经》与《说文》本合，而诸家释本草者自误。试历论之：《说文》"桂，江南木，百药之长"，"梫，桂也"，是单称桂者桂之正，其称梫者桂之别。《尔雅》"梫，木桂"，注谓"叶如枇杷"，知梫即《本草经》牡桂。牡、木一声之转，所以称牡、称木者，以其实心也。凡物阳牡阴牝，阳道实，阴道虚，象卦之有也。《本草经》菌桂为诸药先聘通使，与《说文》桂为百药长义合。

知单称桂者即箘桂。箘本箘簬，竹名。竹枝空心，以竹名名。桂则箘桂，为空心矣。《别录》所谓桂，即此无疑。其云宣导百药者，即先聘通使之谓。陆佃《埤雅》云"桂者，圭也"，主为执聘之物是也。《别录》必变箘桂，单称桂者，随时代言之。神农时称箘桂，汉以来称桂凡《别录》与《本经》同物异称者，皆如是。《别录》以《本草经》不显著箘桂主治何病，故复列桂名而详论之，非于箘桂外别增一桂也。《本草经》《别录》皆列桂两种，与《说文》列桂、梫两篆同。《仲景书》桂枝汤方单称桂，但云去皮，不云去梗，是箘桂。故成注《伤寒》及徐灵胎《本草百种》中，皆主箘桂，的系可信。自陶隐居谓桂未见有正圆如竹者，而唐宋以来诸家本草始歧。《别录》之桂枝于《本草经》"箘桂"外，遂起桂有三种之说。至明，李时珍《纲目》又合《别录》之桂，于《本草经》"牡桂"中而谓箘桂为木樨之专称，有金银两色，令人闻见混淆矣。其实诸家本草所列诸桂名，不外箘、牡两种，特立文加详耳。

若今药肆之桂枝，则《纲目》"牡桂"下所附之"柳桂"也。余讲求久之，得友人之助作此说。

又《别录》之药，往往有已载《本草经》者，如羊乳即《本草经》沙参、萎蕤即女萎、酸赭即地榆，皆是经李时珍并正者不少。余昔考定《别录》鹅膏，即《本草经》雁肪。今又考定桂枝即箘桂枝，由是推之，恐可并者尚多矣。

又凡药称木者，皆别于同类之草种也。如有芙蓉，即有木芙蓉；有天蓼，即有木天蓼；有蒴藋，即有木蒴藋；有藜芦，即有木藜芦。不可胜举。此木桂乃从桂荏称之。桂荏，即苏。苏与木桂性皆发汗而不上升，是亦同类也。若箘桂，则介乎草木之间。夫介乎草木之间者，竹也，故"箘桂"从"箘簬"为义，而其字从竹。

松 脂

味苦，温。主痈疽恶疮，头疡白秃，疥瘙风气。安五脏，除热。久服轻身，不老延年。一名松膏，一名松肪。

案：徐本无"痈"字，《纲目》有此，当是校者加之。"头疡白秃疥瘙"六字，申"恶疮"。

槐 实

味苦，平。主五内邪气热。止涎唾，补绝伤。五痔火疮，妇人乳瘕，子脏急痛。久服明目益气，头不白，延年卢本无"久服"以下十一字，不合全书通例，今从《纲目》补。

案："热"下当有脱字，或"热"上当有"瘕"字"子脏急痛"申"乳瘕"。盖槐实主"乳瘕"，当即产难如便难称大瘕泻之比。《别录》主堕胎，甄云主产难，《大明》催生。其云"子脏急痛"，即产难而生者也。槐花，治一切血，与蒲黄同。茜根亦然，皆清血中之热也。当归行一切血中之寒，芎䓖去一切血中之风，芍药疏一切血中之滞，白芷行一切血中之湿。

枸 杞

味苦，寒。主五内邪气，热中消渴，周痹。久服坚筋骨，轻身不老《纲目》有"耐寒暑"三字。一名杞根，地骨，一名枸忌，一名地辅《纲目》"辅"作"节"。

案：据此知周痹亦有因于热者，与《灵枢》异。依《经》例，前后皆实推之，自指杞子。其"杞根，地骨"中间当脱"名"字，盖至此始言根。

橘　柚

味辛，温。主胸中瘕热逆气，利水谷。久服去臭，下气，通神。一名橘皮。

案：陆潜园云化州橘树在本署签押房天井者最佳。只有一树，每年结五枚。花时已遣营兵守视，实时日夜守视不绝。择日摘取，进贡四枚，其一枚供上官。此橘皮厚如两顺治钱，毛长寸许，瓤与皮离。初煎毫无香味，至四五煎方有香味，绿色可煎至十余次。其署内余地，尚有两树亦结实，然已不及矣。其近署地方所产者更不及，云签押房天井，掘下只有石而少土，故此树甚瘦，其干仅可小碗许，意者此地正当礞石聚处欤。

橘之治痰，治食生之痰。仲景以解鲙毒，止哕。哕，即逆气也。哕之由食气而生，见《灵枢》。以化州之橘兼得礞石之气，其性用即胜于他橘，礞石亦消食生之痰积故也，《本经》"利水谷"之义如此。

又《局方》二贤散亦治食痰，盖盐能软坚，则亦能消也。若半夏，乃治风寒所生痰水，故《经》先著"伤寒"二字。然则用二陈者，必外有风寒，内有食滞，两阻胸膈之气而生痰者乃宜之也。

附：橘柚说

橘柚，一名橘皮，异说纷纭，皆误于分作两物故也。泉谓：橘柚、柑橙，古皆称柚。后人别其味甘者为柑，气澄者为橙，而其色黄者为橘，实则皆柚属也。《列子》云"吴越之国有大木焉，其名为櫾櫾，即"柚"字。如"由"作"繇"之比。碧树而冬青，实丹而味酸，食其皮汁已愤厥之疾"，与《韵会》引《说文》"橘树碧而冬青"合，他书无有，如《列子》云者是周时，明以为柚为橘之大名也。孔注《禹贡》谓橘小柚大，皆为柑种，陆佃《埤雅》谓橙为柚属，李时珍《纲目》谓柑似橘，合之此《经》，皆足为四物统称之证。四物中柚最大，故得统三者而一其称。

柏 实

味甘，平。主惊悸。安五脏，益气，除风湿痹。久服令人润泽美色，耳目聪明，不饥不老，轻身延年明万历本同此。

案：《金匮》竹皮大丸方下云"烦热，加柏实"，合《经》意。

茯 苓

味甘，平。主胸胁逆气，忧恚惊邪，恐悸，心下结痛，寒热烦满，欬逆，口焦舌干，利小便。久服安魂养神，不饥延年。一名茯菟从顾本补。

案："忧恚"以下六字，申"逆气"；"烦满"以下八字，申"结痛，寒热"，皆肾上乘心之症。

徐曰"古注茯苓，皆云'松脂入地所结，无苗、叶、花、实'。今之茯苓，皆有蔓可种，疑古今有异同也"。

案：徐所见即《逢原》"出浙中之莳苓"。

凡松树顶秃、色萎、皮枯若死状，其下恒有茯苓，盖其津液不能上荣枝叶，则下结而为此。光绪二十六年，弁山湾民，于耙松柴时，忽得茯苓，大者一枚，重二十余斤，小者数枚，一二斤、三四斤不等，皆有树根中穿。又闻北都卡中，亦时于松下得茯苓，但不能如此之大耳。案：此真自生苓也。土人不知其可贵，多以之煮猪肉为饭食用，惜哉！物之不遇人，犹士之不遇知己欤。

榆　皮

味甘，平。主大小便不通。利水道，除邪气。久服轻身不饥。其实尤良。一名零榆。

酸　枣

味酸，平。主心腹寒热，邪结气聚，四肢酸疼，湿痹。久服安五脏，轻身延年。

案：酸枣，即今南货店中所卖小圆紫色红枣也。卢本"枣"下有"仁"字。苏恭、寇宗奭皆云《本经》酸枣不言用仁，则今本"仁"字衍。《纲目》及顾校本亦无之。夫实醒睡，仁令睡，非可混也。

"心腹寒热，邪结气聚"半表半里也，"四肢酸疼，湿痹"申"邪结气聚"言，由酸疼渐成湿痹也。

干　漆

味辛，温。主绝伤。补中，续筋骨，填髓脑，安于脏，五缓六急，风寒湿痹。久服轻身耐老。生漆去长虫（顾本五字在"久服"上，不及卢本良）。

案："五缓六急"，风血所致，未详。

此是淳漆，《本经》云无毒，自是信语。后世多以桐油羼人，于是漆有毒，下咽之后难保不生疮疡。陶注《别录》谓人以鸡子汁和干漆，治虫多有致死者是也。此古今本草之异，不可强。

蔓荆实

味苦，微寒。主筋骨间寒热，湿痹拘挛。明目坚齿，利九窍，去白虫。久服轻身耐老。小荆实又等（顾本"又"作"亦"，义长）。

案：蔓，当为"曼"。《广雅》"蔓荆，牡荆也"。"筋骨间"表也。"拘挛"二字，申"湿痹"。"明目坚齿"平表里也，"去白虫"里也。

附：蔓荆、小荆、溲疏总说

古者"曼""栾"字通。《左传》宋景公名"栾"他书或云名"兜栾"，亦作"头曼"是也。据此则蔓荆即栾荆。苏颂谓"蔓荆，并不作蔓"，足证韩、寇两家之失，《纲目》从之颇当。《说文》"曼，引也"。蔓荆枝条引长称曼者，对小荆言之，后人加州，遂与瓜蔓字混耳。"曼"与"牡"为声转，《广雅》"蔓荆，牡荆也"，一语最的。陶氏误以牡荆为小荆，疑牡荆子大于蔓荆子，不应反称小荆，岂知小荆乃是石荆。陈藏器所谓石荆似荆而小，生水旁。《广济方》一名水荆。苏恭言"洛人以当栾荆者，非也"是矣。且据陈此言，石荆可当栾荆，必取相类，正与《本经》附小荆于"蔓荆"下意合。故知小荆即石荆也，而栾荆之当即曼荆可知已。

又案：李当之谓溲疏为蔓荆，云子如枸杞子，与陶注牡荆子如豆大亦合，其为一类二种无疑。

古者谓壮为牡，牡荆犹言木荆，如牡桂称木桂，以别于箘桂之例。溲疏，比枸杞称地骨、五加称木骨为大，故称巨骨。

辛 夷

味辛，温。主五脏身体寒热，风头脑痛，面皯。久服下气，轻身明目，增年耐老。一名辛雉雉，元大德本作"翄"，误，一名侯桃，一名房木。

案：此药治表及半表里。徐云辛夷与众木同植，必高于众木而后已。其性上向，故能升达清气。《别录》"新雉木"即此，"辛"即"新"字之省。《文选》注"新雉辛夷也"。《经》云辛夷者，谓辛雉，木之黄也。"夷"即"黄"字之省。

杜 仲

味辛，平。主腰脊痛。补中益精气，坚筋骨，强志。除阴下湿痒，小便余沥。久服轻身耐老。一名思仙。

案：《广雅》"杜仲，蔓榆也"，是杜仲为榆类。《局方》治痿有思仙木即此，杜仲乃其皮，故主表病。

桑上寄生

味辛元大德本"辛"作"苦"，平。主腰痛，小儿背强，痈肿。安胎，充肌肤，坚发齿，长须眉。其实，主明目，轻身通神。一名寄屑，一名寓木，一名宛童元大德本有此。

案："腰痛"以下八字，皆风病；"背强痈肿"，即龟背。古者茑、萝并称寄生，此则萝寄生也。若木耳则为茑寄生矣，并以在桑上者为佳。

今广西梧州人，种桑寄生子于桑枝皮中，如接花果法，待其发生长成，岁采其茎叶，煎为膏，遍货他省，他省皆贵之。一二年后，所接处约拱许，即截去，勿使拔尽桑气，须易一枝种之，彼土以为业。他省所出，多别自有根在上，但其茎叶绕桑上耳。即有生于桑枝者，是鸟衔他草木子，落留在此而生者，其种不一，不若梧州出者之即用寄生子也。

女贞实

味苦，平。主补中，安五脏，养精神，除百病。久服肥健，轻身不老。

案："安五脏"三句，半表里也。《本草》有"枸骨"，《逢原》云即十大功劳。

蕤　核

味甘，温。主心腹邪《纲目》"邪"下有"热"字结气，明目，目赤痛伤《纲目》"伤"字下有"目肿眦烂"四字泪出。久服轻身，益气不饥。

案：此即《尔雅》"蕤，白桵也"。其不白者，即《别录》学木核。学、桵同音。"心腹邪热结气"半表里也。

藕实茎

味甘，平。主补中养神，益气力，除百疾。久服轻身耐老，不饥延年。一名水芝丹。

案：此非今所云藕，乃今所云荷茎也。今之藕，古谓之蔤，见《尔雅》。近段缪堂《说文》注云荷茎藕生，故藕字从耦。然则《经》云藕实茎者，谓莲子及荷茎也。然陶注只解实、不解茎，疑《经》文原无"茎"字，且荷茎不足当水芝丹之目。"补中养神，益气力"半表里也，近世谓莲子补心脾者以此。

大　枣

味甘，平。主心腹邪气。安中养脾，助十二经《纲目》"助十二经"四字在"窍"字下。顾尚之本通此，平胃气，通九窍，补少气少津液，身中不足，大惊，四肢重。和百药。久服轻身延年。叶，覆麻黄，能令出汗。

案：此即今红枣。云大者，对酸枣称小枣言之也。《埤雅》"大曰枣，小曰棘"是也。陶曰：道家方药，以枣为佳饵。其皮利，肉补虚，所以合汤，皆擘之也。据此知仲景书于枣云擘者，乃剥取皮之谓。

葡　萄

味甘，平。主筋骨湿痹。益气倍力，强志，令人肥健，耐饥一作"老"，忍风寒。久食轻身，不老一作"饥"延年。可作酒。

案："益气倍力，强志"，凡藤皆然。本或作琐琐葡萄。琐琐，言小也。

蓬　蘽

味酸，平。主安五脏，益精气，长阴令坚邹本"坚"作"人"，强志倍力，有子。久服轻身不老。一名覆盆。

案：此药列于前后皆子之中，自当为蓬蘽子，故一名覆盆。

附：蓬蘽说

诸家说蓬蘽不一。泉案:《山海经》注"蘽,一名滕"（滕,古"藤"字），是古之蘽,今之藤也。蘽其正称,藤则因其茎勒固,可以缄滕诸物名之。蓬,逢声,逢大也。蓬蘽,犹言大藤。《别录》别蘽为三,云蘽根,凡藤根也;云千岁蘽,言其古也;此蓬蘽,言其大也。编本草者宜汇为一条。凡蘽之子皆为莓,如乌敛莓,即乌敛之子是也。皆为莓,则亦皆为覆盆。如《纲目》注列"五莓",皆以当覆盆是也。凡看《本经》,不必泥一名为一物,须知其囊括种类之义。依例推之,即葡萄亦是莓葡萄。葡萄,声匍匋,又甫缶声。甫、缶之合声,正为莓也。《别录》三蘽皆强力舒筋之用,不甚殊异。《经》特以其形质大,则功效亦大,故独出蓬蘽。陶注则谓蓬蘽是根名,覆盆是实名。

鸡头实

味甘,平。主湿痹,腰脊膝痛。补中,除暴疾,益精气,强志,令耳目聪明。久服轻身不饥,耐老神仙。一名雁喙食顾本"食"作"实"。泉谓:当作"含",形近之误。王念孙《广雅疏证》引此无"食"字。但作"雁喙",脱也。

案:此即今芡实,湖俗犹呼鸡头子。《淮南子》云鸡头已瘘,即谓此。"腰脊膝痛"四字,申"湿痹"。

胡 麻

味甘，平。主伤中虚羸。补五内《御览》九百八十九"五内"作"五脏"，益气力，长肌肉，填髓脑。久服轻身不老。青蘘卢本作"巨胜叶，名青蘘"。叶，当为"苗"。今并从顾本，甘寒。无毒。主五脏邪气，风寒湿痹，益气，补脑髓，坚筋骨。久服耳目聪明，不饥不老，增寿。巨《广雅》"巨"作"钜"胜苗也卢本无"甘寒"以下三十七字。今从顾本补正。《纲目》亦有，但无"巨胜苗也"四字。

案:《别录》一名巨胜，今药肆巨胜非芝麻，亦非三角麻。胡麻有巨胜、藤弘、鸿藏诸名，而胡、巨、弘、鸿，皆训大也。其子小于黄麻而称大者，当以其结莢言。存中谓张骞自大宛带来，恐未确。不如陶注种出大宛一语为浑融。但《本经》既有，则在汉未通使以前矣。且与出上党之言不大相刺谬乎？《纲目》且云：胡麻取油白者为胜，服食黑者为良，胡地者尤妙。然则中国固自有其利也，胡芎、胡枭，皆不自西域来。

麻 蕡

味辛，平。主五劳七伤。利五脏，下血寒气《纲目》"以利五"以下七字，为《别录》。"气"下有"破积止痹散脓"六字，亦称《别录》，多食令人见鬼，狂走。久服通神明，轻身《纲目》"久服"以下七字，为《别录》。一名麻勃。

麻子，味甘，平。主补中益气，久服肥健，不老神仙卢本无"久服神仙"四字。今从《纲目》及顾本补。

案："寒气"当为"寒热"。古"气"字作"炁"，与"热"相似，故误。多食辛，则肺王乘肝，肝藏魂，魂不安，故"见鬼狂走"。久服辛，则气治，肺连心，故"通神明"。肺主气，气王则运速，故"轻身"。

又案：蕡，为将结之实，其性带散，散能宣滞结，可攻聚。此利脏、下血、破积、止痹、散脓之象也。子则已结实而不散，其润性，又足此"补中益气""肥健"之象也。

附：麻蕡说

《说文》"麻，枲也"、"枲，麻也"、"黂，枲实也"芓，麻母也^{"母"读"蒙"上声。谓所以载子者。}一日芓即枲也，而于"苴"云履中艸，然则麻枲其大名，可以通称蕡，为枲实，他书亦曰麻实。芓为麻母，又曰即枲，许意并无雌雄之分也。"苴"为履中草，则并非麻名矣。窃谓"苴"犹粗也，今湖俗犹呼苴麻为粗麻布。《礼，丧服·小记》"苴杖"，疏："苴者，黯也。"荀子《礼论》"苴杖"注谓"以苴恶色，竹为杖"，《哀公篇》注谓"苍白色，自死之竹也"，于此诸解，知麻老则枯，枯则色恶，与履中用藉之干草一般，故以苴状之，非苴为有子之麻之专称，特相沿已久耳。

近歙程瑶田《九谷考》曰以今北方种麻事目验之，牡麻俗呼花麻，夏至开花，所谓荣而不实谓之英者。花落即拔而沤之，剥取其皮，是谓夏麻，其色白。苴麻俗呼子麻，夏至不作花，而放勃。勃，即麻实，所谓不荣而实谓之秀者。八九月间，子熟则落摇而取之，子尽乃刈沤其皮而剥之。是谓秋麻，色青而黯不洁白。程氏此说与《齐民要术》合。《齐民要术》曰：麻子放勃时，拔去雄者，若未放勃，先拔之则不成子也。彼云麻子放勃，是勃即子先声。子麻夏至放勃时，花麻正开花，当拔去之开花者即雄麻也。勃之非花，明矣。《本经》麻蕡一名麻勃，复出麻子。陶隐居以蕡为勃，"勃勃然如花者"自是不误。其误勃为花者，自《吴普》始。窃谓：《本经》蕡外，又取子者，以初未成之蕊，与已结成之实，皆可采以入药也。《经》文"麻花上勃勃者"，"花"字疑本作"荂"《尔雅》"芺蓟，其实荂"，注："芺与蓟，皆有翁苔，名荂。"荂即实也。然则荂正是勃，以其将实，故称其实。以《尔雅》证此《经》显然已。浅人见《说文》荂为华之重文，因改作"华"，又易以今"花"字，由是而以"勃"为"花"之误起。"荂"与"蕊"亦可通，湖俗读"蕊"如"二"，为凡将结子之称。《蜀都赋》刘注"蕊或谓之华，或谓之实。一曰花须头点也"。据此知，蕊无定状，凡高起粗大者皆得称之是勃，亦即蕊也。《周礼》注及《说文》以蕡为实者，因蕡必成实，故即谓实为蕡。盖据其初起，以要其终耳，其实。蕡，贲声，亦敷大之义，与勃义同而音转。《淮南子》谓渤海为贲海可证也。如此作解，则诸书皆与《本经》通。而《本经》"花"字之误，愈显然已。不然《经》既明云花上，陶注焉得反云如花乎？不应刺谬至此。且"勃"，"孛"声，《传》说"孛星"者，孛之言弗也，人肌中起者曰痣子，而药中如蘽，为旁勃、苨茇，一名毕勃，凫柴，一名勃脐，皆与痣子形近。然则麻勃之为形可想矣，而"勃"之非花更明矣。麻花，《本经》不取。

附：麻蕡辨

《经》例：凡草木之根、茎、叶、花、子，有兼取一二者，其性用相似则同条。如"胡麻"下有青蘘，"薏苡"下有其根，例之常也。然旋花，先花后根；茺蔚，先子后茎；竹叶，先叶后根；茅根，先根后苗。先者为主，后者为附，各视所重，此例之变易无定，不可胜举也。至若蔓荆与小荆，黄檗与檀桓，则异物而且同条矣，亦以其性用同耳。若性用不同则异条，如瞿麦穗与紫荽，香蒲与蒲黄，例之常也。然虋芜列上品，而芎䓖列中品，而翘根列中品，而连翘列下品，石龙芮之与水蓼，榆皮之与芜荑，皆以一本而并异其品，则各视所贵，亦例之变也。"麻子"既列谷部中，而先及"蕡"者，嫩老两收，而嫩者尤胜老者也。其异于自女贞以下至白瓜，皆言子者以此。

冬葵子

味甘，寒。主五脏六腑，寒热羸瘦。破从《千金》补五癃，利小便。久服坚骨长肌肉，轻身延年。

案："五脏"半表里也，"六腑"里也，"羸瘦"本停水所致。

苋　实

味甘，寒。主青盲明目。除邪，利大小便，去寒热。久服益气力，轻身不饥。一名马苋。

案："青盲明目"半表里也，"利大小便"兼里也，"去寒热"半表里也。此即白苋也，马言其大，对糠苋之称细苋言之也。或以马齿苋当之，非。今《千金》"蔬菜门"："苋实，一名马苋"，下云"即马齿苋也"，盖修者误增，非孙语。

白瓜子

味甘，平。主令人悦泽，好颜色，益气不饥。久服轻身耐老。一名水芝。

案：此即甘瓜子也。"白"字后人所加。"悦泽好颜色"，此去瘀之效。

苦 菜

味苦，寒。主五脏邪气，厌谷胃痹。久服安心益气，聪察少卧，轻身耐老。一名荼草，一名选。

案：此即茶。"荼""茶"古字同，其主治皆茶之功效也。茶叶须拣择，故名选。选，择也。陶注已疑此即茗矣，其尤苦者乃名槚，故《玉篇》荼字与荈茗类列，而"茶"下引《尔雅》"槚，苦荼"及注。"五脏邪气厌谷胃痹"与龙眼主治颇相似。《纲目》以苦菜即苦苣，引《金匮》野苣不可共蜜食，令人作内痔云云，于气味下是谓苦菜即野苣也。然《千金》"蔬菜门"，苦菜与野苣并列，孙氏固不以为一物也。《说文》次字"苣"与"荼"不类次，许氏早不以为一物也，此陶注所以疑即茗也。

龙 骨

味甘，平。主心腹鬼注，精物老魅，欬逆，泻痢脓血，女子漏下，癥瘕坚结，小儿热气惊痫。齿，主小儿、大人惊痫，癫疾狂走，心下结气，不能喘息，诸痉。杀精物。久服轻身，通神明，延年。

案：骨与齿主治，皆半表里症也。"痉"当为"痓"。今药肆以一种粘舌石为之，必不如《本经》所著性用。《纲目》"小儿"二字，在"息"字下作"小儿五惊十二痫"，"杀精物"三字在"大人"上，无"久服"以下九字。"诸痉"二字在"癫"字上，徐本与顾本同此。

麝　香

味甘，<small>明万历本作"辛"</small>温。主辟恶气，杀鬼精物，温疟，蛊毒，痫痓，去三虫。久服除邪气，不梦寤魇寐。

熊　脂

味甘，微寒。主风痹不仁，筋急，五脏腹中积聚，寒热羸瘦，头疡白秃，面皯、疱、皷。久服强志力，不饥，轻身<small>《千金》与此异</small>。

案：此是猪熊。若人熊、马熊，乃罴也，非熊。顾本无皷、力二字。《纲目》无力字。

案"力"上当有"倍"字。《千金》"熊肉，味甘，微寒，无毒。主风痹不仁，筋急五缓。若腹中有积聚寒热羸瘦者，食熊肉，病永不除"，其脂治与肉同。又"去头疡白秃，面皯皶，食饮呕吐"。案：依《纲目》除"食饮呕吐"四字为《别录》文外，余皆当为《本经》。而《本经》以"熊脂"标目，《千金》则自"头疡"以上为"脂肉"所同，自"头疡"以下为"脂"所独为异。以《经》中"五脏"作"五缓"，则与《证类本草》"熊肉"下所引"中风痹疾，脚气风痹"二方下皆言"五缓"同，可知"脏"字的系"缓"字之误。其"腹中积聚，寒热羸瘦"八字，则《本经》为熊脂主治。而《千金》与之大乖，《食疗》张鼎说与《千金》同，疑唐时《本经》原文如此。《纲目》及卢本，皆后人改也。《纲目》以无头无尾之"食饮呕吐"四字列入《别录》，必非原文。当断自"去头疡白秃，面皯疱，食饮呕吐"十二字为《别录》。其《本经》主治自当自"风痹不仁，筋急五缓"八字止，其若"腹中有积聚，寒热羸瘦者，食熊肉，病永不除"乃《本经》破格切戒语，浅人见全《经》无此例，怪而改之，遂如今本耳。其标目当云"熊肉脂"，如药实根、藕实茎之例，乃与诸家说合。传写脱"肉"字，故与《千金》不合。

白　胶

味甘，平。主伤中劳绝，腰痛羸瘦，补中益气。妇人血闭无子，止痛安胎。久服轻身延年。一名鹿角胶。

案：此温养冲督之药。"劳绝，腰痛羸瘦"者，谓每逢劳事之绝异常时之日，辄觉腰痛，致"羸瘦"也，其症属伤中，故冠以"伤中"二字。"血闭"谓气衰不生血。《逢原》云"取嫩角寸截，置小罈中，酒水和，盆盖，泥封，糠火煨三伏时，捣细如霜，名鹿角霜。今人每以煎过胶者代充，其胶既去，服之何益"。案：如张说，知方书云鹿角霜，乃制鹿角法，正当《本经》"鹿角"下主治，非有二也，《纲目》分列之，殊非。

阿 胶

味甘，平。主心腹内崩，劳极洒洒如疟状，腰腹痛，四肢酸疼，女子下血，安胎。久服益气。一名傅致胶。

案：此即今黄明胶也。以水煮牛皮为之，故与牛角鰓同为治血之用。而此尤为补血调经之圣药。所云主治与白胶相似。

"心腹内崩"，即《素，痿论》"心下崩，乃下血"由上乘之。谓劳事至极之时，便觉"洒洒如疟，腰腹痛，四肢酸疼"者，乃脾间劳气下乘于肾，在女子亦下血也。"安胎"者，谓血止不下，而胎自安也。此药有敷布、推致之效，故云傅致，傅之言敷也。今阿胶，用唐，陈藏器法，以阿井水煮黑骊皮为之，则为熄风、沉降之用，与《本经》主治绝异。

石 蜜

味甘，平。主心腹邪气，诸惊痫痉。安五脏诸不足，益气补中，止痛解毒，除众病，和百药。久服强志轻身，不饥不老《纲目》有"延年神仙"四字。一名石饴。

案：以《别录》称岩蜜，言之石当为岩。"诸惊痫痉"四字，申"邪气"。

蜂 子

味甘，平。主风头，除蛊毒，补虚羸伤中。久服令人光泽，好颜色，不老《纲目》有"轻身益气"四字列《别录》。

案：据《纲目》以此为蜜蜂子，此下尚有"土蜂子主痈肿，一名
蜚零"若干字。

《别录》"大黄蜂子，主心腹胀满痛"。

蜜 蜡

味甘，微温。主下痢脓血，补中续绝伤，金疮，益气，不饥
耐老。

案："金疮"二字，申"续绝伤"。

后世又有虫白蜡，乃冬青树上虫所为，亦"续绝伤"。蜜蜡之治
下痢脓血，《别录》及《金匮》《千金方》皆祖此。《肘后》治霍乱吐利，
又"以蜡一弹丸，热酒一升化服"，何也？以蜡炼蜜滤人水，候凝而
成蜜，既主肠澼杀虫，又主心腹邪气，又止赤白痢，则蜡自能"止
利脓血"也。蜜蜡之于石蜜，犹消石之于朴消，一生成，一熔化也。
《金匮》《千金》胶、蜡同用，取其重坠直达下焦，当是治蛊利为合。
又古方蜜蜡熔化，和酒服，能治一切失血，殆即"续绝伤"也，凡
失血，皆为经络脉绝伤。

牡 蛎

味咸，平。主伤寒寒热，温疟洒洒，惊恚怒气。除拘缓，鼠
瘘，女子带下赤白。久服强骨节，杀邪鬼，延年。一名蛎蛤。

案：牡蛎主治，皆属痰水之在半表里者，"寒热洒洒"尤易见。

其"惊恚怒气"，则阻气而致，痰水之由也。"拘缓鼠瘘"皆痰水结聚所致。鼠瘘，即今痰病。"带下赤白"尤为津血不利之证，当是白中带赤，痰热为之。古"蛎"字不从虫，厉蛤为蛤之粗粝者，与文蛤反。

龟 甲

味酸，《纲目》作"甘"平。主漏下赤白，破症瘕痎疟，五痔阴蚀，湿痹，四肢重弱，小儿囟不合。久服轻身不饥 "久服" 以下，从顾本补。一名神屋。

案：云甲者，是用全壳不专用版。虽"破症瘕"，而大意主收。"四肢重弱"申"湿痹"。

桑螵蛸

味咸，平。主伤中，疝瘕阴痿，益精生子，女子血闭腰痛。通五淋，利小便水道。一名蚀疣。生桑枝上，采蒸之。

案："五淋"三句，今用反此。

龟甲主治诸症，似散实收，螵蛸则似收而实散。所以然者，甲主外裹，收象也；子主内滋，散象也。《伤寒论》无用龟甲者，正忌其收。小柴胡汤有加螵蛸者，正用其散。《本经》言有蕴藉，或取相反为义，以待能者之引申。欲知之法，当以仲景、思邈辈方中参之。云"囟不合"微示其收；云"血闭"，微示其散。《伤寒论》小柴胡证用此者，取治疝瘕、利水道之义引申之。蚀疣，以功效为别名。考危氏《得效方》以此治小儿软疖,《纲目》谓"今人病疣,往往捕此食之",是明明言主治也,与通淋利水文义紧接。"郑志答王瓒问"及高注《吕览》《广雅》,皆以食疣为螳螂别名。

卷　中

中品药：一百二十种

雄黄　雌黄　石硫黄　水银　石膏　磁石　凝水石　阳起石　理石长石　石胆　白青　扁青徐本在上品　肤青　干姜　葈耳实　葛根　括楼根　苦参　茈胡徐本在上品　芎䓖　当归麻黄　通草　芍药　蠡实　瞿麦　玄参　秦艽　百合　知母　贝母　白芷　淫羊藿　黄芩　石龙芮　茅根　紫菀　紫草　茜根　败酱　白鲜　酸酱　紫参　藁本　狗脊　草薢　白兔藿　营实　白薇　薇衔　翘根　水萍　王瓜　地榆　海藻　泽兰　防己　牡丹　款冬花　石韦　马先蒿　积雪草　女菀　王孙　蜀羊泉　爵床　栀子　竹叶　蘖木徐本在上品　吴茱萸　桑根白皮　芜荑　枳实　厚朴　秦皮　秦椒　山茱萸　紫葳　猪苓　白棘　龙眼　木兰　五加皮　卫矛　合欢　彼子　梅实　核桃仁徐本在下品　杏核仁　蓼实　葱实　薤　假苏　水苏　水蘄　发皮徐本在上品　白马茎　鹿茸　牛角䚡　羖羊角　牡狗阴茎　羚羊角　犀角　牛黄徐本在上品　豚卵　麋脂　丹雄鸡徐本在上品　雁肪　鳖甲　鲐鱼甲　蠡鱼　鲤鱼胆　乌贼鱼骨　海蛤　文蛤　石龙子　露蜂房　蚱蝉　白僵蚕

案：《纲目》中品有雁屎白，今无。考明人谓《本经》葱、薤合条，岂误分于彼，故误脱于此欤。

雄　黄

味苦，平一本有"寒"字。主寒热鼠瘘，恶疮，疽痔，死肌。杀精物，恶鬼，邪气，百虫毒，胜五兵。炼食之，轻身神仙。一名黄金石。

案："寒热鼠瘘"一病名。"死肌"，腐肉也。

雌　黄

味辛，平。主恶疮，头秃痂疥。杀毒虫虱，身痒，邪气诸毒。炼之久服，轻身增年不老。

案："头秃痂疥"四字，申"恶疮"；"身痒"二字，申"毒虫虱"。

石硫黄

味酸，温。主妇人阴蚀，疽痔，恶血。坚筋骨，除头秃。能化金、银、铜、铁奇物。

案："恶血"二字，申"阴蚀，疽痔"。

水　银

味辛，寒。主疥瘘，痂疡白秃。杀皮肤中虱，堕胎，除热。杀金、银、铜、锡毒。熔化还复为丹，久服神仙，不死。

案：此据陶申《别录》说，乃烧丹砂所出者，故能复为丹砂，他处所出恐不能如《本经》之效。其用生者，尤非《本经》意。以汞粉能去风，故治"疥瘘，痂疡，秃，虱"诸虫之生于风者。今用可取轻粉，一名腻粉。

石　膏

味辛，微寒。主中风寒热，心下逆气，惊喘，口干，舌焦不能息，腹中坚痛，除邪鬼，产乳，金疮。

案：古方无有以石膏杀"鬼"者，疑《经》"鬼"字乃"气"字之误。"坚痛"为热结之坚痛。

仲景用石膏，于恶寒者禁之，此治寒热者，非戾也。

恶寒犹带表邪者不可用，里热乘外而寒者正宜。用于"逆气"知其乘，"惊喘，口干，舌焦不得息"九字，心下过气之症也，所以申"逆气"也。于"腹中坚痛"知其结在中、凡结在中者，非下注即上逆，皆乘也。又"寒热"表证也，"腹中坚痛"里证也，"心下逆气"半表半里证也合而言之，则知仲景于表里俱热者用此。

磁　石

味辛，寒。主周痹，风湿，肢节中中，一作"肿"痛不可持物，洗洗酸痟。除大热烦满及耳聋。一名玄石。

案：磁石虽主湿痹，要惟肾虚中风所致者宜之，他经不可用。"风湿"以下十四字，申"周痹"；"大热烦满及耳聋"，盖热痹也。

凝水石

味辛，寒。主身热，腹中积聚邪气，皮中如火烧，烦满。水饮之，久服不饥。一名白水石。

案："腹中积聚邪气"里证也，"皮中如火烧"表证也，"烦满"半表半里证也。此与石膏虽同为表里俱治，而凝水石治里居多。盖"皮中如火烧"，亦"烦满"外乘所生也。

阳起石

味咸，微温。主崩中漏下，破子脏中血，症瘕结气，寒热，腹痛，无子，阴痿不起，补不足。一名白石。

理　石

味辛，寒。主身热，利胃解烦，益精明目，破积聚，去三虫。一名立制石。

长　石

味辛，寒。主身热，胃中结气_{顾尚之本无"胃中结气"四字}，四肢寒厥，利小便，通血脉，明目，去翳眇，下三虫，杀蛊毒。久服不饥。一名方石。

案：理石、长石皆主身热，治表也；理主利胃，长主胃中结气，皆治里也；理主解烦、破聚、明目，长主四肢寒厥、利小便、明目，皆治半表半里也。而益精与通血脉相似，去三虫与下三虫、杀蛊毒同，去翳眇又较明目为甚，可知二石性用大同而长石尤烈。今或概乱人石膏中。理石，石膏之粗理者；长石，即硬石膏。

石　胆

味酸《纲目》"酸"下有"辛"字，寒。主明目。目痛，金疮，诸痫，痓，女子阴蚀痛，石淋寒热，崩中下血，诸邪毒气。令人有子。炼饵服之，不老《纲目》"老"下有"久服增寿，神仙"六字。能化铁为铜《御览》九百八十七"铜"下有"合"字，即"令"之误成金银《纲目》"能化"以下八字作《别录》。一名毕石。

案：此《纲目》以为胆矾。

白　青

味甘《纲目》"甘"下有"酸咸"二字，平。主明目，利九窍，耳聋，心下邪气，令人吐，杀诸毒、三虫。久服通神明，轻身，延年不老《纲目》无"延年不老"四字。

案：今铜青亦令人吐。

扁 青

味甘，平。主目痛，明目，折跌，痈肿，金疮不瘳。破积聚，解毒气，利精神。久服轻身不老。

肤 青

味辛，平。主蛊毒，及蛇、菜肉诸毒，恶疮。不可久服，令人瘘 "不可" 以下七字从《纲目》补。

案：此即《别录》绿青，而《纲目》以《别录》之 "绿青" 为《本经》，以《本经》之 "肤青" 为《别录》，误。泉谓：肤青、绿青，一也，故一名绿肤青。陶注谓即用画绿色者，亦出空青中相挟，苏恭谓即扁青，画工呼为石绿，究无定论。但 "扁青" 自有专条，《本经》决无重出之理。以名义推之，必其形如肤，其类为青，其色则绿者，方足以当此三称。而宋《嘉祐》别出 "铜青"，一名铜绿，青绿杂称与 "绿青" 义合。今湖中广货店有铜青形如茶点中之香屑糕，方约寸许，面上一分绿色如砂，底三四分则白，即此《经》所指。若《拾遗》曰铜青乃铜器上绿色者，陶洗用之；《纲目》曰近人以醋制铜生绿，收干用之。此虽亦青生于肤，与陶、苏义不合。

干 姜

味辛，温。主胸满，欬逆上气。温中，止血，出汗，逐风湿痹，肠澼下痢。生者尤良。久服去臭 "臭" 原作 "息"，从《纲目》改气，通神明。

案：此治半表半里之药，而能兼及表证、里证，故仲景泻心汤诸方用之。《伤寒论》止痢用干姜，治痹用生姜。

枲耳实

味甘，温。主风头寒痛，风湿周痹，四肢拘挛痛，恶肉死肌。久服益气，耳目聪明，强志，轻身。一名胡枲，一名地葵。

案：此今谓之"苍耳子"。"寒"当为"塞"，与痹、挛痛、死，皆不通之称。此味辛烈，故能治一切闭塞。《唐本草》服苍耳茎叶丸满百日，肌如凝脂，《苏沈良方》服苍耳茎叶散十余年，至七八十红润轻健，皆去"恶肉死肌"之引申义，则子与茎叶，用相仿也。由是推之，苍耳之治"风湿痹"乃治躯壳之风湿痹，不能及脏腑，故《本经》之言止此。

《纲目》自"益气"以上皆称"陈藏器"，又不采《别录》。

葛　根

味甘，平原行"无毒"二字，今从顾本删。主消渴，身大热，呕吐，诸痹。起阴气，解诸毒。

葛谷，主下利十岁以上卢本无此九字，今从《纲目》补。一名鸡齐根。

案："消渴，身大热，呕吐"七字句，盖温症也，故治温宜葛根。《千金》《外台》诸治温邪呕吐方皆用之，其治"诸痹"者亦风热之痹。"起阴"者，谓开提里分痹著之气，如今用治痢、解醒是也。

其治"呕吐"者，乃治表邪内攻之呕吐。其谷，磨之为屑即葛粉。

葛之有刺者曰葎草，一名葛勒蔓。

栝蒌根

味苦，寒。主消渴身热，烦满大热。补虚，安中，续绝伤。一名地楼。

案：主治与葛根大同，但葛根治表邪将人里之症，而此治里邪淫于表之症，义迥不同。

苦　参

味苦，寒。主心腹结气，症瘕积聚，黄疸，溺有余沥，逐水。除痈肿，补中，明目止泪。一名水槐。一名苦薏。

案：此治半表半里及里证，而绝无与于纯表者。"明目止泪"与槐同功，故以槐称。水当为"小薏"，本酸浆之名。云苦薏者，苦参较酸浆尤苦故也。酸浆之属，有龙葵、龙珠。

茈　胡

味苦，平。主心腹，肠胃中结气，饮食积聚，寒热邪气，推陈致新。久服轻身，明目，益精。一名地熏。

案：茈胡色紫，故称茈，俗读如"柴"字，遂作柴，"柴"亦

"此"声也。《别录》有前胡,《玉篇》作"湔胡",湔犹洗也,与推陈致新义合。《别录》谓柴胡荡涤肠胃,与湔义合,则前胡乃柴胡之别种也。故《外台》用仲景大小柴胡汤,或皆作前胡。柴、前一声之转,如耶、谐二字,湖音皆读如"瑕",苏音皆读如"圆"。

"心腹"半表里也,"肠胃"里也。"熏"与"蒿"同义。《礼记》"焄蒿凄怆",焄即"熏"字。

芎 䓖

味辛,温。主中风人脑,头痛,寒痹,筋挛缓急,金疮,妇人血闭,无子。

案:芎䓖与当归可参。头脑,表也;欬逆,里也;寒痹,表也;温邪,里也;血闭无子因于塞,亦表也;漏下绝子因于通,亦里也。绎此知"芎"表而"归"里矣!古方佛手散,表里同治方也。但"归"之治里,亦是治半表半里中之里,故兼主皮肤洗洗。芎之治表,亦是治半表半里中之表,故兼主心下毒痛,《金匮》养胎丸下云心下毒痛加芎䓖。泉谓:芎䓖,《左传》作"鞠䓖",而《仪礼》郑注引《论语》"孔子之执圭,鞠䓖如也",孔注《论语》亦作鞠䓖,云敬谨貌。凡人敬谨则心思提起,顾名思义,可知此药之升提矣。心下毒痛当是表寒内陷,或风寒内抑,故用此提出之耳。

当 归

味甘,温。主欬逆上气,温疟,寒热洗洗在皮肤中,妇人漏下，绝子，诸恶疮疡，金疮。煮饮之。一名干归。

案：皮肤，经络也。湖俗呼为荷包牡丹。花草鲜者极润，能致泄，须晒干用，故一名干归。

麻 黄

味苦，温。主中风伤寒，头痛，温疟，发表出汗，去邪热气，止欬逆上气，除寒热，破症坚积聚。一名龙沙沙，古"莎"字。

案："中风伤寒"一病名。麻黄乃躯壳及胸膈总治之药，向乎表而兼顾半表半里者。

通 草

味辛，平。主去恶虫，除脾胃寒热，通利九窍、血脉、关节，令人不忘。一名附支。

案：此兼治津血之药，诸家皆以为木通。

芍 药

味苦，平。主邪气腹痛。除血痹，破坚积，寒热，疝瘕，止痛，利小便，益气。

案：此乃通治血脉之药。

蠡 实

味甘，平。主皮肤寒热，胃中热气，风寒湿痹，坚筋骨。令人嗜食，久服轻身。花、叶去白虫。一名剧草^{剧当为"刷"}，一名三坚，一名豕首。

案：蠡实，《别录》作"荔实"。《说文》荔草"似蒲而小，根可为刷"，夫云似蒲，则与高诱称为旱蒲合。《广雅》"荔，一名马蔺"，《说文》"蔺，蒲属"亦合也。云可为刷，其物必坚，则与郑康成《礼注》称"荔挺"者合。近程瑶田曰"荔，今北方人束其根以刮锅"，李时珍以荓马帚当之，误矣。程说最得《本经》。一名剧草，"剧"字当即"刷"字之误。《图经》云蠡结实如角子，云如角子，则与称"蠡"者合。《本经》"豕首"，"豕"字当即"蠡"字之误，"蠡"或从"豕"者，以象、豕二字可通耳。写者脱虫，遂作"豕首"，致与天名精同名。

又案：据《说文》知，蠡实是蒲属。

瞿 麦

味苦，寒。主关格，诸癃结，小便不通。出刺，决痈肿，明目，去翳，破胎堕子，下闭血。一名巨句麦。

案：《经》以关格本为呕吐、小便闭之名，故复申之。曰"诸癃结，小便不通"，言其不治呕吐也。《本经》自申其说者甚多，疑古本止云关格，后来名医如华佗、仲景辈讨论之，乃知其实治下不治上，遂著此以示后人也，不治格而《经》文云云者，与《伤寒，平脉法》"下微本大者，则为关格不得溺"一例从。可知《经》文凡言寒热者，亦不必寒热皆有矣。欲穷《经》者，须知古义难为执一者，道也。

又案：此药今谓洛阳花，一名石竹。

玄　参

味苦，微寒。主腹中寒热积聚，女子产乳余疾，补肾气，令人目明。一名重台。

案：此药总治热结气，不可治寒。于此又可见《经》文"寒热"二字，非必果兼有之也，况有"令人明目"一句可证乎！

秦　芁

味苦，平。主寒热邪气，寒湿风痹，肢节痛，下水，利小便。一名秦瓜。

案：秦芁，《外台》或作蓁芁，此亦秦非地名之一证。芁，古作"艻"，从"丩"。"丩"犹纠缭也。人身纠缭之物，外则筋，内则肠，故主"肢节痛""利小便"，且可知其为治半表半里药。

百　合

味甘，平。主邪气腹胀，心痛，利大小便，补中益气。

案：此即今白花百合也。其红花者名山丹，今亦呼百合，而非《经》所指。孙德祖《寄龛乙志》：百合出中州者味甘，以其同天地中气也。瓣纤长类佛手柑，最易辨识。嵩山所出尤佳。天生岁久者，能却病延年，殊不易得，亦朱草、肉芝之亚也。嵩山兼出黄精，久服功效不亚参、苓。

百合入血之品，润药也，故百合病用之。于《经》文推之，凡言邪气者，皆以在半表半里为正。

知　母

味苦，寒。主消渴热中，除邪气，肢体浮肿，下水，补不足，益气。一名蚔母即蝭母，古者"是""氏"通用，一名连母，一名野蓼，一名地参，一名水浚"浚"当即"㿃"字之误，一名水参，一名货母，一名蝭母。

案：肢体为热所壅，故浮肿。其云"下水"，虽不必专主小便，然热壅津液之小便不利亦能下之。知母亦有浸淫之性，故称㿃。

贝　母

味辛，平。主伤寒烦热，淋沥，邪气，疝瘕，喉痹，乳难，金疮风痉。一名空草王念孙说"商"即"菌"字之误。泉谓"空"，又因"商"而误。

案："乳难"以上皆因于痰。"金疮风疼"一病名，亦治痰之引申。《尔雅》《释文》引此，又有一名药实，一名苦华，名苦菜，一名商草，一名勤母，今皆作《别录》。

白 芷

味辛，温。主女人漏下赤白，血闭阴肿，寒热，风头侵目泪出。长肌肤，润泽《纲目》"泽"下，有"颜色"二字，可作面脂。一名芳香。

案:《经》云治"漏下，血闭，阴肿"者，风邪留而人里侵下也；其治"头风泪出"者，风邪犹在上也。上下并治，亦半表半里之品。

淫羊藿

味辛，寒。主阴痿绝伤，茎中痛，利小便，益气力，强志。一名刚前前，当为"筋"，刚筋谓强茎也。《素·热论》"颊前"，杨上善"前"作"筋"。

案:淫，大也，《诗》曰"既有淫威"。羊犹佯也，言其大而似藿也。本草家谓淫羊以此为藿，喜食之，凿矣。此药能强人筋，故别名刚筋。《经》文"前"字，即"筋"字之误。《尔雅》"虺，九叶"，瞿氏颢云即淫羊藿，关中呼为三枝九叶草。

黄 芩

味苦，平。主诸热黄疸，肠澼泻痢，逐水，下血闭，恶疮，疽蚀，火疡。一名腐肠。

案:此药泄、闭并治者，非戾也。总是去"瘀热"耳，故并不论水血，为心腹拥滞之热之主药。

又案:《本经》言泻痢者十三:矾石，泻痢白沃；五石子，泻痢肠澼，脓血；云实、龙骨皆主泻痢脓血；黄芩，肠澼泻痢；女苑，泻痢肠鸣，上下无常处；蘗木，止泻痢，女子漏下；枳实，止痢；羚角，止寒泄；鸡肶胵皮，主泻痢；殷孽，主瘀血泻痢；藜芦，主泻痢肠澼；腐婢，主泻痢。盖古者于凡窍通津血利者，皆谓之"泻痢"也。《本经》言"泄澼"者一，滑石主泄澼。澼，辟也。《本经》言下痢者三：黄连，肠澼腹痛下痢；蜜蜡，下利脓血；干姜，肠澼下痢。"下"即"泻"字，泻、泄同义。

石龙芮

味苦，平。主风寒湿痹，心腹邪气。利关节，止烦满。久服轻身，明目，不老。一名鲁果能，一名地椹。

案：吴普、苏恭皆云是水靳之子，其黄花有毛者即钩吻。

附：水靳、石龙芮、钩吻说

医书芹、蕲、堇、靳多相乱，古者"堇"字作"堇"，从草堇声。"堇"训黏土，本与"堇"别；而"䕆"字从"堇"艮声，"艮"与"斤"通，如龈䶩之例。堇加斤即为蕲，蕲省"艸"靳，蕲省堇即为芹，䕆省"堇"为艮，艮加"艸"即为茛。《本经》"水靳"亦作"水堇"，称水茛。毛堇称毛茛，则水靳明系水茛也。石龙芮即其子，故吴普、苏恭皆云石龙芮一名水堇，而《博雅》云"钩吻，毛茛也"。然则《本经》之列水靳、石龙芮与钩吻者，乃是茛之二种，与《金匮》食芹禁忌中水茛今《金匮》"茛"作"茛"，又衍"若"字于"茛"下，误中之误。详余所撰《研经言》钩吻并举，《百一方》水茛、毛建草毛建草即钩吻并举同意。寇宗奭《衍义》云：石龙芮有二种，水生者叶光而子圆，陆生者叶毛而子锐。陆生者又谓之天灸《纲目》以"天灸"为"钩吻"。此说最得之。但当云茛有二种，则文义圆融，不当以石龙芮冠之耳！据《百一方》说，则《本经》"水蕲"即蟹所食者，以其有毒，故入下品。陶氏误以食芹当之，遂疑其当入上品，不当在下品，由其不知字义，并不知《本经》不收"种菜"故也。至于叶如芎劳之芹是楚葵，《本经》所不收。若《周礼》注云芹，《说文》作堇者，非谓《说文》本无芹字，谓《礼》之芹即《说文》类蒿之堇，非楚葵之芹也。段缪堂谓芹字后人据《尔雅》增，非也。楚葵即紫堇，亦曰赤芹，非堇也。缘堇省辶亦为芹，故与楚葵之芹相乱。明乎字义而堇、蕲、蘄其别可知。《纲目》未能分析，故详论之。约其要则光茛、毛茛皆"堇"属，当归、芎劳皆"蕲"属案《玉篇》"堇，葵蒿也"。

茅 根

味甘，寒。主虚羸劳伤，补中益气，除瘀血，血闭，寒热，利小便。其苗主下水。一名兰根，一名茹根。

案：《经》言苗者，即所谓茅针也。

紫 菀

味苦，温。主欬逆上气，胸中寒热结气。去蛊毒，痿躄，安五脏。

案：此药以今验之，往往润肠，盖治肺家寒燥者也。有热者忌用。

紫 草

味苦，寒。主心腹邪气，五疸。补中益气，利九窍，通水道。一名紫丹，一名紫芙。

案:《说文》"茈，茈草也"，茈即紫字。藐，茈草也。藐即芙字。《广雅》谓之茈莫，《周礼》注谓之茈茢，疑丹即茢之误。

茜 根

味苦，寒。主寒热风痹，黄疸，补中。

案:《金匮》红蓝花，当即茜草。汉、唐人用《本经》药，多喜用别名，徐广《史记，货殖传》注云茜一名红蓝，其花染缯赤黄。《本经》无红蓝花，陆玑《诗》疏云；"茹芦，茅蒐也，茜草也，一名地血。"齐人谓之茜，徐州人谓之牛蔓。以徐州人名牛蔓推之，自是藤生者。今川中有煎成鸡血藤膏，色赤黑而润，以治风血绝佳，他省皆贵之。此当即《纲目》"血藤"。血、茜乃一声之转。云鸡血者，状其赤耳。明，虞搏云血藤即过山龙。过山龙，茜别名。

茜善治血，则"风痹""黄疸"，皆主血虚挟风热者言。"寒热"亦指热言。《纲目》另有红蓝花，即染坊之红花，非仲景所知也。

败　酱

味苦，平。主暴热，火疮赤气，疥瘙，疽痔，马鞍热气。一名鹿肠。

白　鲜

味苦，寒。主头风，黄疸，欬逆，淋沥，女子阴中肿痛，湿痹，死肌不可屈伸，起行止步。

案："女子"以下十八字作一句读。"死肌"以下申"湿痹"。

考此药《本经》主治，皆为属风痰所为。"头风，黄疸，欬逆，淋沥"，止因风成水之症。"肿痛，湿痹"亦有由风水得之者。《别录》时行腹中大热，饮水、欲走、大呼云者，谓时行病因热大饮而停为水邪成狂病也。惊痫产疾亦有因于风水者。甄权之义亦主风痰，故有风疮、疥癣赤烂、眉发脱脆、酒黄等治。《大明》云"通小肠水气及头痛、目疼"数语，显是风水所致。苏颂治肺嗽亦同。《肘后》治鼠瘘出脓血，脓血与水同法。

又案:《经》文"主女子阴中"以下十八字，疑即近世所谓房劳之阴瘫。《千金》《外台》所谓女子伤于丈夫者与此略相似。

酸　酱

味酸，平。主热，烦满，定志，益气，利水道。产难，吞其实立产。一名醋酱。

案：此药即今药肆灯笼草，一名苦耽。《尔雅》"葴，寒酱"即此。其子今呼为红灯笼。

又案："醋"古"酢"字，《唐本草》稀莶治热蟹烦满，李氏以《唐本草》所指为龙葵，而龙葵即酸酱之别以彼例此，疑《本经》"热"下脱"蟹"字。

紫 参

味苦，寒。主心腹积聚，寒热邪气，通九窍，利大小便。一名牡蒙。

案：汉后人称本草者，多好称别名，故唐人之牡蒙即此，于狼牙、鬼督邮、马目毒公、鬼箭亦然。陶注于沙参下云"五参外又有紫参，乃牡蒙也"，亦其例。

藁 本

味辛，温。主妇人疝瘕，阴中寒肿痛，腹中急。除风头痛，长肌肤，悦颜色。一名鬼卿，一名地新。

案：《广雅》"山茝、蔚香，藁本也"，是此药。为白芷之类，故功用亦大同，今从"除风头痛"之用。

案：《桐君药录》：真藁本久绝，梁时惟以芎䓖根须当之。二苏所释，似即细叶芎䓖。又《桐君》以芎䓖况藁本，而《吴普》说芎䓖五月花赤，苏颂芎䓖七八月开碎白花，疑古今芎䓖本不同也。

狗　脊

味苦，平。主腰脊强，机关缓急，周痹，寒湿膝痛。颇利老人。一名百枝。

案:《别录》又有菝葜，或作菝葜,《玉篇》云"菝葜，狗脊根也"。《吴普》《广雅》、陶注、《博物志》并说菝葜即狗脊，正合，但不如《玉篇》详。泉谓:菝葜即狗脊之下根，狗脊乃土瓜之上根，故与狗脊分别为二品《别录》《大明》所列主治皆大同，或疑狗脊已言根，而《玉篇》云"菝葜，狗脊根也"，何也？曰此犹百合已言根，而仲景复去百合根之例。菝葜即土瓜根，故郑注《月令》云菝葜之实为土瓜,《圣惠》《集简》等所称是也。土瓜之总根即狗脊，寇宗奭、李时珍释土瓜皆云根又生根。陶、苏所释之土瓜即括楼之属，故每与括楼通用。

萆　薢

味苦，平。主腰背痛强，骨节风寒湿周痹，恶疮不瘳，热气。

案:此药《纲目》谓之白菝葜。

白兔藿

味苦，平。主蛇，虺，蜂，虿，猘狗，菜肉蛊毒，鬼疰，风疰。诸大毒不可人口者，皆消除之"风疰"以下十四字，从《纲目》补。一名白葛。

持案:《纲目》"鬼疰"下有三十三字不似《本经》语,但照旧文则又不全,今断自"风痉"以下十四字为止。

又案:葛根称鹿藿,故此药称兔藿。今白毛藤风科用之,形绝似葛,故称白葛。

营 实

味酸,温。主痈疽,恶疮,结肉跌筋,败疮,热气,阴蚀不瘳,利关节。久服轻身益气"久服"以下六字从顾本补。一名墙薇,一名墙靡,一名牛棘。

案:墙薇今用花,古用子,故称营实。今湖俗称野墙薇者即此,谓野外所生,取其不经灌溉,非谓有家者而别言之也。墙薇以白为正,一名做丝花,古称酴醾。《经》云"主败疮,热气,阴蚀不瘳",则治疽之义该矣。

白 薇

味苦,平。主暴中风,身热肢满,忽忽不知人,狂惑,邪气寒热,酸疼,温疟洗洗,发作有时。

案:"肢"当为"支"。支满即气闷。《纲目》有"春草"二字,别名。

薇 衔

味苦，平。主风湿痹，历节痛，惊痫吐舌，悸气，贼风，鼠瘘，痈肿。一名麋衔疑即今"鹿含"。

案：此药主治皆筋病。"风湿痹，历节痛"句，谓此治痹乃治"历节痛"之痹也；"惊痫吐舌，悸气"句，谓此治"惊痫"乃治有"吐舌悸气"者之惊痫也。痫与吐舌本系筋病，据此知"悸气"亦有因筋病者，盖筋动之悸，亦气为之故也。"贼风，鼠瘘，痈肿"句，谓此治贼风所致之颈病也。"鼠瘘痈肿"四字一气读于此，知今人以鹿含草治吐血者，惟于伤筋所致者最宜。

翘 根

味甘，平。主下热气，益阴精，令人面悦好，明目。久服轻身，耐老《唐本退》。

案：此与连翘异部者，以品有中、下也。《御览》九百九十一"甘"作"苦"。

水 萍

味辛，寒。主暴热身痒。下水气，胜酒，长须发，止消渴。久服轻身。一名水花，一名水白顾本无。

案：此药《吴普》、陶苏皆谓是大蘋，《纲目》欲分为二物，故非之今浮蘋，用以为发汗药。

王　瓜

味苦，寒。主消渴，内痹，瘀血月闭，寒热，酸疼。益气，愈聋。一名土瓜方书复有"土瓜根"，当是其须，如百合已为根，而复有"百合根"之比。

案：此即《别录》菝葜，郑注《月令》说是也。详"狗脊"下。郑樵《通志》亦曰叶似王瓜，故名王瓜草。名实皆符，但曰似，则知之未审也。且贯众名黑狗脊，而《图经》谓其根如大瓜，则可以况狗脊根之为瓜矣！

附：王瓜说

《本经》王瓜一名土瓜。盖以凡瓜之生在茎，见于土上，独草薢中一种赤色者，根形如瓜，没在土中，故曰土瓜。其凡称瓜者，不必尽如瓠类，彼苽蒋，以中有苽手得名苽。苽，瓜声字也。菲当菖类，亦名土瓜，此王瓜亦尔。王瓜一名菝葜，葜字亦从瓜，绎其名义即知郑注之确。郑注《月令》"王瓜生云草蝅也"，草蝅即菝葜，菝葜即菝葜，《纲目》云"菝葜，犹㧙结"，言其短也，夫根短则椭圆如瓜矣。陶注非之，良由泥看"瓜"字故耳。王瓜主疗与菝葜之除风湿、去老血同，明是一物。若陶所称之土瓜，即甜瓜之野生者，正系括楼之别种，《本经》必不再列。张冠李戴，莫此为甚。

地　榆

味苦，微寒。主妇人乳痉痛，七伤，带下五漏顾本无"五漏"二字，有"病"字，止痛，除恶肉，止汗，疗金疮。

案："乳痓"即产后中风也。"痛"当为"病"。

海　藻

味苦，寒。主瘿瘤气，颈下核，破散结气，痈肿，症瘕，坚气，腹中上下鸣，下十二水肿。一名落首。

案：《广雅》"海萝，海藻也"，则海藻乃萝类。寻此主治，皆痰水之属热者。《千金》云天下寒物，无过海藻。

泽　兰

味苦，微温。主乳妇内《御览》九百九十"内"作"血"衄，中风余疾，大腹水肿，身面四肢浮肿，骨节中水《纲目》无"乳妇"以下廿二字，金疮，痈肿疮脓。一名虎兰，一名龙枣。

案：此药一名风药，乃消血消水之品。"内衄"亦风所致。"大腹水肿"以下诸病，风搏液而成水也。"金疮之痈肿疮脓"，亦中于风水而然也。别名龙枣，当为龙棘，以其叶尖硬似刺故名。

防　己

味辛，平。主风寒温疟，热气诸痫。除邪，利大小便。一名解离。

案：此是木防己，其生汉上者为汉防己，乃萝类。《千金》有"汉上木防己"可证。已，止也，防其止则解离之，即近世通脱木之属。

案："风寒"以下八字句，言"风寒温疟，热气"所致诸痫并治之。盖专指此四因中之有水者言之，其"利二便"亦然。除邪药多治上中二焦，独防己利于下焦。

牡 丹

味辛，寒。主寒热，中风，瘛疭，痉原本无"痉"字，今从徐、顾本补，惊痫，邪气。除症坚瘀血留舍肠胃，安五脏，疗痈疮。一名鹿韭，一名鼠姑。

案：此经络脏腑并治之药。蒿、丹并用者，从"寒热"引申。肠痈为主药者，从"瘀血留舍肠胃"引申。

款冬花

味辛，温。主欬逆上气，善喘，喉痹，诸惊痫，寒热邪气。一名橐吾，一名显冻一作"冬"，一名虎须围，一名菟奚即"橐吾"之转音。

案：此药治风寒挟痰之病。然真者久绝药肆，多以枇杷花嫩蕊充之。但此蕊古不见用，《纲目》但著其治头风清涕出，与辛夷同用云云，尚未及治嗽。考寇宗奭云枇杷叶治热嗽为宜，蕊与叶虽异物，或偕用不甚相远，欲如《经》冲寒透邪之效，断不能也。

石　韦

味苦，平。主劳热邪气，五癃闭不通。利小便水道。一名石鞭
《纲目》作韔

案："闭不"二字疑衍。

马先蒿

味苦，平。主寒热，鬼疰，中风，湿痹，女子带下病，无子。
一名马屎蒿"屎"一作"矢"。

案：此即今铁茵陈。以别名屎字推之，则马先当作马矢，古多
借"矢"为"屎"。

又案：陆玑《诗疏》"蔚"下云：牡蒿七月花，八月角，一名马
薪蒿。则马先即角蒿。

附：马先蒿说

自《广雅》有"因尘，马先也"一语后，人遂称马先蒿为铁茵
陈，一名铃子茵陈。《别录》谓之练石草，亦谓之牡蒿。考《本经》
马先蒿"主寒热，鬼疰，中风，湿痹，女子带下病，无子"，《别录》
练石草"主五癃，破石淋，膀胱中结气，利水道小便"，牡蒿"主充
肌肤，益人，令人暴肥。不可久服，血脉满盛"，三者名义似乎皆
异。然据陆玑《诗疏》，则牡蒿的系马先。据《肘后》，则练石的系
马先无可疑者。今案：《本经》功效，主祛风湿之在半表里者，《别
录》两言各据一，偏言也。水道小便之不利，盖风湿在上、在下之

所生。充肌暴肥，盖风湿已去之验。三者未尝不合，且久服能令脉溢，可知其去风湿之力矣。《千金》治痔与陶冶恶疮说合。辨药者当以《本经》为主，而取他书以附之方尽其义，此其要诀。

积雪草

味苦，寒。主大热，恶疮痈疽，侵淫，赤熛，皮肤赤，身热。

案：此药《纲目》以为胡薄荷。侵，古"浸"字。

女　菀

味辛，温。主风寒洗洗，霍乱，泻痢，肠鸣上下无常处，惊痫，寒热，百疾。

案：此药诸家皆不祥形状。苏恭、寇宗奭并谓是白菀、然陶于紫菀下论及白菀乃紫菀之异色者，于女苑下又辨其非白菀，陶意固不以为女菀也，恐当是委蛇。《别录》"委蛇，甘平，无毒。主消渴少气，令人耐寒。生人家园中，大枝长须，多叶而两两相值，子如芥子"，盖亦去风之物，与"女菀"二字形声相近。《肘后方》恐亦误以白菀当女菀。

案："肠鸣"以下七字，句。

王 孙

味苦，平。主五脏邪气，寒湿痹，四肢疼酸，膝冷痛。

案："五脏"，谓肺也。肺为半表半里，是药亦治半表半里，故肺痛用之。

此药陶注为黄昏，《纲目》以为即旱藕，亦名牡蒙，与紫草同名。

蜀羊泉

味苦，微寒。主头秃，恶疮，热气，疥瘙痂癣虫。

案：此药苏恭以下皆云是漆姑草。然陶注于杉材下陈见漆姑，而于此云不识，则陶意与苏异，惟苏颂引或说是老鸦眼睛草者最为近之。考老鸦眼睛草，杨起《简便方》谓即乌敛莓实，如龙葵生青熟紫，内有子。准此，知羊泉是龙葵属也。且龙葵滑利有汁而味甘，则于《别录》一名羊饴尤合。龙葵主治痈疮，其于羊泉性用亦无不合。羊泉称"羊"与龙葵称"龙"，皆取壮大之义。今纵未能灼知而龙葵之有合名义，不犹胜于漆姑草之全无仿佛乎？又案：医书或谓小便为水泉，龙葵之汁白似羊之泉，于义尤合。若漆姑称"漆"，则当色黑，非其义也。

爵 床

味咸，寒。主腰脊痛不得著床，俛仰艰难。除热，可作浴汤。

案：《本经》有此药无香薷，《别录》有香薷无此药，是爵床即香薷也。《吴普》作爵麻甚通。《本经》此药主治皆是水病，与香薷治水肿合。

栀 子

味苦，寒。主五内邪气，胃中热气，面赤，酒疱皶鼻、白癞，赤癞，疮疡。一名木丹《纲目》，顾本皆有今补。

案：此发越胃中蕴热之药。

"五内邪气"半表里也，治同芜荑。"胃中热气"里也，"面赤"以下表也。

竹 叶

味苦，平。主欬逆上气"气"下当有"血"字，溢筋急，恶疡，杀小虫。根，作汤，益气，止渴，补虚，下气。汁，止风痓。实，通神明，轻身，益气。

案：《千金》《外台》治骨蒸多用根汁，即沥也。甄权云叶主吐血。

蘗 木

味苦，寒。主五脏肠胃中结热，黄疸，肠痔，止泻痢，女子漏下赤白汁，阴阳伤徐本、顾本"伤"作"疮"，"蚀"字下蚀。一名檀桓《纲目》于"檀桓"下引《本经》"苦寒，主心腹百病，安魂魄，不饥渴。久服轻身，延年，通神"二十字。

案：此治半表里及全里之药。

吴茱萸

味辛，温。主温中，下气止痛，欬逆寒热。除湿血痹，逐风邪，开凑理。根，杀三虫。一名藙。

案："除湿"当为"阴湿"，谓阴下湿。《外台》有方"阴下湿痒，吴茱萸煎汤频洗取效"。"止痛"当为"心痛"，此药能"逐风邪，开腠理"，故能治噫醋。

又案：《外台》卷二十六深师五痔方用樧木根皮。宋本云即茱萸，时本作一名藙子，即茱萸。是茱萸即藙，亦即樧也。郑《礼》注于藙谓即煎茱萸，于茱萸谓即樧也。泉谓：樧是树名，茱萸是子名。

桑根白皮

味甘，寒。主伤中，五劳六极，羸瘦，崩中脉绝，补虚益气。叶，主除寒热，出汗。耳，益气不饥，轻身强志"耳益"以下九字从《纲目》补。

案：据《纲目》此下有桑耳，主治云"桑耳，甘平有毒。黑者，主女人漏下赤白汁，血病，症瘕积聚，阴痛，阴阳寒热，无子"，顾校本亦有之云。武进邹氏云"阳"当作"伤"。又有"五木耳名檽，益气不饥，轻身强志"十三字经文可见。"耳益气不饥，轻身强志"云云，《纲目》改也。

芜 荑

味辛，平。主五内邪气，散皮肤骨节中淫淫温，行毒，去三虫，化食。一名无姑芜荑者，无姑之荑也。"芜"当为"无"，不从艸，一名殿瑭顾本别名有此，今补。

枳 实

味苦，寒。主大风在皮肤中如麻豆，苦痒。除寒热结，止痢，长肌肉，利五脏，益气，轻身。

案："大风"以下十一字云云，风疹也。甄氏于枳壳亦云其止痢者，谓寒热结解而痢自止，非能塞也。

又案：苏恭云既称枳实，当合穰核，然则枳、实者混称，其去穰核者，乃称枳壳。枳壳者，修治以后之称也。枳与枝同，枝犹歧也。能使病气歧散，故治"寒热结"。《别录》亦云破结实，甄权于枳实云治伤寒结胸，于枳壳云治心腹结气，结即散之对也。

厚　朴

味苦，温。主中风伤寒，头痛寒热，惊"惊"字疑衍悸气，血痹死肌。去三虫。

案：以《别录》子名"厚实"推之，则厚亦树之名。《说文》"朴，木皮也"，故一名厚皮。《广雅》谓之重皮，厚、重同义。"中风伤寒"一病名。"中"字以下十五字，句。

秦　皮

味苦，微寒。主风寒湿痹，洗洗寒气。除热目中青翳白膜。久服头不白，轻身。

案：秦，当为"梣"，《说文》"青皮木"也。"除热目中青翳，白膜"八字，句。"热目"谓赤眼也，《外台》有方"赤眼生翳，用秦皮煎洗"，或曰"除热"当为阴热。"洗洗寒气阴热"，谓外寒内热也。泉案：如其说，即不必改字亦通。

秦　椒

味辛，温。主风邪气，温中。除寒痹，坚齿发，明目。久服轻身，好颜色，耐老，增年，通神。

案：此药《纲目》《拾遗》以为辣茄，然案之陶苏注则非。

又案：古有椒、樛、欓三名，见于诸家本草注。泉谓：樛即胡椒，欓即茱萸，若椒古今无异称。

山茱萸

味酸，平。主心下邪气，寒热温中，逐寒湿痹，去三虫。久服轻身。一名属枣一曰属酸枣。泉谓：当名蜀棘，以其有刺故也。

紫 葳

味酸，微寒。主妇人产乳余疾，崩中，症瘕血闭，寒热羸瘦，养胎。一名陵苕，一名茇华二别名均从《纲目》补。

案：此药张楫以为瞿麦，吴普、李当之皆云其根，陶用吴说。泉谓：《本经》称瞿麦"主关格，诸癃结，小便不通，出刺，决痈肿，明目，去翳，破胎堕子，下闭血此言穗"，紫葳"主妇人产乳余疾，崩中，瘕疝，血闭，寒热，羸瘦，养胎此言根"，寻其主治，皆通利血气，但堕胎与"养胎"异耳。然凡草、根、茎异用，如麻黄发汗，而其根反止汗之类不少，不得以此疑之。唐苏恭始议及《本经》出处之异，而以凌霄花当之。但本草一物异出者亦不少，亦不得以此疑之。《纲目》附和恭说，谓俗谓赤艳为紫葳葳，凌霄花赤艳，故名。但花之赤艳者岂独凌霄？而瞿麦花正赤色可爱《别录》《图经》皆云，何尝不合紫葳葳之义，当是瞿麦根色紫故名之。盖花之紫，葳葳不足异，而根之紫，葳葳实以少而足异耳！陶说确不可易也。其一名陵苕者，以其色如苕而不生于水，故曰陵上所生之苕，盖取最著者以为例。本草此类亦不少，未可误也。其一名茇华者，与《说文》草根曰茇尤合。

又案：《别录》"有名未用"白背根似紫葳，明以白背之根况瞿麦之根也。不然，岂有草根似凌霄花状者乎？订本草者当并紫葳主治于瞿麦下，以根、穗立文，而别出凌霄性用方合。缘《本经》误列紫葳于山茱萸、猪苓之间，后人遂以入木部，因有异说。近王念孙云《本草》紫葳一名陵苕，即《别录》鼠尾一名陵翘者，《诗》义疏之陵苕一名鼠尾，七八月中花紫是也，存参。

猪　苓

味甘，平。主痎疟。解毒，蛊疰不祥，利水道。久服轻身，耐老。一名豭猪屎。

案："蛊疰不祥"申"解毒"。

白　棘

味辛，寒。主心腹痛，痈肿溃脓，止痛《纲目》痛下有"绝刺结"三字。一名棘针。

案：此即酸枣树之针。

龙　眼

味甘，平。主五脏邪气，安志，厌食。久服顾本"久服"下有"强魂"二字聪明，轻身不老，通神明。一名益智。

木　兰 _{当补"皮"字}

味苦，寒。主身大热在皮肤中，去面热，赤疱酒皶恶风，颠疾，阴下痒湿，明耳目。一名林兰_{《广雅》谓桂兰，疑此"林"字误。}

案：此药主"身大热"，性用颇似栀子。

五加皮

味辛，温。主心腹疝气，腹痛，益气，疗躄，小儿三岁_{"三岁"二字从《纲目》补}不能行，疽疮阴蚀。一名豺漆_{以《别录》一名"豺节"言之。漆，当是"膝"之误。}

案："小儿"以下七字，申"躄"。

卫　矛

味苦，寒。主女子崩中下血，腹满，汗出。除邪，杀鬼毒，蛊疰。一名鬼箭。

案：此药《别录》谓其能令阴中解，甄权谓其能落胎，盖下气之峻品。此崩下为利病，不当再利。主之者，以其"腹满"故。里实则表虚，故"汗出"。

刘熙《释名》谓箭羽为卫，《广雅》"籥，箭也"。卫即籥之省。泉案：矛当为髳之省，髳即《诗》"髧彼两髦"之髦，谓其羽如覆额至眉之发也，《说文》"髳，发至眉也。"

481

合 欢 _{当补"皮"字}

味甘，平。主安五脏，利心志，令人欢乐无忧。久服轻身，明目，得所欲。

案：此药《花谱》谓其叶如槐而小，朝开暮合，与《尔雅》"昼合宵炕"之守宫槐相反。

彼 子

味甘，温。主腹中邪气。去三虫，蛇螫，蛊毒，鬼疰，伏尸_{慎微退}。

附：彼子说

近说经家及本草家皆读"彼"为"柀"，谓即《尔雅》之柀楠，彼子即榧子。案：《说文》楠省炎作枯，即今之杉。但余闻之友人潘秋樵云：榧子之树今名榧柏，与柏相类，与杉绝不相类。潘素习木业，目见此树决非妄言，岂前人误指耶？然《纲目》草木图云"柀，野杉"，因知柀与杉不类而类，故以野称，仍与《尔雅》合。且彼之为榧子自是定论，古"匚"字恒与"彼"通，如《诗》"彼交匪傲"，《春秋传》引作"匪交匪傲"，《灵枢·力针》中"铍针"一作"皱针"，亦非声、皮声相通用之证"榧"亦"匚"声，故本草以彼为榧。考《别录》有俳蒲木云"甘平，无毒。主少血，止烦"。近朱骏声谓"《尔雅》辅小木"，"小木"二字当为"某"字之形近误分者。案：朱意谓枈为车辅之用，故因谓其木为辅，其义极精。枈之为榧，正与本草榧花称棑华合，棑、枈一字。"俳"亦"非"声，故得通借。蒲、浦，声浦，与辅皆"甫"声，故亦得通借。是榧子之树为俳蒲木，即非杉木明矣。《别录》称其实三稜，亦与今榧子老时合。

梅　实

味酸，平。主下气，除热烦满，安心 _{"安心"二字当合为"愍"字}，肢体痛，偏枯不仁，死肌。去黑痣 _{"痣"下当有"蚀"字}，恶肉。

桃核仁

味苦，平。主瘀血，血闭症 _{徐本无"症"字} 瘕，邪气。杀小虫 _{徐本经文止此}。桃花，杀疰恶鬼，令人好颜色。桃枭、微温，主杀百鬼精物。桃毛 _{《纲目》以为《别录》，元焦本与此同}，主下血瘕，寒热积聚，无子。桃蠹，杀鬼，辟邪恶不详。

杏核仁

味甘，温。主欬逆上气雷鸣，喉痹下气，产乳，金疮，寒心 _{"心"当是"热"字之剥文} 贲豚。

蓼　实

味辛，温。主明目。温中，耐风寒，下水气，面目浮肿，却痈疡。马蓼去肠中蛭虫，轻身 "却" 字从顾本补。

案：此即今水荭子。"面目浮肿" 四字，申 "水气"。此剥削肠胃之药，故伤食、转筋用之，与胡椒、吴茱萸等性用大同。

陆玑《疏》云游龙一名马蓼，陶注《本草》马蓼云其最大者名龙鼓，即水荭也。《病源·九虫论》无 "蛭"。此当出 "饮食误入腹" 者。

葱　实

味辛，温。主明目，补中气不足。其茎白从《千金》补可做汤，主伤寒，寒热出汗《纲目》"出汗" 二字在末，"出" 上有 "能" 字，义较长，中风，面目肿。

薤

味辛，温。主金疮，疮败。轻身，不饥，耐劳。
案：此今呼野蒜，亦呼夏蒜。

假　苏

味辛，温。主寒热，鼠瘘，瘰疬生疮，破结聚气，下瘀血，除

湿痹《纲目》痹作疸。一名鼠冥<small>"冥"，小也。以其叶细，子如葶苈，故名。</small>

案："瘰疬"，本状瘘疮之称，后人遂以为瘘疮之专称，四字申"鼠瘘"。《吴普》云一名荆芥。

水　苏

味辛，微温。主下气，杀谷，除饮食<small>明万历本无"杀谷"下五字，</small>解口臭，去毒，解恶气。久服通神明，轻身耐老。

案：此药《千金》云即鸡苏，《别录》、陆《疏》、唐本、贾勰并同。

水　蕲

味甘，平。主女子赤沃。止血，养精，保血脉，益气，令人肥健嗜食。一名水英。

案：此药陶注以为芹菜，云蕲即芹字。泉案：此非叶如芎䓖之芹也，《本经》当指叶圆而光者言。故吴普、苏恭皆云石龙芮，一名水堇。堇即蕲字。《千金》别石龙芮为堇葵，又有蕲菜，乃二物。但蕲菜不称水蕲。

附：水蕲说

此药诸说不一，先将食芹辨明，则水堇可知已。湖俗所食芹，叶似柳而短，即韩、孟所云白芹叶似芎䓖者，实古蕲属，《唐本草》

始有之。尝闻之金生曰"今所食芹，虽水陆并生，止是一物。但水生者较润，则叶稍阔耳"，因知食芹之不得专以水蕲称。而《千金》书法之善示人以有别也，不得为食芹，则居中品也亦宜。水蕲水生有毒，必能去湿毒之病，病去而精气血脉自旺，故《本经》著其效如此。正如桑白皮，《别录》但言其泻肺，而《本经》亦著补益，皆从对面言之。

发 皮

味苦，温。主五癃关格不通。利小便水道，疗小儿痫，大人痓。仍自还神化。

案：此谓旧蒙巾也，即《诗。召南》"被之僮僮"之被。皮、被，皆"皮"声。

白马茎

味咸，平。主伤中，脉绝，阴不起。强志，益气，长肌肉肥健，生子。眼，主惊痫，腹胀，疟疾。当杀用之"当"下四字从顾本补。悬蹄，主惊邪，瘛疭，乳难，解恶气鬼毒，蛊疰不祥。

鹿 茸

味甘，温。主漏下恶血，寒热，惊痫。益气，强志，生齿，不老。角，主恶疮痈肿，逐邪恶气，留血在阴中。

案：《经》列白胶于上品，而鹿茸及角反在中品，与今世所尚绝异，义可思也。鹿茸所主漏下诸症，乃极虚不固者也。凡从里逐出之用，无过鹿角。

牛角䚡

燔之味苦，平。下闭血瘀血疼痛，女人带下血。髓，味甘，平。主补中，填骨髓。久服增年。胆，味苦寒。可丸药。

案："闭血，瘀血"，骨节中之血。"带下之血"出于肾，肾主骨也。

羖羊角

味咸，温。主青盲。明目，杀疥虫_{疥虫}《纲目》作"毒虫"，止寒泄。烧之"烧之"二字从《千金》补解恶鬼虎狼，止惊悸。久服安心，益气轻身。

案：羖，黑羊也，与羚同类。《纲目》"止惊悸寒泄"在"明目"下，"久服"以下八字在"杀疥虫"上，"烧"上有"入山"二字。

牡狗阴茎

味咸，平。主伤中，阴痿不起，令强热大，生子，除女子带下十二疾。一名狗精。

　　狗胆，苦，平。明目六字原本脱，今从《纲目》及顾本补。

　　案：凡胆皆能明目。

羚羊角

　　味咸，寒。主明目，益气，起阴，去恶血，注下，解蛊毒，恶鬼不祥。安心气《纲目》无"安"下三字，常不魇寐寐，当为寐，浅人不识，妄易之耳。

　　案：此药寻《经》意是清肃肝经之用，俗医谓其能解表邪者，妄也。凡有表邪服之者，恒至内陷而死。

　　又案：羚角与羖角性用大同。

犀　角

　　味苦，寒。主百毒，蛊疰，邪鬼，瘴气，杀钩吻、鸩羽、蛇毒，除邪，不迷惑，魇寐。久服轻身寐，亦当为寐。

　　近陆懋修"犀角升麻说"甚精，见《世补斋医书》中。

牛　黄

　　味苦，平。主惊痫，寒热，热气，狂痉，除邪逐鬼。

豚　卵

味甘，温。主惊痫癫疾，鬼疰蛊毒，除寒热，贲豚五癃，邪气，挛缩。一名豚癫《千金》作"颠"。悬蹄，主五痔，伏热在肠"在肠"《纲目》作"在腹中"，肠痈内蚀。

麋　脂

味辛，温。主痈肿，恶疮死肌，寒热"寒热"二字从《纲目》补，风寒湿痹，四肢拘缓《千金》"缓"作"挛"不收，风头肿气，通腠理。一名宫脂。

案："四肢"下有六字，申"湿痹"。《纲目》于"腠理"下有"柔皮肤不可近阴，令癏"九字，而于"理"下注云"《本经》理下九字注云《别录》"。然"柔皮肤"句，实与"通腠理"句同，为叠调不当，横截中间为两处文。疑当断自"风头肿气"以下皆为《别录》，否则"通"九字皆为《本经》《千金方》亦连不断。其致癏之义，人多不得其解，陶注谓麋脂因交毕而死乃堕地者，是脂即精也。得肾竭之气，故能癏人阴，与时珍云少年气盛面生疮疱，化脂涂之，孟诜曰多食麋肉令人弱房，皆足为《别录》之证。

"痈肿恶疮"为不束，"死肌"为不仁，"寒热"为不主，"痹"为不用，皆与"不收"同义。

附：麋脂说

《别录》麋脂十月取之，而《周礼，夏献麋》郑注"麋膏散，散则凉"，皆与《别录》异。《传》《注》皆言"鹿，山兽；麋，泽兽"，而《别录》云麋生南山山谷及淮海边，是麋亦山泽并生者，何其乖耶？前人谓麋鹿虽老猎户不能别，本草家屡言麋、鹿性用无别，苏颂且谓麋茸、麋角力紧于鹿，盖二兽之难别久矣！《本经》于鹿取茸取角，不取脂。独于麋取脂，不取茸、角，自当从陶注麋交十数牝，交毕即死，其脂堕地经年，人得之名曰遗脂之说。盖麋之所独，鹿之所无，故贵之。《唐本草》复出鹿脂，仍规仿《本经》麋脂主治为之，恐未足深信。又案:《周礼》注，则《本经》辛温，"温"当为"凉"字之讹，方与主治义合，意者冬取之而夏献之欤。

丹雄鸡

味甘，微温。主女人崩中漏下赤白沃《纲目》"沃"下有"通神，杀恶毒不祥"八字。补虚，温中，止血六字《纲目》以为《别录》，元大德本"血"下有"通神，杀毒，解不祥"七字。

头，主杀鬼，东门上者尤良元大德本"良"下有"肪主耳聋，肠主遗溺"八字。

胵胵里黄皮《纲目》以为《别录》文，微寒，止泻痢《纲目》"痢"下有"小便频遗，止烦除热"八字。

屎白《纲目》以为《别录》文，主消渴，伤寒，寒热《纲目》"热"下有"破石淋及转筋，利小便，止遗矢，灭瘢痕"十五字。

黑雌鸡《纲目》以为《别录》，主风寒湿痹，五缓六急，安胎。

翮羽《纲目》以为《别录》，主下血闭《纲目》"闭"下有"左翅毛能起阴"六字。

鸡子黄，主除热火疮，痫痉，可作虎魄神物"黄"字从《千金》补。

"除"当为"阴"。

鸡白蠹肥脂。

白蠹肥脂，"蠹"字，陈藏器本作"橐"，是也。白蠹谓蜑衣，肥脂谓蜑白，承上鸡子言。据《千金》，鸡子下当有黄字，以此知白蠹肥脂亦指蜑也。《千金》云卵白汁主心下伏热，止烦满欬逆。

案：后世用凤凰衣治欬，鸡子清润喉，正取此。陈藏器云今鸡有白臺，如卵而硬，有白无黄，云是牝鸡所生，名父公台。"臺"字似"橐"字，疑传误也。陈说虽非《经》意，要其作"橐"可取也。

雁 肪

味甘，平。主风挛拘急，偏枯，血原本"枯"下脱"血"字，今补气不通利。久服益气不饥，轻身耐老。一名鹜肪"鹜肪"当为"鹅肪"。

案："拘急、偏枯"申"风挛"，于此知中风四大症，痱、枯以缓急别，癔、痹以表里别，各有义。

雁为野鹅，与鸿为天鹅，为大小之别。今弋人称为花鹅。

鳖 甲

味咸，平。主心腹症痕，坚积寒热，去痞疾，息肉，阴蚀，痔核，恶肉。

案：《千金翼》有以此一味治阴头疮者，由此主阴蚀，引申用之。

鮀鱼甲

味辛，微温。主心腹症瘕，伏坚积聚，寒热，女子崩中下血_五色"崩中下"六字《纲目》在"引痛下"，小腹阴中相引痛，疮疥死肌。

案：此药陶及诸家皆以为鼍甲。泉谓：鮀甲颇不易得，可用穿山甲代之。

蠡　鱼

味甘，寒。主湿痹，面目浮肿，下大水，疗五痔_{顾本无"疗五痔"}句，当是《别录》文之混入者。一名鲖鱼从《约目》补。

案：鱼为水族，其性喜湿，独蠡鱼能杀诸鱼，故主湿痹。蠡亦鲤属，有独异之性。

"面目浮肿"申"湿痹"。

鲤鱼胆

味苦，寒。主目热赤痛，青盲，明目。久服强悍，益志气。

案：凡鱼皆令热中，是性缓也。独鲤能率群鱼上飞，又逆登龙门，则其类性强悍可知。凡性之征，恒见于胆。"强悍"于《洪范，五徵》属"急为恒寒"，故鲤胆性寒肝胆开窍于目，故主目热疾。其"益志气"之义亦在是。

乌贼鱼骨

味咸，微温王注《素问》十一云"味咸，冷平"。主女子漏下赤白经汁，血闭，阴蚀肿痛，寒热，症瘕，无子。

案：乌贼鱼亦喜杀鱼，故亦燥而收湿。《本草》例取独异者为用，故于诸鱼中专取此三种。徐之才曰此骨能淡盐、伏硇、缩银，据此知其收湿之力大矣。凡湿入血分而致瘀者宜之，故不论其漏与闭也。于淡盐、伏硇，知其破血之力大。

海　蛤

味苦，平。主欬逆上气，喘息，烦满，胸痛，寒热。一名魁蛤。

案：此主痰结，亦半表半里证之用。

附：海蛤辨

海蛤，《本经》一名魁蛤，此语千古定案。故《吴普》曰海蛤形有文，文如锯齿，正谓今蚶子也。蚶，一名瓦垄，一名瓦屋，今名瓦楞。其大者曰车渠，一名海扇。垄，邱垄也。渠，沟渠也。称瓦垄，以其文起；称车渠，以其文陷；称海，以其色晦。训诂家谓"海者晦也"是也。称魁，以其形似羹斗也，如羹斗即与扇形相似也。车渠称扇，而今蚶子形亦如扇，故知为一类也。宋《嘉祐本草》于"海蛤"外别出"蚶子"，固非海药，别出"车渠"亦非也。论其主病，海蛤"止欬逆上气，喘息，烦满，胸痛，寒热"皆是痰水上涌之症，与瓦垄子"主消渴，和关节，解丹石，人生疮肿热毒"，与车渠之"解诸毒"性用大同，明非异物。自陶隐居谓海蛤从雁屎中得来，而《日华》因之，而苏恭、韩保升、沈存中因又谓是。海中杂蛤虽不言得之雁屎，亦与陶说大同小异也。推《吴普》义，海蛤为文蛤之别种，故皆有文而此独异也，并于以知文蛤之不专指花蛤矣。

文 蛤

主除阴原作"恶疮"，《御览》九百四十二作"除阴"，义长，今从之蚀，五痔。

案：仲景用文蛤二：一治欲水反不渴，一治渴而贪饮。虽其症表里不同，要皆为水热相得所致，意在破水，不在滋水。"阴蚀、五痔"亦皆水热所为，故主之，《御览》义长。仲景用法与《经》合。近世反之，误以为咸平能滋水也。

此药与瓦楞皆取散结为用，而瓦楞尤胜。盖瓦楞破已结之水，文蛤破将结之水。近世称此为海蛤，误。

石龙子

味咸，寒。主五癃"癃"字疑衍，否则与"淋"复邪结气，破石淋，下血，利小便水道。一名蜥蜴。

案：《尔雅》蜥蜴为蝾螈、蝘蜓之通称。此《经》蜥蜴则指蝘蜓，即俗所谓泉龙，亦名壁虎，非蝾螈也。仲景于龙咬病云"吐出如蜥蜴"，可证凡物之小者曰石，如今小蟹称石蟹之例。《别录》始有蚖谓蝶蝘，今用蛤蚧亦泉龙之属。

案：《别录》别出"蚖"以当"蝶蝘"，另有论在本集，则此《经》蜥蜴是今壁虎无疑。今考《纲目》所列诸古方用壁虎者，治脐风、久痛、撮口虚惊、瘫痪、厉节、破伤中风、疬风、瘰疬、疳疾、蝎螫、反胃嗝气、痈疮大痛，诸风邪外受之疾，皆"五邪结气"之引申义，与此《经》不应而应。而《开宝》《日华》所云"蛤蚧主治久欬，肺痿，传尸，杀鬼物，邪气，下淋沥，通水道，下石淋，通月经，治肺气，疗欬血"皆大通肾气之用，尤与此《经》相符。蛤蚧即壁虎之别种，《方言》云桂林之中，守宫能唱者，俗谓之蛤蚧是也，与今医者用蛤蚧纳气又相符，与《外台》用蜥蜴治小儿阴㿗，及《鬼遗方》用蜥蜴治诸瘘更相符，即谓此《经》石龙子为即蛤蚧也亦可，且《方言》云俗谓之蛤蚧，即可知古名之必为蜥蜴，若守宫矣。

"五邪"谓风、寒、湿、热及饮食，见《金匮》首篇。五者皆足令气结，故曰"五邪结气"。

露蜂房

味甘，平。主惊痫瘈疭，寒热邪气，癫疾，鬼精，蛊毒，肠痔。火熬之良。一名蜂肠。

案：此以窜为用，故主风湿所致痰液之壅。

蚱 蝉

味咸，平一作"寒"。主小儿惊痫，夜啼，癫疾，寒热。生杨柳上四字从顾本补。

案：陶注云是哑蝉，参之当是鸣蜩，至秋无声时取之，故主有声之病。徐云蚱蝉曰出有声，日入无声，故止夜啼，亦合。

附：蚱蝉说

《广雅》"閻蜩，蠟也"，《方言》《广韵》《集韵》并谓"蠟，寒蜩"，"寒蜩，瘖蜩也"，近王引之曰"閻与瘖同，蠟之为言犹瘖也"，此足证哑蝉之确。但陶注以哑蝉为雌蝉小异。泉谓："蚱"古无其字，当为"乍"，乍犹"暂"也。谓暂有声，暂有声则终非能鸣者也，故曰瘖蝉。惟为瘖蝉，故止夜啼。陶云"俗云蝉五月不鸣，小儿多灾"，故其治疗亦专主小儿。若《玉篇》"蚱蝉鸣"，此不足信，当是孙强辈羼人也。

又案：《说文》"嘒，小声也"。然则"菀彼柳斯，鸣蜩嘒嘒"，正小声之谓。小声与瘖近，故云哑蝉。《诗》"嘒彼小星"，《传》"嘒，微貌"，是嘒有小义。

白僵蚕

味咸平。主小儿惊痫，夜啼，去三虫，灭黑䵟，令人面色好。男子阴卢本无"阴"字，今从徐本补㾪病。

案：蚕食桑叶，桑能去风燥，而僵者又病于风，得风气多，故主一切风搏精液之痰。湖俗以头二蚕僵为贵，《经》不言原蚕。

卷 下

下品药：一百二十五种

孔公孽　殷孽　铁精　铁落　铁　铅丹　粉锡　锡铜镜鼻　代赭　戎盐　大盐　卤咸　青琅玕　礜石　石灰　白垩　冬灰　附子　乌头　天雄　半夏　虎掌　鸢尾　大黄　葶苈　桔梗　莨菪子　草蒿　旋覆花　藜芦　钩吻　射干　蛇含　常山　蜀漆　甘遂　白敛　青葙子　雚菌　白及　大戟　泽漆　茵芋　贯众　荛花　牙子　羊踯躅　芫花　姑活　别羁　商陆　羊蹄　扁蓄　狼毒　鬼臼　白头翁　羊桃　女青　连翘　石下长卿　蔄茹　乌韭　鹿藿　蚤休　石长生　陆英　荩草　牛扁　夏枯草　屈草　巴豆　蜀椒　皂荚　柳华　楝实　郁李仁　莽草　雷丸　梓白皮　桐叶　石南　黄环　溲疏　鼠李　松萝　药实根　蔓椒　栾华　淮木　大豆黄卷　腐婢　瓜蒂　苦瓜　六畜毛甲蹄　燕屎　天鼠屎　鼺鼠　伏翼徐本在中品　虾蟆　马刀蟹　蛇蜕　蝟皮　蠮螉　蜣螂　蛞蝓　白颈蚯蚓　蛴螬　石蚕　雀瓮　樗鸡　斑猫　蝼蛄　蜈蚣　马陆　地胆　萤火　衣鱼　鼠妇　水蛭　木虻　蜚虻　蜚蠊　䗪虫　贝子

案：《纲目》卷十七有"由跋，辛苦，温，主毒痛结热"。陶注及《小品方》皆以为鸢头，此本无之。又卷十八下有"赭魁，甘平，无毒，主心腹积聚，除三虫"，注，状如小芋。此本亦无之。疑皆《别录》文，李氏传写误耳。

孔公蘖

味辛，温。主伤食不化，邪结气，恶疮，疽瘘痔。利九窍，下乳汁。

案："疽瘘痔"三字，申"恶疮"。

殷 蘖

味辛，温。主烂伤，瘀血，泻痢，寒热鼠瘘，症瘕，结气《纲目》此下有"脚冷疼弱"四字。一名姜石。

铁 精

平。主明目，化铜。

案：铁精有二：一纯钢，沈括《笔谈》云：世用钢铁，以柔铁包生铁，泥封，炼，令相人，乃伪钢也。真钢是铁精百炼至斤两不耗者，纯钢也。此乃铁之精纯，其色明莹，磨之黯然青且黑，与常铁异。案：此铁《别录》亦采之，云"治金疮烦满，热中胸膈，气塞，食不化"。《开宝》、许叔微谓之铁粉是也。一铁花，陶所云出煅灶中如尘，紫色轻者为佳是也。《经》意指此非纯钢，用者勿误。然《别录》称铁精疗惊悸，定心气，小儿风痫，阴癀，脱肛，与生铁之主治大同，不与此《经》应。《金匮》鳖甲煎丸方用煅灶灰者，取其有铁精在也，力可化铜，何况瘕症？

铁 落

味辛,平。主风热,恶疮疡疽,疮痂疥气在皮肤中。

案:古字"酪酥"或作"落苏",故铁浆称"落"。疽疮之状详《病源》,与痈疽之疽绝异,俗医不能别,盖由不知疽即发背上下搭手之属,遂误以疽疮当之。疽疮,即俗所称"未白先白头"是也,乃浅小之疾,而颇作痛,令人难堪,故《经》恒言之。

"疡疽疮痂疥"五字,申"恶疮"。而"痂疥"二字同义,当为"痂癞"。

铁

主坚肌耐痛。

案:此即生铁。苏恭以为熟铁,非。

铅 丹

味辛,微寒。主吐逆胃反,惊痫癫疾。除热下气。炼化还成九光。久服通神明。

案:"吐逆胃反,惊痫癫疾",皆痰热气所为,故云"除热下气。"

粉　锡

味辛，寒。主伏尸，毒螫。杀三虫。一名解锡《御览》七百十九"解"作"鲜"。

案：此即铅粉。

锡铜镜鼻

主女子血闭，症瘕，伏阳，绝孕。

案：锡铜，即今云点铜。陶注特释锡铜镜鼻与粉锡同条之义，是陶以前粉锡与镜鼻不分列，但如此则于一百二十五种总数少一数，疑当补赭魁。

代　赭一本"赭"下有"石"字，非

味苦，寒。主鬼疰，贼风，蛊毒。杀精物，恶鬼，腹中毒邪气，女子赤沃漏下。一名须丸。

案：《别录》除五脏血脉中热，即此"腹中毒邪气"之意。

《说文》"赭，赤土也"，则有"石"字非也。其必特著"代"字者，以见他处所产不足以当《本经》之效。吾湖所产，以醋调涂新生小儿两腮，时时润之数日，即免螳螂子之患。赭亦朱属，故有"土朱"之名。其治"精物恶鬼"，亦与丹砂主治相似。

戎　盐

主明目，目痛。益气，紧肌骨，去毒蛊。

案：紧肌骨，《逢原》作"坚筋骨"。

大　盐

令人吐。

案：《纲目》"令"上有"肠胃结热，喘逆，胸中病"九字，顾本无。

卤　碱

味苦，寒。主大热，消渴，狂烦。除邪及下蛊毒，柔肌肤。

案：此即生盐，以不成盐，故变文称碱。

青琅玕

味辛，平。主身痒，火疮，痈疡疡，或作"伤"，疥瘙，死肌。一名石珠。

案：古者于光坚之物皆称珠，不必定圆，故以琅玕为珊瑚者近是。观云母石一名云珠可见。今肆中用红珊瑚。

案：云痈肿者，初起也；云痈疮者，已溃不收也；云痈疡者，痈之正候。

礜 石

味辛，大热。主寒热鼠瘘，蚀疮，死肌，风痹，腹中坚癖，邪气案：卢本有"除热"二字，今从《纲目》删。一名青介石，一名立制石，一名固羊石。

案：蚀疮，如《金匮》阴中蚀疮之类，《千金》《外台》准此为用。近张璐《逢原》云今药肆以充砒石。泉谓：与、比二字义同。

石 灰

味辛，温。主疽疡疥瘙，热气恶疮，癫疾，死肌，堕眉。杀痔虫，去黑子息肉。一名恶灰案："恶灰"当为"垩灰"，谓似白垩也。

白 垩

味苦，温。主女子寒热，瘕瘕，月闭，积聚，阴肿痛，漏下无子。

案：后人反之曰白墡。顾本无"阴肿"以下七字。

冬　灰

味辛，微温。主黑子，去疣，息肉，疽蚀，疥瘙。一名藜灰。

案：陶、苏皆言是藜蒿灰，从《经》文别名也。《别录》冬灰生方谷川泽，谓藜非谓灰。《纲目》泛指为冬月灶中所烧薪柴之灰，而驳《本经》为不然，并斥《别录》为不通，宜其所采诸论诸方，皆不切《经》意矣。考《本草拾遗》云灰藋茎叶烧灰，淋汁蚀息肉，除白癜风、黑子面𪒬着肉作疮，此则与《本经》合。《纲目》于“藜”下云：茎，烧灰，和荻灰、蒿灰等分，水和，蒸取汁，煎膏、点疣赘、黑子，蚀恶肉云云，乃取陶氏荻灰尤烈之说而为之，正当合“冬灰”为一条。

附　子

味辛，温。主风寒欬逆，邪气徐本“气”下有“温中金疮”四字，无下“金疮”二字，顾本同。破症坚积聚，血瘕，金疮寒湿踒《御览》九百九十“踒”作“痹”躄拘挛，膝痛不能行步。

案：“风寒欬逆，邪气”，寒在上，气分，上兼风，故云风寒；“症坚积聚，血瘕”，寒在中，血分；筋骨“踒躄拘挛，膝痛”，寒在下，筋骨间，下兼湿，故云寒湿。古读“痿”为“绥”，故以“踒”为“痿”。两足病为痿，一足病为躄，皆寒在下。案：《千金》云“附子一枚，准半两”，此半两乃古秤，当今秤三分。明乎乌头为母，以附于乌头者为子，子必小于其母，则其重当止此。揆之《伤寒论》四逆通脉、四逆两汤，附子、姜并用之，等差相近。今药肆附子乃有重至今秤一两及两余者。今秤一两，当古秤廿两有余，视《千金》

503

所言为廿余倍，必是其母，非其子也。如果古今所生不同，则其子之大且如此其母当如何乎？惟子附于外，故主温经发表之用。若是母，则从里达表之力多，非专于表也。故医不通古今之变，而泥以为今药求如古效，其不足于治病也必矣！余闻之老药肆者云：此药价贱，自川至浙，水脚人工加费不小，故地头尽去其旁细子，单将如杯碗大者腌好而来。其不尽去者，亦轻捆载运，都被糟蹋。捡退市肆所用饮片，只此一物，并无分出乌头、附子及天雄者。然则，今市实无附子，宜其无如《千金》所云，天雄实混其中，故今无天雄。

乌 头

味辛，温。主中风，恶风，洗洗出汗。除寒湿痹，欬逆上气，破积聚寒热。其汁煎之，名射罔，杀禽兽。一名奚毒案:《广雅》"奚毒，附子也"，"附"当为"侧"之误。一名即子，一名乌喙案:《说文》"萴，乌喙也"，"萴"即"即"字，古通。如"鲗"一作"鰂"之例。《别录》又添"侧子"，误于集者不知并合故也。《御览》引此正作"萴"。

案："恶风，洗洗出汗"六字，申"中风"；"欬逆上气"四字，申"寒湿痹"，此痹之在肺者。"寒热"二字属"积聚"，积聚皆风寒湿所致。案:《本草经》乌头与附子、天雄为三建。古注虽不一，其说要以根为乌头，附根为附子者近是，乃一本所生也。《纲目》强分乌头有二，而以附子之身为川乌头，《本经》乌头为草乌头，张冠而李戴矣。依李说，草乌头根、苗、花、实并同川乌头，但此系野生云云，则当于《本经》乌头下注云一种，野生者性用并同，于例方合，不当竟以之当《本经》所指也。李于乌头下云"草乌头，根外黑内白，皱而枯燥为异尔，然毒则甚焉"，又于白附子下云"根正如草乌头之小者，长寸许，干者皱，文有节"合，而观之李，固知草乌头之即《别录》白附子也，何又立异至此？惟草乌头即白附子之属，故《日华子》谓草乌头为土附子，于以见白附子，实属附子之别种。《局方》青州白丸子，白附子、乌头并用，即近世川乌、草乌并用，诸方所祖也。

又《纲目》于天雄云天雄有二种，一种是他处草乌头之类自生成者，《别录》注乌喙云长三寸以上者为天雄，是也。据此，知李所指天雄亦白附子之别种。以一白附子分其长短，以当《本经》乌头、天雄，何也？

天　雄

味辛，温。主大风寒湿痹，历节痛拘挛，缓急。破积聚，邪气，金疮。强骨节，轻身健行。一名白幕。

案："历节痛拘挛"五字，申"大风寒湿痹"。

案：《伤寒论》四肢微急，难以屈伸，用桂枝汤加附子；四肢拘急不解，四逆汤中有附子。《金匮》竹叶汤方下云"颈项强，加大附子一枚"，皆用此《经》拘急主治。

案：《外台》谓破癖必用乌头，是用此《经》"破积聚"为义。

附：乌头赤石脂丸方论

心，里也；背，表也。乌头，本也；附子，末也。心痛彻背，病自里而及表也，故以本大末小之药，曲肖之于此，可悟乌头治里，附子治表。《伤寒》少阴病，表也，故真武、四逆不用乌头；《金匮》寒疝，里也，故乌头煎、乌头汤不用附子。

《金匮》历节不用天雄用乌头，失精用天雄，与此《经》义异。大约天雄强骨节功多，治风寒湿痹力少。历节不用，恐其束邪，故失精、下元不固者用之。

半　夏

味辛，平。主伤寒寒热，心下坚，下气，咽喉肿痛，头眩，胸胀，欬逆，肠鸣，止汗。一名地文，一名水玉。

案：依文例，"下气"当为"上气"，传写之误也。《金匮》治大逆上气，咽喉不利，麦门冬汤方用之。

古无言胸胀者，疑"胀"当为"腹"。"胸腹欬逆"四字句，《千金》云"哕者，欬逆之名"。《经》意谓半夏治哕之在胸腹间，与"心下坚，上气，咽喉肿痛，头眩，肠鸣"为一例，文法皆以部言病。

虎　掌

味苦，温。主心痛，寒热，结气，积聚，伏梁，伤案："伤"下当有"风"字，筋痿拘缓，利水道。

案：《纲目》以为此即南星。李杲所谓主伤风、口禁、身强者，当即本此。古者"拘缓"皆称"筋痿"，《素问·痿论》亦然。

鸢 尾

味苦，平。主蛊毒邪气，鬼疰，诸毒，破症瘕积聚，去水，下三虫。

案：《别录》"杀鬼魅，治头眩"本此。眩者，水所生。《广雅》及《玉篇》与《广韵》"鸢"下引郭璞说并谓鸢尾即射干。陶注射干云"人言叶是鸢尾"，其注鸢尾云"方家言是射干苗"。《纲目》用其说，且云不必以花色为别。然则，自魏而晋、而梁、而唐、而明，皆同矣。其或不别言苗根者，犹瞿麦、紫葳之比，古固有浑称之一例也。惟陶以"鸢尾之根，另称鸢头"，而疑为别种，遂启苏恭以下之异说，岂知鸢头即射干也。何以言之？陶以鸢头即由跋，与陈引之《小品方》、孙真人《千金方》同，而《别录》"由跋，主毒肿结热"，正与陶注涂毒肿之用合。《小品》鸢头治鬼魅邪气，《拾遗》治飞尸游蛊，又与甄权射干主疰气合。可知鸢头、由跋与射干一物无疑。由，读如《书。盘庚》"由蘖"之"由"，谓苗也。跋发声。干，犹扞也。刺发、扞格皆透而未遂之意，于未能遂透之中卒能透出，如为人掖起。然此其升发之力之猛可见，所以能治毒肿及痹闭诸症钦。且以射干名乌霎，参之乌鸢，一声之转，《说文》"霎，棺羽饰也，下垂"，夫云下垂，则霎形如鸢尾矣，是乌霎正鸢尾之谓。诸家或以由跋为南星之小者，非也。《金匮》鳖甲煎丸用乌扇，似亦取此《经》"破症瘕积聚"之义，岂以其同类，故名义相似钦？

大 黄

味苦，寒。主下瘀血，血闭，寒热，破症瘕积聚，留饮宿食，荡涤肠胃，推陈致新，通利水谷，调中化食，安和五脏。

案："血闭寒热"四字，申"瘀血"；"积聚留饮宿食"六字，申"症瘕"；"荡涤肠胃"二句申上，"通利水谷"二句申上。

葶 苈

味辛，寒。主症瘕积聚，结气，饮食寒热，破坚逐邪，通利水道。一名大室，一名大适。

案："积聚"以下八字，申"症瘕"。上四字病痰之状，下四字致痰之因。"破坚"承上四字言"逐邪"，承四字言"通利水道"，不专主小便，亦承治痰言。此即苦葶苈也，其甜者即葶藶。

桔 梗

味辛，微温。主胸胁痛如刀刺，腹满，肠鸣幽幽，惊恐悸气。一名荠苨从《纲目》补，一名利如《广雅》作"梨如"。

案：此药三焦统治。"胸胁痛如刀刺"上焦也，"腹满肠鸣幽幽"中焦也，"惊恐悸气"下焦也。此皆气闭所致，故后世以为此药开提，古今调异指同。

莨菪子

味苦，寒。主齿痛出虫，肉痹拘急，使人健行，见鬼，多食令人狂走。久服轻身，走及奔马。强志，益力，通神。一名横唐。

案:《史，仓公传》作葭蒢。齿痛出虫谓龋。

草 蒿

味苦，寒。主留热在骨节间，疗瘘痂痒，恶疮，杀虱，明目。一名青蒿，一名方溃。

案：诸家本草不言蒿明目，《大明本草》乃言子明目，疑今本"明"上脱"子"字。《纲目》及顾本"留热"以下六字在"虱"字下，此诸症皆风所为，则留热者亦留热风也。夏之暑气正因风来，故后世谓此药治暑。

又案：此即牡蒿，故《别录》有牡蒿即无青蒿。《尔雅》"蒿，菣。蔚，牡菣"，《诗》"蓼莪"陆疏曰："蔚，牡蒿。"明青蒿即牡蒿也。

牡是壮大意，非无子之谓。试以性用，证之《别录》牡蒿主充肌肤，益气，令人暴肥，正与《斗门方》以青蒿治男妇劳瘦义合。《纲目》牡蒿治阴肿，正与藏器青蒿治妇人血气腹内满相似，得此数证又奚疑？

旋覆花

味咸，温。主结气，胁下满，惊悸，除水，去五脏间寒热。补中下气。一名金沸草，一名盛椹。

案："胁下满"以下五字，申"结气"。"水"谓痰，后世谓此药治痰结，以此"去五脏间寒热"，谓肺中痰结所为。

藜　芦

味辛，寒。主蛊毒，欬逆，泻痢，肠澼，头疡，疥瘙，恶疮，杀诸蛊毒，去死肌。一名葱菼《广雅》"其"作"薃"。

案：据此知，葱亦萝类，甄云治积年脓血泻痢，可申《经》义。

钩　吻

味辛，温。主金疮，乳痓，中恶风，欬逆上气，水肿。杀鬼疰蛊毒。一名野葛他书或作"冶葛"。

案："中恶风，欬逆上气，水肿"九字，申"乳痓"。此即毛茛，《广雅》"毛茛，钩吻也"，湖俗称芹为阿母芹，故呼钩吻为毛脚阿母芹。阿母，即啮苦之转音，《尔雅》"啮苦，堇"，旧读固以"啮苦"为句也。依今所见，推《金匮》"水茛菪，叶圆而光"，"光"当为"尖"字之误。

射　干

味苦，平。主欬逆上气，喉痹，咽痛不得息。散结气，腹中邪逆，食饮大热。一名乌扇，一名乌蒲。

案："咽痛不得息"五字，申"喉痹"；"腹中邪逆气，食饮大热"九字，申"结气"。湖俗称此为蝴蝶花，其根为射干，其茎叶者乃鸢尾也，别名扇蒲，皆状其叶。但仲景方鳖甲煎丸有乌扇，射干麻黄汤有射干，恐分两物，非关文异。考《释名》《小尔雅》《仪礼·既夕》注、《礼记·少仪》注、《淮南·说林》注、《吕览·有度》注，并云"翣，扇也"，故乌扇亦称乌翣。

蛇 含 _{含，陶作合}

味苦，微寒。主惊痫，寒热邪气，除热，金疮，疽痔，鼠瘘，恶疮，头疡。一名蛇衔《纲目》名龙衔，亦即龙芽。

常 山

味苦，寒。主伤寒寒热热发，温疟，鬼毒，胸中痰结，吐逆。一名互草案："互"当为"恒"，如嫦娥称"姮娥"之例。

案："寒热热发"四字，申"伤寒"，以伤寒有未发热、已发热两候，故别言之。"寒热"以伤寒之来往寒热言，"热发"以壮热言，并皆治之。然以"热发"二字推"寒热"，知此寒热必寒少热多者也，故于苦寒为宜。"胸中痰结吐逆"六字，申"温虐、鬼毒"二病，以二病皆有"痰结"一因也。"吐逆"又申"痰结"，乃痰结之证。今药肆中常山、蜀漆不分。

蜀 漆

味辛，平。主疟，及欬逆寒热，腹中坚症痞结，积聚邪气，蛊毒鬼疰。

案："疟及欬逆寒热"云"及"者，明此"欬逆寒热"不连"疟"，言各自为病也。"痞结积聚"四字，申"坚症"；"蛊毒鬼疰"四字，申"邪气"。

甘 遂

味苦，寒。主大腹疝瘕，腹满，面目浮肿，留饮宿食，破症坚积聚，利水谷道。一名主田。

案："宿食"以上未结，"瘕坚积聚"已结。"利水谷道"，言其善下也。

白 敛

味苦，平。主痈肿疽疮，散结气，止痛，除热，目中赤，小儿惊痫，温疟，女子阴中肿痛案：《纲目》此下有"带下赤白"四字。一名菟核，一名白草。

案：此药性与名反，故能"散结气"。

附：白敛说

敛有赤白二种，而《本经》只称白敛者，犹苓、术、芍药等例也。第《图经》所云"赤敛花实，功用皆同，但表里俱赤尔"，究未审是今何物。以《斗门方》赤葛即何首乌之说推之，乃知首乌即赤敛也。乌与赤，浅深之分，非有大异，故赤葛亦名乌敛莓。《唐本草》"乌敛莓，叶似白敛"，其明证也。至其主治，则《唐本草》云乌敛莓，酸苦，寒，无毒，主敷风热毒肿、游丹。宋《开宝本草》云何首乌，苦涩，微温，无毒。主瘰疬，消痈肿，疗头面风疮，治五痔，止心痛，益血气，黑须发，悦颜色。二物主治大同，其一云寒、一云温者，正可见其性平，与《本经》白敛苦平不同而同，且与《本经》"主痈肿疽疮，散结气，止痛，除热，目赤，小儿惊痫，温疟，女子阴中肿痛，带下赤白"之意大同。而陶注谓乌敛莓，主敷痈疽疮肿、虫咬云云，与白敛更合其为一物二种无疑。编本草者，当并"乌敛莓""何首乌"于"白敛"下为是。

青葙子

味苦，微寒。主邪气，皮肤中热，风瘙身痒，杀三虫。子名草决明，疗唇口青。一名草蒿，一名萋蒿。

案：此即今鸡冠花草，方书皆用白色。"皮肤"以下八字皆表证，而冠以"邪气"二字，明此"皮热瘙痒"皆自半表里出，非纯里也。

藋菌

味咸，平。主心痛，温中，去长虫，白瘛中，蛲虫，蛇螫毒，症瘕诸虫。一名藋芦《千金》《外台》皆用此称。

案：此即芦笋。瘛，古"癣"字。症瘕亦有有虫者，故云"症瘕诸虫"。

附：藋菌解

藋菌当为藭困，即芦荻茎之未放叶者也。《尔雅·释草》"葭，华《文选》注引"华"作"苇"。蒹，薕。葭，芦。葰，蒹乱"，其"萌，藭"郭注"今江东呼芦笋为藭，音缱绻"。案：郭意谓，藭音如劝字，藋声之比，《篇》《韵》及《图经》皆谓芦苇之萌名曰藭，《玉篇》又曰江东呼芦苇为芦藭，即此《经》"藭芦"之倒语。《春秋传》楚子麇卒，"麇"即"廲"之省，而《谷梁》作"卷"，知困声、卷声相通。未放叶之芦如卷，故曰当为"藭困"，写者一省"弓"，一加"草"，遂作"藋菌"耳。郭注"缱绻"虽专为"藭"，谓其实亦双声字，盖此物单呼曰藭，累呼之曰藭困，则与缱绻尤合矣。《金匮》治肺萎有苇茎汤，而《肘后》治蛔蛲、《千金》治蛔，皆有藋芦单方。《外台》《集验》贯众丸治九虫，《备急》范汪白散丸治三虫，方中皆用藋芦，皆据《本经》，则《本经》云治心痛者，亦当治虫心痛矣。程敬通《外台》校曰：藋芦，或作藜芦。依此推之，《千金》《外台》治癣方有用藜芦者，殆即藋芦之误，与《本经》藋芦治白瘢合。揆，准之主治，其为藋菌无疑。陶氏泥"藋"古"鹳"字，谓鹳屎所化之菌，则此菌非易得，又不言识别之法，必非《本经》便用之意，宜亦为苏恭所斥。然苏恭以后诸家，以为芦苇所生之菌，是读"藋"为"萑"矣。孙星衍又谓《尔雅》"渟灌茵芝"，《文选》注引"茵"作"菌"，藋菌即灌菌也。是读"藋"为"灌"矣。然绎《本经》一名藋芦一语，必非菌类也。

又案：段缪堂云：凡《经》言藋苇、言蒹葭、言葭葰者，皆并举二物。蒹、葰、萑，一也，今人所谓荻也。葭、苇一也，今人所谓芦也。《释草》曰葭华，蒹薕。又曰葭芦，葰乱，每二字为一物。葭芦即葭华也，葰乱即蒹薕也。《夏小正·七月秀萑苇》《传》曰未秀则不为萑苇，秀然后为萑苇。以萑未秀为菼，苇未称为芦。依段说推之，《尔雅》"菼"字总括荻、芦二物言，则《本经》薗困亦当如是，以荻芦皆有笋也。《图经》专指芦说未尽矣，《圣惠方》治吐血用芦荻叶，亦不分析，可见二物性用之同尔。

《说文》"菌，弓曲也。"薗困云像芦芽屈曲之形，后乃加艹作"薗"耳。

白　及

味苦，平。主痈肿恶疮，败疽，伤阴死肌，胃中邪气，贼风，鬼击，痹缓不收。一名甘根案：《吴普》作"白根"，一名连及草。

案："痈肿恶疮"以下十字，坐药取此；"胃中邪气"四字，丸药取此；"贼风"以下八字，围药取此。《广雅》"白笠，茋蒢也"。王氏《疏证》："茋"与"亞"通，"蒢"与"茨"通，皆三角物。白及根有三角，故名。其根紫色者，曰紫给，即参三七。

大　戟

味苦，寒。主蛊毒，十二水。腹满急痛，积聚，中风，皮肤疼痛，吐逆。邛钜。

案："腹满急痛积聚"六字，申上蛊、水，言二病皆有之。"皮肤疼痛吐逆"六字，申"中风"，言中风亦有水者。

今肆中大戟、泽漆不分，二药并治半表里症之表多者。

泽　漆

味苦，微寒。主皮肤热，大腹水气，四肢面目浮肿，丈夫阴气不足。一名漆茎。

案：此当如《别录》为大戟苗。"四肢面目浮肿"六字，申"水气"。

茵　芋

味苦，温。主五脏邪气，心腹寒热，羸瘦如疟状，发作有时，诸关节风湿痹痛。

案；"心腹"以下十三字，申"五脏邪气"，此病在半表里。"诸关节风湿痹痛"七字，病在表，要亦自半表里来者。

案：据《别录》一名莞草，推之即今席子草。《说文》"莞草也，可以为席"是也。"茵"字正以此为名。《说文》"茵车重席也"，亦可省作"因"。《广雅·释器》"因，席也"。近朱骏声云"因，即因之讹"是也。此草细茎，圆而中空如管，故曰莞。莞，犹管也。《诗》笺谓之小蒲，言其细。《广雅》谓之葱蒲，言其空。凡中空之物，皆能发汗，故主贼风。《尔雅》"蔩，鼠莞"注"纤细似龙须，可以为席"。《纲目》以之当《别录》之龙常。龙常亦疗痹寒湿，当与莞草为一类，故亦可为席。《尔雅》蔩字，《广韵》《类篇》《集韵》皆作"庳"。"蔩"即"庳"之俗，"庳"与"卑"同为矮小，与陶注"茵蓣细软，连细茎取之"之义合。《别录》"一名卑共"，"共"乃"与"字草书之讹。古"薯蓣"字作"藷蓣"，或省艹，遂误为"共"，《大明》《图经》所释茵蓣及莽草，皆与陶悬殊，疑别一物。

今用茵蓣，可以陈席所多汗处代之。《纲目》"败席"入灯芯草，而《乌程县志》：灯芯草即《本经》龙刍。案：《别录》龙刍一名悬莞，陶、韩皆云可以为席，是莞草亦即龙刍之属。《本经》并列二莞，当谓鼠莞为茵蓣也。"鼠"字之义与细软尤合。

又案：古字无"蓣"，并无"预"，则当用"茅"字。《说文》"茅，草也"，释者谓即三棱，形似沙草，以彼证此，知茵蓣之"蓣"，取中空也。中空之草，皆通气脉，大约力微者宣滞，力大者发汗。麻黄亦莞类，故发汗。此草叶似石南，亦似莽草。

贯 众

味苦，微寒。主腹中邪热气，诸毒，杀三虫。一名贯节，一名贯渠疑即"洓"字，一名百头，一名虎卷，一名扁符案：《尔雅》作"篇符"，《别录》一名药藻，即《尔雅》之"洓"。《类篇》引《尔雅》作"藻"，与"药""藻"二字近。

荛 花

味苦，寒。主伤寒，温疟。下十二水，破积聚，大坚症瘕，荡涤肠胃中留癖饮食，寒热邪气，利水道《纲目》"肠胃"二字作"胸"一字。

案：此药《纲目》以为即芫花之黄者，甄权列其性用与《本经》芫花大同。陶云似芫花而极细，白色，其茎叶形状未详，二苏说亦不明，且苏颂并不以黄芫花为即荛花。《纲目》率合之、未足为信，而他书又无荛草之名惟《方言》"荛，芜菁也，陈楚曰蘴，燕齐曰荛"。《证类》载其花治虚劳眼暗。考眼暗亦痰病，与《本经》主治略近。

牙　子

味苦，寒。主邪气热气，疥瘙，恶疡，疮痔，去白虫。一名狼牙。

羊踯躅

味辛，温。主贼风在皮肤中淫淫痛，温疟，恶毒，诸痹。

案：此即黄杜鹃，一名闹杨花，与红踯躅相似，故称羊。红者即俗所谓映山红。

芫　花

味辛，温。主欬逆上气，喉鸣喘，咽肿气短，蛊毒鬼疟，疝瘕痈肿，杀虫鱼，一名去水《说文》"芫，鱼毒也"《尔雅》作"杬"。草木偏旁通。

案："气短"以上十一字，痰水所为；"痈肿"以上八字，他症兼痰水。

姑　活

味甘，温。主大风邪气，湿痹寒痛。久服轻身益寿，耐老。一名冬葵子。

案：此与下二味，诸家不识，退人"有名未用"，《纲目》以此文为《别录》。

附：姑活解

陶注姑活云：药无用者乃有固活丸，即是野葛之名。呜呼！观陶此注即知"固活"之为"姑活"矣。夫野葛者，钩吻也。陶于钩吻不信，或云毛茛之说，而误以固活当之，遂存疑于此耳。岂知或说实本《金匮》"食芹禁忌"之义，确不可易。今以钩吻为毛茛，则陶所云钩吻，其为固活无疑。《纲目》钩吻"集解"某氏曰今作"时珍日"，_{细绎之，疑是《别录》不能定}，故称某氏曰钩吻生傅高山谷及会稽东野，折之青烟出者名固活，二月、八月采。据此知，姑活与钩吻一种二类。苏恭曰钩吻新者，折之无尘气，经年以后则有尘起，从骨之细孔出，今折枸杞根亦然，《本草》言折之青烟起者，名固活为良，亦不达之论也。苏虽不信"青烟起"之说，然其混称《本草》言，即可知此说之古矣。《纲目》"石龙芮"下别出"毛茛"，与"钩吻"同列，而退"姑活"于"有名未用"中，谬称《别录》。又存"姑活"于《本草经》目，何其矛盾也？神农药如别羁、屈草、姑活，虽云不识，犹有蛛丝蚁迹之可寻。又案：姑活既与钩吻为一种二类，则亦堇属，古者堇、葵例得通称，故姑活一名冬葵子。且依"子"字推之，或姑活为毛茛之子，与石龙芮为水茛之子，并取欤。

别 羁

味苦，微寒。主风寒湿痹，身重，四肢疼酸，寒邪_{元大德本无}"邪"字历节痛。

案：此药疑即《别录》"丁公寄"。

附：别羁说

别羁，《别录》一名别枝，陶注"方家时有用处，今已绝矣"。泉案：此药虽不可的知，以名义考之，当为藤属。"羁"即羁字，与"羁"通，"枝"与"支"通。《篇》《韵》皆曰"羁，寄也"。羁，马络头也。以络言之，与络石之称合。以寄言之，与寄生之称合。即以支言之，与通草之称附支合，三物皆藤属则别羁可知。《别录》"丁公寄，辛温无毒"，《拾遗》又谓其疗风。《图经》有"烈节云似丁公寄，辛温无毒，主肢节风冷，筋脉急痛"李氏云杨佚《家藏方》有"烈节酒方，疗历节痛"，则全似此《经》语，疑《经》意即指此物。盖羁、寄皆奇声，而别羁与烈节又为声转，故于义尤合也。又案：《礼·内则》"男角女羁"，郑注"午达曰羁"，《疏》以纵横交午通达释之。然则别羁云者，谓其别异而又交午通达，正藤蔂之状也。凡治《本草经》，苟得名义性用相符，便即是矣。

商 陆

味辛，平。主水肿，疝瘕，痹。熨除痈肿，杀鬼精物。一名葛根，一名夜呼。

案："熨除痈肿"，明非内治也。此即山大黄，故一名山羊蹄。陈藏器谓"酸模，一名蓨"，与《别录》商陆味酸，《尔雅》苗修合，是商陆、酸模一物也。《纲目》别出"酸模"，非《别录》"有名未用"中有。苗根，咸平，无毒，主痹及热中，伤跌折。陈藏器疑为茜根之误，岂知"苗修"见《尔雅》，释者谓即"蓫"，"蓫"之作"苗"，正如"芛"之作"笛"也。是苗根即商陆，称"苗根"犹《本经》称芛根也，《说文》苗芛连列。疑"商"当作"商"，商陆即"蓫"字之反切。《玉篇》"芛，蓫芛。马尾，商陆也。"陶注其花名芛。是称芛者，以花称也。

羊 蹄

味苦，寒。主头秃疥瘙，除热，女子阴蚀。一名东方宿，一名连虫陆，一名鬼目。

案："女子阴蚀"亦热所为。案：此《博雅》亦谓之堇，殆藜之属，今湖人称野大黄。陆《疏》以为即蓫，当以其同类浑称之。

扁 蓄

味苦，平。主浸淫疥瘙疽痔，杀三虫。

案：此乃藜属，《韩诗》谓之筑《鲁诗》谓之篇，《毛诗》谓之竹。案：此药与楝实俱为治湿之峻药，但楝利气，蓄行水为别。

狼　毒

味辛，平。主欬逆上气，破积聚，饮食，寒热，水气，恶疮，鼠瘘，疽蚀，鬼精蛊毒，杀飞鸟走兽。一名续毒。

案："饮食，寒热，水气"六字，申"积聚"；"鼠瘘，疽蚀"四字，申"恶疮"。

案：此于九痛之因治其六，"饮食寒热水虫"是也。余风注"去来三因，未尝不赅此"，《金匮》九痛丸方所以用之也。考《千金》狼毒四两，附子、干姜二两，余一两，是以狼毒为君，附、姜为臣，余为佐使。《尔雅》"蘱，狗毒"即此，犹狼尾草之为狗尾草，同类也。

以杬花名鱼毒，乌头名奚毒例之，则此药当可以毒狼狗，故云杀走兽。

鬼　臼

味辛，微寒。主杀蛊毒，鬼疰精物，辟恶气不祥，逐邪，解百毒。一名犀爵，一名马目毒公，一名九臼。

案：此所治之症皆痰也。以一名"马目毒公"推之，明非二物，后人以《外台》有方两物并列，疑其各物。泉谓：《外台》鬼臼当为鬼目之误。鬼目，排风子也。案：别名九臼，如殷诸侯鬼侯亦作九侯。《纲目》以为此即南星之大者。

白头翁

味苦，温。主温疟，狂易寒热，症瘕，积聚瘿气，逐血止《纲目》"止"下有"腹"字痛，疗金疮。一名野丈人，一名胡王使者。

案：《说文》："翁，颈毛也。"草之茎像人之颈，此草。茎有白毛，故名。"狂易寒热"四字，申"温疟"；"积聚瘿气"申"症瘕"。言"狂易"者，独蜣蜋与此言变易常时也。此药亦表里并治者，故甄权云主腹痛，骨节痛。《纲目》采《别录》"止鼻衄"三字，疑此"疗金疮"三字亦《别录》文。

羊 桃

味苦，寒。主熛热，身暴赤色。除小儿热，风水积聚，恶疡。一名鬼桃，一名羊肠。

案：顾本"除小儿热"四字在"疡"下，义长。"风水"以下非独小儿有之。"熛"即"瘭"字，古止作㶾，谓"燎浆疱"也。其发迅速，故又云"暴"。"身暴赤色"申"熛热"。若内有"积聚"，外有"恶疡"，则亦风水症中之一端也。因知《金匮》风水只取风水之属伤寒者言之。凡大名必非一端，近朱骏声以为即夹竹桃。考夹竹桃，《纲目》以为凤仙，别名是羊桃，乃凤仙之类，后人用凤仙者祖此。

女 青

味辛，平。主蛊毒，逐邪恶气，杀鬼温疟，辟不祥。一名雀瓢。

案：此当依《别录》为蛇衔根，若《广雅》"女青，乌葛也"，乃葛属，盖指藤生者《纲目》谓即《外台》龙衔膏之龙衔根。案：李说是《经》无"龙衔"，盖以"蛇衔"概之。

连　翘

味苦，平。主寒热鼠瘘，瘰疬，痈肿《纲目》及顾本徐本，"肿"下有"恶疮"二字，瘿瘤，结热蛊毒。一名异翘，一名兰华，一名折根，一名轵"轵"当为"轺"之误，一名三廉。

案：《玉篇》《药性》皆以为旱莲子。

案："寒热鼠瘘瘰疬"半表里也，"痈肿恶疮瘿瘤"纯表也，"结热"纯里也。

石下长卿

味成，平。主鬼疰精物，邪气恶鬼顾本作"邪恶气"，无"鬼"字，杀百精蛊毒，老魅注易，亡走啼哭，悲伤恍惚。一名徐长卿与上品七十八同名。

案：《纲目》以此为《别录》并于上品"徐长卿"中。窃疑"杀百"以下皆当为《别录》。

附：石下长卿说

《纲目》据《吴普》云徐长卿一名石下长卿。陶注亦云两条并出误尔，遂并"石下长卿"于上品"徐长卿"为一物，而于《本草经》目录仍两列之，殊属依违绎。陶注徐长卿及《纲目》注鬼督邮情状，并如细辛而色黄，知《唐本草》之鬼督邮即《本经》之徐长卿，寻其主治允合，是因别名而乱其正名也。若石下长卿虽亦一名徐长卿，要自别为一物，不可并。据《别录》知徐长卿是山草，石下长卿山泽皆有之，其出处固异也。古方徐长卿散，当即石下长卿，盖汉以后本草家多称《本经》别名为正名。如仲景书中消石为芒消，射干为乌扇，牙子为狼牙，衣鱼为白鱼，王瓜为土瓜。《千金》《外台》中石龙子为蜥蜴，藋菌为藋芦，卫矛为鬼箭，枸杞为地骨，草蒿为青蒿，皆是。彼即以鬼督邮称《本经》之徐长卿，因以徐长卿称《本经》之石下长卿，亦其例也。吴普时已盛称石下长卿为徐长卿，故倒举《本经》之文以明之。陶注误会，疑为《经》衍，李时珍从之非是。

茼 茹

味辛，寒。主蚀恶肉，败疮，死肌。杀疥虫，排脓恶血，除大风热气，善忘不寐顾本"寐"作"乐"。

案："热气善忘不寐"六字，申"大风"。

乌　韭

味甘，寒。主浮热在原本无"浮热在"三字，今从《别录》"屋遊"下主治补皮肤往来寒热，利小肠膀胱气。

案：即"发菜"，陆生曰乌韭，水生曰陟厘，墙上曰垣衣。"皮肤往来寒热"六字，半表里也，"利小肠膀胱气"里也。《别录》"屋遊"主治同此。

鹿　藿

味苦，平。主蛊毒，女子腰腹痛不乐，肠痈，瘰疬，疡气。

案："女子腰腹痛"，血脉中风毒所为也。此即野绿豆之苗叶也，凡言鹿者，皆谓野也。

蚤　休

味苦，微寒。主惊痫，摇头弄舌，热气在腹中，癫疾，痈疮，阴蚀。下三虫，去蛇毒。一名蚩休。

案："惊痫，摇头弄舌"半表里也。"热气在腹中，癫疾，痈疮，阴蚀"由里之表也。案：此药即七叶一枝花，乃甘遂之别种，故一名白甘遂。

石长生

味咸，微寒。主寒热恶疮，除大热，除辟鬼气不祥。一名丹草。

案：此疑即《纲目》之红茂草。《纲目》无"除"字，今案：当在"大热"上，大热与寒热不同症，宜别言之。

陆　英

味苦，寒。主骨间诸痹，四肢拘挛疼酸，膝寒痛，阴痿，短气不足，脚肿。

案："四肢"以下至末，皆申言"骨间诸痹"之症。此即蒴藋，云陆英者，对水蕲之称水英言也。《诗》谓之莱，《传》谓之藜，《说文》谓之堇。有白心、赤心二种。

附：陆英说

《说文》"茞，菜类"，"蒿芹，楚葵也"，"蕲，草也"，"堇，根如荠，叶如细柳，蒸食之甘"，四字不类次，而于藋下云堇草也，芨下云堇草也，注者未得其说。今以《玉篇》及诸家本草参之，知茞为姜蒿，自为一类。芹、蕲一类，堇一类。茞，近声；芹，斤声；蕲，靳声。《说文》无靳，当从堇、斤声。本草家又有蕲字，当即堇字之异文，亦可省为芹。凡五字莫省于芹，故此字古今通行耳。《本草经》水蕲一名水英，而有陆英即蒴藋，《别录》"蒴藋，一名堇草，一名芨"，此与《说文》"藋""芨"二篆注合。因知郭注《尔雅》以茇堇为乌头，非也。乌头古名鸳鸯菊，今名僧鞋菊，是蒿类，非荠类，不当称堇也。《说文》"蘁"下又云一曰拜商蘁，《本草》拜商蘁即灰蘁，以此知蒴蘁、灰蒴皆得称堇，而红心灰蘁又谓之藜。《左传》"斩之蓬蒿、藜蘁"，谓蓬蒿一类，藜蘁一类。古人言中有物，如此堇与芹、蕲本各物，而本草家恒混称之，故难别耳。订《说文》者，当于"芹"下列"蕲"，云芹或从堇斤声，而删"蕲草也"，篆注方合。今本恐浅人改也。

水堇之子曰石龙芮。言其芮，芮，细也。水堇中之叶圆而光者曰水荬，见《百一方》可以证《金匮》芹忌中水荬蓉，"荬"字之误，及"蓉"字之衍。旱堇中之叶有毛者曰毛堇，亦曰毛荬，可以证《金匮》钩吻之即毛荬。其似堇而非者曰马堇，即野茴香，而大茴之为蘹，小茴之为莳，萝兰香之为罗勒，皆由马蕲别之也。其生于山者曰当归，即《尔雅》"薜，山蕲也"，而芎䓖之叶似蕲，蕲之叶似芎䓖。《本草》互言之，知芎䓖亦蕲类也。由是而苗曰蘼芜根，须曰藁本亦然。白芷称蕲茝是亦山蕲类，而蛇床又由山蕲别之也。其变为藤本也曰白英，即排风子之茎也。其变为木本也曰木蒴蘁，故蒴蘁一名接骨草，而木蒴蘁即一名接骨木。

菵 草

味苦，平。主久欬上气，喘逆，久寒惊悸，痂疥，白秃，疡气。杀皮肤小虫。

案："惊悸"以上十字，半表里也；"痂疥白秃疡气"六字，亦皆由里之表，与下"杀皮肤小虫"五字，皆属半表里。此药《尔雅》谓之王刍，《毛诗》谓之菉，朱骏声云即今之淡竹叶也，亦莎属

牛　扁

味苦，微寒。主身皮疮热气，可作浴汤。杀牛虱小虫，疗牛病。

案：唐宋人倒称此名为扁特，亦为扁毒，亦为便特。便、扁同音，《论语》"友谝佞"，今作"便"是也。特、牛同义。《说文》"朴特，牛父也"，是也。依苏、韩及陈说当以其叶如篇蓄叶，故以"篇"称"扁"，即篇之省。其篇蓄生于水者曰藊，扁毒之毒，当即藊之省。《拾遗》有水竹叶云生水中，叶似竹叶，而短小可以生食，亦去蚘虱，当即其一种，《经》以"牛扁"次"荩草"以此。但即以牛称，当是粗大之物，非短小也。古方无用之者。

夏枯草

味苦辛卢本作"微"，今从顾本、徐本改，寒。主寒热瘰疬，鼠瘘，头疮，破癥，散瘿结气，脚肿湿痹。轻身。一名夕句，一名乃东。

案："头"谓颈也，"瘿结气"即今气头颈，"脚肿湿气"即今脚气。寻此药所治之症，皆半表里也。此药为茺蔚别种，夕句、乃东即茺蔚二字之反切。

屈　草

味苦，微寒。主胸胁下痛，邪气，肠间寒热，阴痹。久服轻身，益气耐老。

案："阴痹"以上，皆半表里之症。《内经》阴痹者，骨痛按之不可得也。

附：屈草说

屈草，《纲目》退入"有名未用"中，盖久无识之者矣。泉案：《广雅》"马帚，屈，马莱也"。谓马莱一名马帚，一名屈也。莱、马帚本出《尔雅》。《尔雅疏》：莱草似蓍，俗谓蓍莱，可为扫彗，而张楫云云正与此《经》字合。帚为除秽之物，而屈草主胸胁下痛邪气，肠间寒热，阴痹。寻其证治，皆系括痹之意，亦与马帚字义合。《纲目》"蠡实"下之"铁扫帚"即此，其引《乾坤生意》及《寿域方》，两证治即屈草之主疗也。缘《纲目》误合于"蠡实"，而屈草遂存空名，岂知蠡实与马帚自异。近程瑶田已辨《纲目》之误矣，不如《广雅》之确也。又案：《说文·草部》"䓔"下云刷也，《广雅》亦云䓔谓之刷，䓔字从屈，而谓之刷，正马帚称屈之一证。《正字通》已以䓔为莱。

巴　豆

味辛，温。主伤寒，温疟寒热。破癥瘕结聚坚积，留饮痰澼，大腹水胀。荡练五脏六腑，开通闭塞，利水谷道。去恶肉，除鬼毒蛊疰邪物，杀虫鱼。一名巴椒椒，当作"叔"。"叔"即"卡"字，或作"椒"，即"菽"字。古艹、木偏旁通。

案："伤寒温疟寒热"表也，"破癥瘕"以下十五字，半里也，"荡练"以下廿七字里也。"结聚"以下八字，申"癥瘕"。练当为涑，犹淅也、汰也。

蜀 椒

味辛，咸温。主邪气欬逆，温中，逐骨节皮肤中寒，去原本无"中寒去"三字，今从《千金》补死肌，寒湿痹痛，下气。久服之头不白，轻身增年。

案："邪气"以下六字，里也；"逐骨节"以下十四字，表也；"下气"，半表里也。

皂 荚

味辛咸顾本"辛"作"咸"，温。主风痹死肌，邪气，风头泪出。利九窍，杀精物。

案："风痹"表也，"死肌"以下八字半表里也，"利九窍，杀精物"里也。"死肌"二字，申"风痹"，"风头泪出"四字，申"邪气"。

柳 华

味苦，寒。主风水，黄疸，面热黑。一名柳絮。叶，主马疥痂疮。实，主溃痈，逐脓血。子汁，疗渴。

案："风水，黄疸，面热黑"皆半表里之症。"黄疸"以下五字，申"风水"。《纲目》自叶以下皆云《别录》。疑《本经》"柳华"兼

"子"言之,《别录》始分别之耳。陶注自佳。

楝 实

味苦,寒。主温疾伤寒,大热烦狂。杀三虫,疗疡,利小便水道。

案:"楝"之言"涑",《周礼》"慌氏,涑用楝灰",是有淘汰意,故此药主治取淘汰邪恶气。"温疾"以下八字,皆半表里之症。"温疾伤寒"谓温疾又伤于寒也。甄云中大热,是引申《经》意。

郁李仁

味酸,平。主大腹水肿,面目四肢浮肿,利小便水道。

根,主齿龈肿,龋齿。坚齿。一名爵李《广雅》:"山李,爵梅,爵李,郁也。"《豳风》传:"郁,棣属。""郁"即此"棣"。今海棠果,或以"郁"即"棣",非也。

案:《纲目》以"薁李""郁李"二名人"郁李",是《豳风》"六月食郁及薁",不可通矣。《毛传》"郁,棣属","薁,蘡薁",《正义》谓"二物皆是棣类而相似",引《晋阁铭》"车下李,薁李"为证,车下李,郁也。薁李,蘡薁也,蘡薁即今葛仙米。"郁"乃"郁李"。《纲目》盖沿陆《疏》之误。此药与泽漆相似,功专治水。《别录》有"郁梅"在"有名未用"中,即此郁李。

莽 草

味辛，温。主风头，痈肿乳痈顾本"乳痈"作"乳肿"疝瘕。除结气，疥瘙。杀虫鱼。

案：《尔雅》："䓞，春草。"䓞、莽，一声之转。莽一作茵。或曰即今醉鱼草，名雷根藤，广货店中卖。

雷 丸

味苦，寒。主杀三虫，逐毒气，胃中热，利丈夫，不利女子。作摩膏，除小儿百病。

案："胃中热"三字，申"毒气"。凡虫病热毒，小儿居多。

梓白皮

味苦，寒。主热毒卢本无"毒"字，去三虫。

叶，捣敷猪疮。饲猪，肥大三倍从顾本补。

案：凡温病又伤于寒，变㿃者用此。见《外台》。

桐 叶

味苦，寒。主恶蚀疮着阴。

皮，主五痔，杀三虫。

花，主敷猪疮，饲猪肥大三倍。

案：桐，梓之属，皆宜于外症。

石　南

味辛，平。主养肾气，内伤阴衰，利筋骨皮毛。

实，杀蛊毒，破积聚，逐风痹。一名鬼目。

案：此补药，言"养肾气"，内伤所致之阴衰也。阴衰谓玉茎弱不耐久也。能强肾气，故妇人食之切切思男石言其坚，"南"与"男"通。有友人服此数年，六十外生子。

黄　环

味苦，平。主蛊毒，鬼疰，鬼魅，邪气在脏中。除欬逆寒热。一名凌泉，一名大就。

案：在脏中，谓四病之在里者。

溲　疏

味辛，寒。主身皮肤中热。除邪气，止遗溺《纲目》"溺"下有"利水道"三字，可作浴汤《纲目》以四字为《别录》文。

案：《别录》一名巨骨，即枸杞之多刺者。《吴普》以为即牡荆。荆、杞同类。又案：以其疏通小溲，故名。

鼠 李

味苦，微寒。主寒热瘰疬疮。

案：《别录》谓之牛李，钱乙以治痘疮者。痘亦瘰疬之类，故可通。《逢原》云今造纸马铺，取汁刷印绿色，故又名绿李。案：此说《纲目》大同。

松 萝

味苦，平。主嗔怒邪气，止虚汗，头风，女子阴寒"寒"当为"塞"肿痛。一名女萝。

案：此药即《尔雅》"唐蒙，女萝也"。唐蒙，犹云大茗，如蒙山称岷山之例。

药实根

味辛，温。主邪气，诸痹原本无"痹"字，今从顾本补疼酸，续绝伤，补骨髓。一名连木。

案：《肘后方》云"婆罗门名那疏树子，中国人名药子。去皮，取中仁，细研服，治诸病也"。《唐本草》云"此药子也，当今盛用胡名那疏"。

附：药实根说

药实根云者，谓药子之实及根也。药子有二种，黄药子^{即红药}子、苦药子皆无实，而白药子有实。《经》称药实，自是白药子也。古方用黄药子者但云黄药子。其用白药子者，或云白药子^{此"子"字指}^{"实"言}，或云白药根，是白药子实、根并用。与《经》文实、根并举义合。《经》于他药互别之，曰实主某病，根主某病，独此合之者，以实根主治之同故也。黄药、苦药皆味苦寒平，独白药子《唐本草》称其味辛温，与此《经》合，此正药实根为白药子之证。《唐本草》泛指为药子，与《图经本草》专指为黄药子，皆误其主治。则《唐本草》云破血，止泄，消肿，除蛊注蛇毒，而于白药子云主金疮，生肌。《药性本草》云白药子主喉塞不通，咽中肿痛，与此《经》"主邪气，诸痹疼酸，续绝伤，补骨髓"大同。而《经》语较为赅备，则药实根之为白药子奚疑？又二药子性用亦近。《唐本草》于苦药子云解蛊毒，止烦热，辟瘴疠，利闭及痰毒。宋《开宝本草》于黄药子云主诸恶肿疮瘘，喉痹，蛇犬咬毒。合诸家说参之，知《本经》以白药子为主，而黄、苦二药足以赅之矣。《纲目》乃以苦药子为正，而退药实根于附录中，于例倒置。

蔓椒

味苦，平^{顾本作"温"}。主风寒湿痹，历节痛，除四肢厥气，膝痛^{《纲目》此处有"煎汤蒸浴取汗"六字}。一名豕椒^{顾本"豕"为"家"}。

案：蔓椒即樛，茱萸属。盖木本之蓼子，即胡椒。曼、胡同义，古者以为双声字。《庄子·说剑》"曼，胡之缨"。司马注："谓粗缨无文理也。"案：亦作蒳。《周礼，鳖人》①司农注："互物谓有甲蒳胡"。盖无缝际之称或云蒳胡，或云曼胡。今胡椒之圆平无文理，正合此义故《唐本草》有胡椒而无此。

栾 华

味苦，寒。主目痛泪出，伤眦，消目肿。

案：《说文》栾木似欄，"欄"乃"楝"字。栾、楝一类。

淮 木 ^{"淮" 当为 "准"}

味苦，平。主久欬上气，伤中，虚羸，女子阴蚀，漏下赤白沃。一名百岁城中木。

案：筑城时，植木为准，故称准木，以杉为之。《尔雅》注："粘似松，作柱，埋之不腐"是也。

大豆黄卷

味甘，平。主湿痹，筋挛膝痛。赤小豆，甘酸，平，下水肿，排痈肿脓血_{以上十四字从《纲目》补}。

案：《纲目》引《本经》"大豆生研，涂痈肿；煮汁饮，杀鬼毒，止痛"。顾本亦有《纲目》又引，云赤小豆，甘酸，平，下水肿，排痈肿脓血。且与黄卷同云出中品，云从大豆黄卷分出，与此殊。案：所引赤小豆，亦谓其黄卷，非谓豆也。其余大豆主治是《别录》文，盖《本经》意在黄卷，不在豆也。

附：大豆黄卷说

陶、苏皆云：大豆为蘗芽，生便干之，名曰黄卷。泉案：黄、卷当是二物，大小豆皆可作之，故《本经》大小豆同条，其小豆亦指黄卷言也。何以言之？《食疗本草》造豆黄法：用黑大豆一斗，蒸熟铺席上，以蒿覆之，如盦酱法，待上黄，取出晒干，捣末收用。据此知，豆黄以熟豆罨黄，与豆卷以生豆发芽者，截然不同，安得指为一物？《本经》特以其主治相同，故合二者为一，非竟谓一物也。如陶、苏说，"黄"字为衍文矣从蘗者，屈曲之谓像芽出形，非像黄色。且《千金》治脾弱不食方，《外台》治打击青肿方，皆有用大豆黄者。而豆卷则《普济方》称豆芽，《宣明方》称豆蘗，其称名亦不同也。孟说载"造豉法"云以大豆为黄蒸，每一斗加盐四升，椒四两。春三日、夏二日即成豉。可见黄蒸之名亦由豆黄来，后人以麦粉依法作之者，亦曰黄蒸，一名女曲者，取此《纲目》载造淡豉、盐豉法，皆以豆黄为本，其水拌入甕，浸晒七次，再蒸而成者，曰淡豉。其水淘漉干，配人盐椒等物入来，浸晒一日而成者，曰盐豉，要皆豆黄之引申法。然则《本经》豆黄功用岂可没哉！《金匮》赤豆当归散方，赤小豆水浸，令芽出，此即小豆卷也，若小豆黄。虽《本经》未见，然《千金》治金疮烦满方以赤小豆苦酒浸一日，蒸曝再浸满三日，令黑色。此虽与豆黄微有不同，要亦豆黄之变法。《肘后》治下部卒痛方，以赤小豆蒸熟坐之。此则不待黄，生即用之。由二者推之，则小豆之有"黄"也必矣。虽未经古方用之，而《本经》黄卷二字之包大小豆言，其义自明。

腐　婢

味辛，温顾本作"平"。主痎一本作"痰"，《纲目》作"痰"，即"痎"之误疟寒热，邪气，泻痢，阴不起《纲目》"起"下有"止消渴"三字，病酒头痛。

案：此即赤小豆花。

瓜　蒂

味苦，寒。主大水，身面四肢浮肿。下水，杀蛊毒。欬逆上气，及食诸果，病在胸腹中，皆吐下之。

案："身面"以下六字，申"大水"。"欬逆上气"以水因言，此"吐下之"，"下"亦以"吐"言。与前瓜子同为香瓜。

苦　瓠

味苦，寒。主大水，四肢面目浮肿。下水，令人吐。案：即今束腰葫芦，有甘苦两种，故以苦别之。"面目"以下六字，申"大水"。

六畜毛蹄甲

味咸，平。主鬼疰蛊毒，寒热惊痫，癫痓狂走。骆驼毛又良。

案："又"当为"尤"。《说文》"尤作尢，从乙又声"。脱去"乙"，即误为"又"

燕　屎

味辛，平。主蛊毒鬼疰。逐不祥邪气，破五癃，利小便。

案:《纲目》以此为《别录》，而于中品为鹰屎白，云微寒有毒，主伤挞，灭痕。

天鼠屎

味辛，寒。主面痈肿，皮肤洗洗时痛，腹中血气。破寒热积聚，除惊悸。一名鼠法从《纲目》补，一名石肝同上。

案："面痈"以下九字，表也；"腹中血气"四字，里也；"破寒"以下八字，半表里也。

"天"当为"尖"，即牡鼠矢也，一名两头尖者，诸家以为伏翼矢，则当并人下条中，不当异名另出，恐非然。李当之已如此。

牡鼠矢，煮服治伤寒劳复，阴阳腹痛。研末服治乳痈。烧灰敷疔肿打伤，皆与此相应，当是也。

鼺　鼠

主堕胎，令产易。

案：此《纲目》以为飞生虫，入药惟用皮毛。

伏　翼

味咸，平。主目瞑痒痛二字从《纲目》补。明目，夜视有精光。久服令人喜乐，媚好无忧。一名蝙蝠。

案："伏翼"下疑脱"矢"字，即指夜明砂也。《别录》始用其身，故其云疗五淋，利水道，与此大异。

附：天鼠屎伏翼说

自李当之谓天鼠即伏翼，而后人遂以夜明砂当其屎。然陶云方家不用，俗无识者，则知唐以前固不以李说为定论也，何苏恭复扬其波哉？今案：《纲目》"夜明砂"下列治目盲、目障、雀目等方，而"蝙蝠"下绝不及目疾，正与《本经》相反。窃谓"天"当为"尖"，尖鼠矢即牡鼠屎，牝鼠屎惟一头尖，独牡者两头皆尖，故特以尖字别之。两头尖治食滞。食滞能令面䵟，的与《别录》天鼠屎治面䵟义合。《本经》"伏翼"下当有"屎"字，伏翼屎即夜明砂。《本经》主治正与《纲目》"天鼠屎"下附方义合。其用伏翼身者，当是《别录》文。写者据误本《本经》既脱"屎"字，因误合于《别录》为一条耳。其一名蝙蝠，亦当是《别录》文误人《本经》也。《本经》"天鼠屎"下有"鼠法"云云，而单称鼠，决非伏翼矣。考陶隐居《本草》朱书为《神农本经》，墨书为《名医别录》。《开宝重定》易朱为白，《大观》本遵之。明刻《大观》本因之，诸家本存者，此为最古。然易朱为白时，《本经》《别录》未必无互误者，甚矣。合不如分也，李时珍有鉴于此，将诸家言各自列开注明，但于《本经》《别录》则已仍讹袭谬矣。设陶氏当日早如此作，何至于混！著述家之用心，诚不可不匦哉。

虾 蟆

味辛，寒。主邪气，破癥坚血，痈肿阴疮。服之不患热病。

案："血"当为"止"，谓销也。此药非能决溃，不得连破字读，或曰"血"下或有"热"字。《药性》疗痈肿及热结肿，本此亦通。《别录》陶注并以虾蟆即詹诸，后人自取扰耳。"虾"犹"瑕"也，正形其癞蟇言，在蟞中之虫，正指其居。

马 刀

味辛，微寒。主妇人原本无二字，今从《纲目》补漏下赤白，寒热，破石淋，杀禽兽贼鼠。

案：治与蛎同，意破石淋，亦牡蛎软坚之意。

郑注《周礼》"蛢物为蔑刀含浆之属"。案：《尔雅》"魧，鰿刀"，"蚌，含浆"。鰿，蔑声。蔑，有小意。蔑刀当即《本草》之淡菜，言如小刀也。蚌即《本草》之马刀。凡物大者皆称马，马刀言大刀也。郭注"魧鰿刀"为"刀鲚"，与郑异。《说文》无魧、鰿二字，鰿当为列。"列"古"裂"字。刀所以列物，故名。《本草》淡菜名海蜌，亦治崩中带下，与马刀大同。马刀一名蟟蚔，相切为"蚌"字。一曰蠯蜌，而《尔雅》蠯蜌、蚌含浆连列，则皆为马刀。谓蠯一名蜌，一名蚌，一名含浆也。蠯与螷同，如蠝，或为濱之例。蜌与玭同，从比。蚌与珗同，从丰瑧义当同，即珗字。《尔雅》此文当是分释《诗》"瞻彼洛矣""珸瑧"二字。

附：马刀说

《本草经》于牡蛎一名厉蛤。海蛤即瓦楞子，文蛤即蛤蜊，外列马刀，言蛤类有四也。蛤者合也，以两片相合得名。蛎者粝也，以壳上粗粝得名，举一蛎蛤，而蠯与石决明在其中；海者晦也，以壳色晦暗得名，举一海蛤而车渠，海扇在其中；文者理也，以壳上细理得名，举一文蛤而白蛤，紫蛤在其中；马者大也，马刀以形如大刀得名，以其大于诸蛤，故一称马蛤，以其同为蛤属，故一称齐蛤，本草家以《尔雅》"蠯蜌"为其名，而经生家谓"蠯"即"蚔蟀"之古字，"蟀"即"蚌"字，是马刀即蚌也，举一马刀而蚌类在其中。湖俗以东海夫人当之，未免挂漏。再以形状别之，蛎蛤椭圆，海蛤半圆，文蛤正圆，马刀则不圆而带方。蛤属虽多，尽此四者矣。编本草者以此为纲，而以诸家所释诸蛤，各以形隶，方使读者了然，不当并为建骨。若《本经》未备然也，欲穷《本经》必明于经文类举之意乃得之。《说文》"蛤"篆注列"牡厉，海蛤许以海蛤为文蛤，魁蛤三种，而其下即次"蠯"篆"蠯"即"蠯"字与《本经》列同此，可见汉人之学之博且精矣。

蟹

味咸，寒。主胸中邪气，热结痛，㖞僻面肿。败漆烧之致鼠。

蛇 蜕

味咸，平。主小儿百二十种惊痫，瘛疭，癫疾，寒热，肠痔，蛊毒，蛇痫，弄舌摇头四字从《纲目》补。火熬之良。一名龙子衣，一名龙付古"蚹"字省"弓"，顾本作"蛇符"，一名弓衣顾本"衣"作"皮"，一名龙子单衣蛇称龙子，故蜥蜴称石龙子。

案：《纲目》"癫疾"二字在"瘛疭"上有"弄舌摇头"四字，疑"蛇痫"之注，今补"弄舌摇头"四字于"蛇痫"下。其蛇，陶注云多是赤练、黄颔。

猬 皮

味苦，平。主五痔，阴蚀，下血赤白五色，血汁不止，阴肿痛引腰背。酒煮杀之。

案："下血"以下十六字，申"阴蚀"。

蠮 螉

味辛，平。主久聋，欬逆，毒气，出刺，出汗。

案:《归安县志》"蠮螉，即铁胡蜂"，郭注《尔雅》谓即果蠃，《方言》以为小蜂。

蜣 螂

味咸，寒。主小儿惊痫瘛疭，腹胀寒热，大人癫疾狂易。一名蛣蜣《尔雅》"蛣蜣，蜣蜋"，《集韵》《类篇》"蜣"字不重，据此知《尔雅》本作"蛣蜋，蜣蜋"，但顾本作"蛣蜣"。火熬之良从顾本补。

案：此诸家皆以为推车虫，湖俗谓之铁甲将军，若蜉蝣、天社、天牛、飞生虫皆其属。

蛞 蝓

味咸，寒。主贼风喎僻，跌筋及脱肛，惊痫挛缩。一名陵蠡。

案："喎僻"以下十一字，申"贼风"。

依此别名推之，即今鬼螺丝，古谓螺为蠡，谓陆为陵，陵蠡所以别于水田之螺也。《纲目》之缘桑牛，乃蜓蚰也。

《经》三言跌筋，女萎、营实及此也，皆当为胅筋，胅即凸字，《纲目》于此条跌作轶，轶与胅同意，顾本亦作轶。《本经》蛞蝓一名陵蠡，与《尔雅》"附蠃，蜾蝓"合，许作《说文》，郑注《周礼》《玉篇》《蜀本草》并谓蛞蝓、蜗牛非二物。陶隐居《别录》始疑之，而仍浑之。至寇宗奭以下，乃截然分为二物，非《本经》意也。《别录》"蜗牛"主治既与《本经》"蛞蝓"同，则自汉以来明为一物，特以古今异名。故《别录》以蜗牛标目，观其于《本经》"蛞蝓"下，无《别录》语可见矣。蜗即蠃字，蠃谓蔋，凡蠃之旋皆蔋，故谓蠃为蜗。《别录》之附蜗，即《尔雅》之附蠃，《本经》之蠡即蠃，故《药性论》谓蜗牛为蠡牛。然则蜗、蠃一也，合之则曰蜗蠃，故《说文》于"蔋""蠃"二篆连次，既取土蜂为正解，又取"虒蝓"为备解，明蔋蠃即蜗蠃也。许书"虒"字不从虫，"蝓"字亦当本作"俞"，浅人见误本《说文》注作蝓，因于"蔋""蜂"二篆间增"蜗"字，复于"蟣""蝓"二篆间增"蝓"字，不复顾其失次矣，显然有迹可寻也。蛞蝓自是蜗牛，与蜒蚰无涉。近世用蜒蚰而冒蜗牛之名者，本草家当有以分别之。

白颈蚯蚓

味咸，寒。主蛇瘕，去三虫，伏尸，鬼疰蛊毒，杀长虫卢本此下有"仍自化为水"五字。

案："化为水"当是《别录》文，下属为句，朱墨书混之耳。"仍自"当是"明目"之误，《圣惠方》治风赤眼痛有以此为单方者，当即本此。缘草书"明"字似"仍"，又将末一点移连"目"字遂致误，今从《纲目》删。

蛴螬

味咸，微温。主恶血血瘀，痹气，破折血在胁下坚满痛，月闭，目中淫肤，青翳白膜。一名蟦蛴。

案：即今湖俗之地蚕虫。

石 蚕

味咸，寒。主五癃，破石淋，堕胎。其一本无"其"字肉解结气，利水道，除热。一名沙虱。

案：《本经》列此于虫类。既言石蚕性用，复言其肉性用，则当为生者无疑，故陶不从李当之说。今冬虫夏草之虫，正生者也。凡言"利水道"者，非仅指小便也，一切痰水所阻皆是。故经文或既云治"五癃"通小便，而又云"利水道"，毋作复语看。《别录》谓之石蠹虫，非此物。《吴普》"虱"作"蟱"。

雀 瓮

味甘，平。主小儿惊痫，寒热结气，蛊毒，鬼疰。一名躁舍。
案："躁"当为"噪"，谓雀噪而集之也。今湖俗呼为刺蚝窠。

樗 鸡

味苦，平。主心腹邪气，阴痿，益精强志，生子，好色原本"好"下衍"颜"字，今从顾本删，补中轻身。

案：此今呼为红娘子，非纺积娘也。纺积娘生莎草间名莎鸡，红娘子生樗树上故名樗鸡。

斑 猫

味辛，寒。主寒热鬼疰，蛊毒，鼠瘘，恶疮疽蚀，死肌，破石癃。一名龙尾《说文》作"蟹螯"乃正字。《纲目》"龙尾"作"龙蚝"。

案："鬼疰"以下诸症统煎剂、敷药言之。

蝼 蛄

味咸，寒。主产难，出肉中刺，溃痈肿，下哽噎，解毒，除恶疮。一名蟪蛄，一名天蝼，一名蟊。夜出者良。

案即今蝼狗。"狗"即"蛄"之声转。"解毒"，解壅塞之毒。

又案：别名蟪蛄，"蟪"字疑"蟪"之误。《孟子》蚋姑，《释文》云本一作蟪。

蜈 蚣

味辛，温。主鬼疰蛊毒，啖诸蛇虫鱼毒，杀鬼物老精温疫一本作"疟"，去三虫。

案："啖诸蛇虫鱼毒"，当谓人啖诸蛇虫鱼为馈馔者之毒。"温疫"亦有鬼，故统曰杀。

马 陆

味辛，温。主腹中大坚癥，破积聚，息肉，恶疮，白秃。一名百足今俗"百脚"之称始此。

案：此即今革埽也，古名蚰蜒，一名入耳，一名蛩。而《尔雅疏》及《集韵》"蚰"或作"蛬"，二字古皆与"陆"通。马陆为蚰为蛬，犹商陆之为苗为蓫也《周礼》"赤发氏"谓之肌蛢，《广雅》《玉篇》谓之蛷螋，《通俗文》谓之蚑蛷，《博物志》谓之蠷螋。近或转蠷为攫，而以攉、攫字通见朱氏《通训定声》，推之则转作蠷螋者，亦可读如攫嫂。故近朱骏声说苏俗谓之革蚤。革蚤即湖俗革埽之转音也，与攫、嫂音近矣。所以谓之蠷螋者，《说文》"脈"下云齐谓臞脈也。《尔雅·释言》"脈，瘠也"。然则此虫取象于臞脈，臞脈犹癯瘦，与蠷、螋同音，《说文》"蛷"作"蝆"，云多足虫也，与《本经》"百足"之名合。体瘦而多足，非今革埽而何？其尤大者曰山蛩，本草别出之，非。

地 胆

味辛，寒。主鬼疰，寒热鼠瘘，恶疮，死肌，破癥坚顾本坚字作"痕"，堕胎。一名蚖青。

案：此今药肆呼为青娘子，盖误以"蚖青"为"芫青"也。陶注以为飞蚨近之。

附：地胆说

陶注真地胆如大马蚁，有翼伪者是斑猫所化，形如大豆。苏恭而下不解其旨，谓即斑猫之四变者。但斑猫五变，五异其名，《经》何独举斑猫、地胆，而遗亭长、芫青、留行三者乎？地胆之别于斑猫明矣！且云地胆一名蚖青，蚖青果即芫青，何以合"地胆"而一之乎？陶之苦心分别，非恭所及知耳。案：《尔雅》"螱，飞蚁，其子蚔"，而记《内则》及《周礼》有"蚔醢，则飞蚁之子，即可为酱"。刘恂《岭表录异》云：交广溪峒间，酋长多取蚁卵淘净为酱。云味似肉酱，非尊贵人不可得也。案：此正蚔醢之遗也。《纲目》"蚁"下云蚁卵名蚔，山人掘之有至斗石者，古人食之。故《内则》《周礼》馈食之豆有蚔醢。今惟南夷食之。李氏正据刘说，而云至斗石之多，则其卵必团聚一处，于地胆之称允协。又陈氏《拾遗》有青蠮虫，大如中蚁，赤色，腰中青色，黑如狗蝎，一尾而尖，有短翅能飞，有大毒，着人皮肤肿起，剥人面皮，除印字至骨者，亦尽食恶疮息肉，杀癣虫。陈氏所言性用，与《经》文地胆主治同，当即陶所指之同类者。《别录》地胆一名青蠵"，《广雅》同，而《太平御览》录《吴普本草》地胆一名青蛙蠵，即"蚔"之声，借字。"蛙"与"蚔"同物，别名蚖青，即"青蛙"之误倒。

萤 火

味辛，微温。主明目，小儿火疮，伤热气，蛊毒鬼疰，通神精。一名夜光。

案：自"小儿"以下，《纲目》以为《别录》文。"伤"字疑衍，或有脱文。

衣　鱼

味咸，温。主妇人疝瘕，小便不利，小儿中风项强背起，摩之。一名白鱼。

案：即今湖俗之蠹鱼，《说文》"蟫，白鱼"即此。风湿所化生，故治风湿诸疾。"背起"，即钱乙所谓龟背也。

鼠　妇

味酸，温。主气癃不得小便，妇人月闭血瘕，痫痓，寒热，利水道《纲目》"道"下有"堕胎"二字。一名负蟠"负"字衍，一名蚜蝛。

案："痫痓寒热"四字，申"血瘕"。

水　蛭

味咸，平。主逐恶血瘀血，月闭，破血瘕，积聚，无子，利水道。

案："积聚"申"血瘕"。前条"月闭血瘕"，因月闭而生瘀血成瘕，此条"恶瘀月闭"，则先有恶瘀，而致月闭。《尔雅》"蛭蟥，至掌"。郭注"未详"。《别录》云水蛭一名至掌。

木 虻

味苦，平。主目赤肿，眦伤泣出，瘀血血闭，寒热酸惭，无子。一名魂常。

案：木虻即蠓蠓，今呼莽相子，近皆沿《唐本草》之误。

蜚 虻

味苦，微寒。主逐瘀血。破下血积，坚痞癥瘕寒热。通利血脉及九窍。

案："破下"以下十字为一句，"坚痞"以下六字，申"血积"。

附：木虻蜚虻说

《说文》"虻"次"蠹"下，皆云啮人飞虫，与《淮南子》"蠹虻不食驹犊"，《说苑》"蠹虻走牛羊"同一对举意。《玉篇》亦云"虻蠹，虻也"。则虻虫当于蠹类中求之乃的。古者于蒙冥之称，皆云蔑蒙，于病目盲曰蔑矇。则虻虫，乃蠓蠓也。《尔雅，释虫》无虻，有云"蠓，蠓蠓"。孙炎曰此虫小于蚊，郭《图赞》曰"小虫如螨，风春雨礧"。谓其飞上下如春则天风，回旋如礧则天雨从段注《说文》引。案：此即今花脚蚊也。段成式云"南方溪涧中多水蛆，长寸余，色黑。夏末变为虻虫，螫人甚毒"，此说得之。所谓水蛆即蜎，即今吊吊虫，湖俗犹有吊吊虫变花脚蚊之语。木虻与蠓蠓，皆双声字，则木虻乃蠹类也。"蠓"亦作"瞀"。《庄子》瞀芮生乎腐蠸。近朱骏声说瞀芮即蠹蚋也，蠹、瞀亦一声之转也。若蜚虻，则虻类之粗大者。

古"非"声字，如痱、腓等字，皆有粗大之意。蜚虻当如陶苏旧说，吾郡乡人谓蜚虻为王虻，言虻中之大者，故以王称。雀瓮变此，谚曰：载蚝窠里无好虫，盖恶蜚虻之啮人猛也。凡牛虻，狗蜱皆是，不必定属一类。《说文》于蚤、虱，但言啮人虫，而独于"虻"云啮人飞虫，知虻固未有不飞者，不得以蜚、飞通用异之。然则《本经》别"蜚"于"木虻"者，盖谓蟲类而粗大，不必赘言可知已。

蜚 廉

味咸，寒。主瘀血<small>原作"血瘀"误，妇人各本脱"妇人"二字，今从《吴普》引《神农》说补正</small>癥坚寒热，破积聚，咽喉痹<small>顾本"咽喉痹"三字作"咽喉闭"</small>，内寒无子。

案：《广雅》谓之飞蠊，蠊即蘆字，盖与蠦同类，而《说文》"蠊，蠢也"。"内寒"当为"内塞"，谓阴内闭。

附：蜚蠊说

《本经》草有飞廉虫，有蜚蠊，皆取廉为名。《释名》廉，敛也，自检敛也"。飞廉有荚，荚为软壳包裹之称，于"敛"意合。推之蜚蠊当为软壳之虫，且《本经》蜚虻、蜚蠊皆称蜚。蜚虻之"蜚虻"从"虻"训，则蜚蠊之不得舍蠊论蜚也明矣。《别录》似蚕蛾及陶注似蠦之说最合。蜚蠊二字名义自苏恭始云。蜚蠊，一名卢蜰，一名负盘，岂知蜚与蜚蠊实非一物。《玉篇》"蠊，飞蠊也"。字组作"飞"，奈何牵合于卢蜰？又《广韵》"蜚"下云"蜚，卢虫也，一名蜰"，"蜰"下云"负盘，臭虫"。孙恬读《尔雅》蜚卢为句与郭异，而"蠊"下云"蜚蠊，虫名"。《说文》作"蠊，海虫也，长寸而白可食"，则唐时犹知有蜚与蜚蠊非一物者，但孙涵牵"蠊"于"蠊"，与《别录》不合。《说文》"蠊"下之训，涉于浑融。《玉篇》以为小蚌说者，谓即《嘉祐本草》之蝛蝷。然《广韵》："蝛似蛤，出海中"，不曰即蠊。孙涵固不以蠊为蝛蝷也。其解《说文》当别有本，安知不与《别录》合乎？或据一名负盘，谓负盘即负蠜，遂疑蜚蠊为蚱蜢之类。然蚱蜢，蝗属。《春秋经》有螽、有蜚，而《说文》"螽，蝗也"，"蜚，臭虫，负蠜也"，绝不相类。且许君惟以负蠜尚有草螽，故别之曰臭虫、负蠜，安得因此而牵合乎！

䗪　虫

味咸，寒。主心腹寒热洗洗，血积癥瘕，破坚，下血闭，生子大良"大良"二字，从顾本补。一名地鳖今称灰鳖。

案：即今湖俗之灰蜱虫。"血积癥瘕"四字申上义。

贝　子

味咸，平。主目翳，鬼疰蛊毒，腹痛下血，五癃。利水道。烧用之良。

案：即今湖俗之鬼见愁，因鬼蛊致腹痛下血而成癃也。此五癃，谓血淋，亦古者浑举之一例。